手到病自除的自助健康宝典

小病看似不起眼，平时没有感觉，但不知不觉积累起来却可以摧毁人的身体。

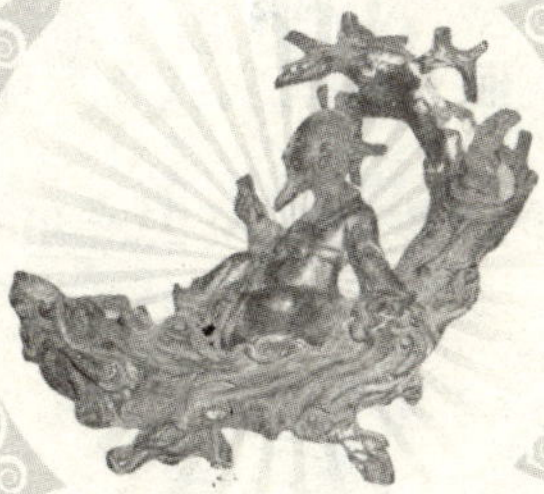

大病求医 小病求己

家庭珍藏版

一人学会，全家小病不求医

掌握一些医学和保健常识，不仅得小病能不求人，
还可以为全家提供小病救助。

中國華僑出版社

图书在版编目(CIP)数据

大病求医,小病求己 / 吕杨编著.—北京:中国华侨出版社,2010.1

ISBN 978-7-5113-0172-7

Ⅰ.①大… Ⅱ.①吕… Ⅲ.①常见病-诊疗 Ⅳ.①R4

中国版本图书馆 CIP 数据核字(2009)第 238540 号

大病求医,小病求己

编　　著 / 吕　杨
责任编辑 / 文　雨
责任校对 / 高晓华
经　　销 / 新华书店
开　　本 / 787×1092 毫米　1/16 开　印张/19　字数/ 243 千字
印　　刷 / 固安保利达印务有限公司
版　　次 / 2010 年 3 月第 1 版　2010 年 3 月第 1 次印刷
书　　号 / ISBN 978-7-5113-0172-7
定　　价 / 33.00 元

中国华侨出版社　北京市安定路 20 号院 3 号楼　邮编:100029
法律顾问:陈鹰律师事务所
编辑部:(010)64443056　64443979
发行部:(010)64443051　传真:(010)64439708
网址:www.oveaschin.com
E-mail:oveaschin@sina.com

前言

一人学会，全家小病不求医

毫无疑问，现代人最关心的重点不再是自己有多少存款或者要买什么牌子的汽车，而是转而关注自身的健康问题。如今，越来越多的人意识到：健康的身体是享受生活的前提。只有拥有健康的体魄，我们才能够面对美食佳肴吃得下，住进宽敞大房子睡得香……再优厚的物质条件也要有一副健康的身子骨才能够消受得起。

但是，你所认为的健康真的就是健康吗？先来问一个问题：如果以健康与否来划分人群，应该如何分呢？估计大部分人会说，当然是分为两类了：患有疾病的和没有病的。在很多人的观念中“没有疾病就是健康”，而保健专家却告诉我们：疾病是人体内部能量长期失衡的外在表现。

其实，有疾病的人还可以分为两类：有小病的和有大病的。如果你现在没有患上大病，可不要对自己的健康太掉以轻心，因为患病的因子随时“潜伏”在你的身体里。在我家门口的中医院，每天都能接待许多“患者”，他们并没有患上什么“疾病”，但每天无时无刻不感到疲劳、精力下降，浑身不是酸就是痛……就是这些不是病的毛病每天折磨着他们，消耗了他们生活的激情。小病有多可怕？让我们打个比方，小病就如同水牛身体上的蚤子。一只蚤子对庞大的水牛不构成影响，但慢慢地蚤子在水牛身上繁殖，越来越多的蚤子却可以把那么大一头水牛折磨得完全发狂。同样的道理，小病是人体健康的蚤子，平时没有感觉，但不知不觉中小病积累起来却可以摧毁人的身体。人人都知道大病缠身的可怕，但通常对小病却不以为然。是的，小病并没有让你病重到卧床不起，但却让你因此无法享受高质量的健康生活。

人们为什么总是忽视小病呢？其实，也不能全怪人们的健康观念不到位。只要去一趟医院，无论是周末还是工作日，无论是白天还是晚上，你看到的永远是长龙一般排队的人群，一排动辄就几十分钟，而你看病的时间最多只有几分钟，挂上了号又要等着叫号，好容易轮到自己看病了，医生只是简单地询问一下，就会开出一系列的化验单和好几种药，说上一些“回家看看吧”之类的话。然后，你的就诊就结束了，下一位病患又急忙忙迎了上来。医院的现实就是如此，投入很多的时间和金钱，却未必得到你想要的结果。得了大病没有办法，但是对于不那么严重的小病，人们往往觉得去医院是个下策。

有一本畅销书叫《求医不如求己》，其实这个名字说得并不全面。对于病情严重的大病，我们当然还是要求助于专业医生。但是，对于日常身体的小病，“求己”就是明智的选择了。了解一些常见病的防治保健方法，在患小病时进行自疗，不仅可以缓解病痛，而且也可以避免将过多的时间花在医院的排队上。

本书的策划就是本着这个初衷，以不同病种分类，为读者介绍预防生病和一些小病的治疗求药办法。在本书的编著过程中，宇琦工作室的陈忠杰、陈鑫、门丽霞付出了努力与辛苦，在此一并感谢。由于时间仓促与学识所限，本书内容可能有所错漏，希求各位读者海涵指正。

掌握一些医学和保健常识，不仅得小病能不求人，还可以为全家提供健康咨询。比如，如果你知道如何治疗肺病毒性的伤风感冒，那么你爱人感冒了，你就可以做他/她的家庭医生，助他/她康复。日常保健和小病救助常识不是什么深奥的学问，但却是“一人学会，全家小病不求医”的实用技巧。

目录

第三章 胃有病，吃东西就难受——消化系统疾病

第四章 口腔保卫战——口腔疾病的防治

第五章 还你一双明亮的双眼——眼科病防治

第六章 白白的皮肤“开了花”——皮肤科疾病

第七章　精神上恍恍惚惚——神经系统疾病

第八章　家长忙得团团转——孩子生病

第九章　女人那些事儿——女性疾病

第一章

小病求己，先从常见的病做起

发烧，头痛，中风，上火，腰酸背痛，腿脚抽筋，头昏脑胀，颈椎病，心悸和扭伤等，都是人们日常生活中常见的疾病。人们在遭受这些病痛的折磨时，苦不堪言。由于种种原因，人们有时并不能及时地求助于医生，但对于有些病人来说，及时有效的治疗是必需的。因此掌握一些简单有效的治疗常见疾病的方法，对于每个人来说都是必要的。

教你几招退高烧的方法

冰袋降温，酒精擦浴，热敷和冷敷，药物降温，刮痧辅助降温等是日常生活中简单可行的退烧方法，我们在此正是要教会你在日常生活中正确地使用这些退烧方法，为你支几个退烧的好招。

人在生病的时候，经常会出现发烧的情况，这是人的机体在遇到感染时调动体内防御机能的一种应答表现。发烧更是罹患某些疾病时的重要表现之一，通常是先病后烧，针对性治疗后，病愈则烧退。原因不明的发烧，实际上是因病初或隐匿，一时查不出来而已，因此对这种无名烧万万不可轻视。这种无名烧没有规律可循，一般在38.5℃左右，也有39℃以上的；发烧持续几十分钟或数小时不等；随着病情的加重，体温渐呈上升趋势；烧前多不伴畏冷或寒战；抗生素退烧无效，而激素退烧敏感，待药效消失后仍烧。然而这种无名烧，十有八九是疑难病症惹的祸，是疑难病症的潜在表现。隐藏在发烧背后的疑难病症主要有：

1. 恶性肿瘤。早期肾癌、肝癌、胰腺癌、恶性淋巴瘤等，常以发烧为主要表现，因而对原因不明的发烧，特别是老年人，应考虑患恶性肿瘤的可能性。

2. 血液病。白血病又称血癌。几乎是100%的以不明原因发烧为主要因素住院的恶性网状细胞病，具有与恶性肿瘤相似的特征。而且这种病情进展快，一般不超过3个月。

3. 播散性红斑狼疮、结节性动脉周围炎、皮肌炎、风湿热等胶原性疾病。这些疾病以中度发烧最常见，早期易误诊，治疗起来十分棘手。

既然发烧这种常见的疾病的背后有着上述可怕的疑难病症，因此我们在日常生活中千万不能忽视发烧，以免可怕的恶魔在不经意间进驻我们的身体，摧毁我们的健康。因此掌握一些日常的轻便的退烧方法，对我们每个人来说都是有益的。下面我们就来教大家几招退烧的好方法。

1. 注意保暖。在高热刚开始的时候，由于皮肤血管强烈地收缩，病人可能出现打寒战现象，此时不应急于采取退烧措施，而是注意保暖。若寒战后体温迅速上升，再及时采取一些退烧措施。

2. 冰袋降温。冰袋能减轻脑的充血水肿，对中枢神经系统有保护作用。具体方法是，从冰箱中取出冰块放入冷水中冲去棱角再装入热水袋中，连水带冰装 1/2 袋即可，排出空气盖紧盖口，查无漏水，放置病人前额，或枕部、颈部、双侧腋窝等处，每放置 20 分钟换一下位置，以免发生冻伤。

3. 酒精擦浴。擦浴酒精能使局部血管扩张，并利用酒精的蒸发作用带走热量，从而达到降温目的。用于物理降温的酒精浓度为 30%左右。用 70%~95%酒精加水 1:1~1:2，也可用白酒配制。擦浴的部位为颈部、后枕部、双腋下、肘窝、大腿根部、踝窝等处，但不要擦拭胸部、腹部、手心、脚心等处，以免产生不良后果。酒精擦浴动作应轻柔，以皮肤微红为度，薄薄擦一层即可。如病人出现寒战、面色苍白、口唇青紫，应立即停止擦浴，盖上被子保暖，饮一点糖水。

4. 热敷和冷敷。假使体温不是太高，可以采用热敷来退烧。用热的湿毛巾反复擦拭病人额头、四肢，使身体散热，直到退烧为止。但是，如果体温上升到 39℃以上，切勿再使用热敷退烧，应以冷敷处理，以免体温继续升高。在额头、手腕、小腿上各放一块湿冷毛巾，其他部位应以衣物盖住。当冷敷布达到体温时，应换一次，反复直到烧退为止。也可将冰块包在布袋里，放在额头上。

5. 泡澡。有时候，泡个温水澡是最舒服不过了。它同样也可以起到缓解发热的症状。婴儿应以温水泡澡，或是以湿毛巾包住婴儿，每15分钟换一次。

6. 补充液体。当你发高烧时，你的身体会流汗散热；但当你发高烧时，身体会因为流失太多水分而关闭汗腺，以阻止进一步的水分流失，这使你的身体无法散热。解决之道就是补充液体，喝大量的白开水及果菜汁，其中果菜汁含丰富的维生素及矿物质，尤其是甜菜汁及胡萝卜汁。如果你想喝番茄汁，应选用低钠的产品。发烧期间应避免固体食物，直到状况好转。如果呕吐情形不严重，还可以吃冰块退烧。在制冰盒内倒入果汁，冻成冰块，还可在冰格内放入葡萄或草莓，这尤其受到发高烧的孩子欢迎。

7. 药物降温。在体温较高时使用药物降温要避免用药过量和在短期内反复用药。退热药有大量出汗加强散热的作用，易发生虚脱，常用的退烧药有复方阿司匹林(APC)、扑热息痛、安痛定、柴胡注射液等。成人服用2片阿司匹林或2片扑热息痛，每4小时服用一次。扑热息痛的优点是较少人对它过敏。由于阿司匹林与扑热息痛的作用方式有些不同，因此你若觉得使用任何一种皆无法有效地控制发高烧，不妨两种并用。每6小时服用2片阿司匹林及2片扑热息痛。服用这些药物时，需先经医师同意。有胃肠疾病的病人还可选用消炎痛栓剂，每次1/2枚塞入肛门，退烧效果也很好。长期高热不退者还可以给予紫雪丹、安宫牛黄丸口服和静滴清开灵注射液等等。

8. 刮痧辅助退热。发热可见于多种疾病，诸如病毒、细菌、立克次体、原虫、寄生虫所引起的各种传染病，身体局部感染，组织破坏或坏死，药物反应，甲状腺机能亢进，神经性低热等等。经医生明确诊断、指导用药后，可用刮痧辅助退烧。刮痧治疗的部位：

头部：全息穴区——额中带、额旁1带(双侧)。胆经——双侧风池。

背部：督脉——大椎至至阳。膀胱经——双侧大杼至肺俞。

上肢：大肠经——双侧曲池、合谷。三焦经——双侧外关。肺经——双侧列缺。

下肢：肾经——双侧复溜。

9. 放血法：如果高烧不退，你可以采用放血法！这是中医治疗高烧最有效的方法。用三棱针（医药用品商店、药店应该都有）消毒后，在耳尖放血4-5滴（需要挤才能出血），十分钟后体温就能下降。

按摩太阳穴能解除头痛烦恼

在当今各类常见病症中，头痛的发生率仅次于感冒，并且头痛是很多疾病都可以引起的一种自觉症状。在有些人看来吃点药，休息休息就可以缓解的头痛有时也可以是生命的杀手。在日常生活中掌握一些解除头痛烦恼的方法，可以有效地减少隐藏在头痛背后的疾病的发病率。

头痛是很多疾病都可以引起的一种自觉症状，局部疾病如颅内脑实质疾患、脑水肿、脑血管病后遗症、脑炎后遗症、脑血管疾患、脑膜疾患、近颅腔的眼耳鼻咽疾患可引起头痛；感染中毒性疾病如流感、肺炎、虐疾、伤寒、煤气中毒、尿毒症、菌血症也可引起头痛；心血管系统疾病如高血压、动脉硬化、贫血、心脏病也可伴随有头痛的症状；机能性疾病如神经衰弱、偏头痛、精神紧张性头痛、癔病和癫痫后头痛。头痛偏头痛的危害主要表现在：

1. 影响人体健康。人无缘无故不会出现头痛，正常人在疲劳、紧张、感冒时也会头痛，但只是一时的，很快就会恢复正常。如果不但不恢复，还频繁发作，疼痛难忍，就是一种病。时间长了必然对人的心脑血管产生不利影响，因为头痛后发作的脑血栓、脑出血、高血压，临床十分常见。

2. 影响人的生活工作。头痛、偏头痛最直接的就是影响睡眠。没有几个头痛患者的睡眠是好的，轻者入睡困难，重者整宿难眠。因为睡眠不足，白天就没精神，工作也大受影响。而且有部分患者偏偏是一工作就发作，十分耽误事。

3. 影响人心理健康。这是因为人久患头痛疾病，性格发生变化，往往性情变得暴躁。又因为久治不愈，生活受到重大影响，心理脆弱，丧失信心。

正因为头痛对人们的工作和生活有着严重的影响，人们对于头痛是苦不堪言，但有时头痛并不必吃药，用按摩太阳穴的方法即可治疗。太阳穴是人头部的重要穴位，《达摩秘方》中将按揉此穴列为"回春法"，认为常用此法可保持大脑的青春常在，返老还童。当人们长时间连续用脑后，太阳穴往往会出现重压或胀痛的感觉，这就是大脑疲劳的信号。这时施以按摩效果会非常显著。按摩太阳穴可以给大脑以良性刺激，能够解除疲劳、振奋精神、止痛醒脑，并且能继续保持注意力的集中。患有慢性头痛或严重头痛的人，持续做此太阳穴摩擦法，一定可以解除您的痛苦。但此摩擦法并非对所有头痛都有很好的疗效，太阳穴摩擦法对于因血管原因引起的头痛治疗效果明显，尤其是对两侧太阳穴附近的头痛疗效更是显著。

太阳穴的正确位置是由眉梢到耳朵之间大约三分之一的地方，用手触摸最凹陷处就是太阳穴。按摩时首先调整好身体姿势，坐站皆可，但要身体端正，脊背挺直，挺胸收腹，情绪稳定，精神集中。一般都采坐姿。坐或站好后将手掌搓热，贴于太阳穴，稍稍用力，顺时针转揉 10~20 次，逆时针再转相同的次数。也可以将手掌贴在头上，以拇指指肚分别按在两边的太阳穴上，稍用力使太阳穴微感疼痛，然后，顺逆各转相同的次数。一般按摩的次数可多可少，可以自己按照大脑疲劳的程度调整。

家人突然中风时的紧急救治方法

中风、冠心病和癌症是威胁人类健康的三大疾病，中风多因邪中脏腑或邪中经络所致。其症为突然昏迷，口眼歪斜，半身不遂。中风起病急，病死和病残率高，对于突然患中风的病人来说，及时有效的抢救方法很关键。

中风是中医学对急性脑血管疾病的统称。起病急，病死和病残率高，为老年人三大死因之一。它是以猝然昏倒，不省人事，伴发口角歪斜、语言不利而出现半身不遂为主要症状的一类疾病。由于本病发病率高、死亡率高、致残率高、复发率高以及并发症多的特点，所以医学界把它同冠心病、癌症并列为威胁人类健康的三大疾病之一。因此对于突然患中风的病人来说抢救方法很关键，若不得法，则会加重病情。

中风可分脑溢血和脑血栓形成两种。脑溢血多发生在情绪激动、过量饮酒、过度劳累后，因血压突然升高导致脑血管破裂。脑溢血多发生在白天活动时，发病前少数人有头晕、头痛、鼻出血和眼结膜出血等先兆症状，血压较高。病人突然昏倒后，迅即出现昏迷、面色潮红、口眼歪斜和两眼向出血侧凝视，出血对侧肢体瘫痪、握拳，牙关紧闭，鼾声大作，或面色苍白、手撒口张、大小便失禁。有时可呕吐，严重的可伴有胃出血、呕吐物为咖啡色。脑血栓形成通常发生在睡眠后或安静状态下。发病前，可有短暂脑缺血，如头晕、头痛、突然不会讲话，但不久又恢复，肢体发麻和感沉重等。往往在早晨起床时突然觉得半身不听使唤，神志多数清醒，脉搏和呼吸明显改变，逐渐发展成偏瘫、单瘫、失语和偏盲。

一旦出现中风预兆，提示中风即将在近期内发生，尤其是原有高血压、动脉粥样硬化、心脏病、糖尿病的患者，更应提高警惕积极采取预防措施：如离开施工现场、公路上、火炉旁、深水边等危险境地，转移到安全的地方，以防中风跌倒后发生其他意外伤害。完全卧床休息，改善心境、保持冷静、避免情绪激动；坚持按医嘱服用相应药物，定时监测血压，及时调整用药剂量。

中风时患者的表现各不相同，轻者可见一侧口角向下偏斜，并不断流出口水；重得则可突然倒地，大小便失禁，旋即进入昏迷状态。因中风病人多有偏瘫，为防从椅子上或床上跌下，救助者若在跟前要立即上前将其扶住，对于清醒的患者要设法消除他的紧张情绪，以免血压进一步升高，增加颅内出血。若病人此时坐着或躺着则无须改变其体位，原先坐着的病人由于心脏到脑的水平高度差，还可相对保证血液冲入脑内的压力不致太高。所以，任何不必要的体位改变或搬动都会增加脑内的出血量，从而加重病情。只要病人坐得不勉强就无需使其躺下。

如中风后病人当即失去意识或倒地，此时的抢救仍应尽可能避免将其搬动，更不能抱住病人又摇又喊，试图唤醒病人。此时的病人不仅无法唤醒，而且反复的摇晃只会加重脑内的出血。正确的作法是：若病人坐在地上尚未倒伏，可搬来椅子将其支撑住，或直接上前将其扶住。若病人已完全倒地，可将其缓缓拨正到仰卧位，同时小心地将其头偏向一侧，以防呕吐物误入气管产生窒息。解开病人衣领、取出口内的假牙，以使其呼吸通畅。若病人鼾声明显，提示其气道被下坠的舌根堵住，此时应抬起病人下颌，使之成仰头姿势，同时用毛巾随时擦去病人的呕吐物。对于昏迷的病人，若医生一时尚不能到来，可即从冰箱中取出冰块装在塑料袋内，小心地放在病人头上，因低温可起到保护大脑的作用。

除了上面所说的中风时的注意事项之外，我们也可以用一些点穴手法进行一些及时有效的抢救。

顶风池、风府：用手指向上顶风池和风府穴。按内、外关：用拇、食指对按内关、外观穴。弹拨膏盲：用手指深透膏盲穴，进行左右弹拨。掐人中、地机、委中：用手指深掐人中、地机、委中三穴。点足三里：用指点叩足三里穴。推陀脊：用手指推行佗脊薛各穴。

要消“火”，多吃蔬果多喝汤

“火”在正常状态下就是我们常说的元气、阳气，它保证着身体各种机能的正常运转。人体无“火”就没了生机，而人体上火就是消耗生机。在保火和去火之间把握一个尺度，才是高明的医师和高明的保健方式，换言之，去火既势在必行，又要谨慎从事。

火力壮的人会衰老得慢，抵抗外邪的能力强，他们的免疫系统可以及时侦察到癌细胞的蛛丝马迹……但稍有异常，“火”就成了消耗元气的罪魁。所以古代医家说：“捍卫冲和之谓气，扰乱妄动变常之谓火。”用现在的话说就是：人体无“火”就没了生机，而人体上火就是消耗生机。在保火和去火之间把握一个尺度，才是高明的医师和高明的保健方式，也就是说，去火既势在必行，又要谨慎从事。

所谓“心静自然凉”，凉的时候就是一点多余的火都没有之时，这种最健康自然的状态可以让低层次功能发挥，如胃肠正常蠕动，血管自然舒张，免疫系统启动，使人处于不上火的健康状态。当然，调整自己的情绪也非常重要。焦躁的情绪会“火上浇油”，保持心情舒畅有助于调节体内的“火气”。

要想处于不上火的健康状态，首先要保持科学的生活规律。按时作息，定时定量进餐，不为赶时间放弃一顿，也不为一席佳肴而暴饮暴食。

安排各种活动需适当而有节制，保证充足的睡眠，避免熬夜，以免过度疲劳、抵抗力下降。

其次，多吃"清火"食物。新鲜绿叶蔬菜、黄瓜、橙子、绿茶都有良好的清火作用，而胡萝卜对补充人体的维生素B，避免口唇干裂也有很好的疗效。此外，可以口服各类清凉冲剂，如夏桑菊冲剂、金菊冲剂等对"清火"也很有效。

在"上火"期间，不宜吃辛辣食物、喝酒、抽烟和熬夜，应注意保持口腔卫生，经常漱口，多喝水，并在医生指导下服用"清火"药物。如果"上火"症状比较明显，一周以上还没有好转，需及时到医院就诊。不要自己随意服用一些"清火"药物，因为有可能服用过度而适得其反。

除此之外，一碗好汤让人神清气爽、心舒志宁。有人认为冬天才是煲汤的好季节，因为冬天是进补的季节嘛。其实夏季天气燥热，更应该用一些清补凉汤来调理身体。搭配合理的清补凉汤，消暑解毒的同时更能益气生津、清热润肺。

多种方法治疗腰酸背痛

当今社会，人们越来越依赖于电脑等现代化的机器，也由此腰酸背痛成了人们日常生活中挥之不去的一个病魔，避免腰酸背痛的恶化及复发要从平常做起。生活中常见的治疗腰酸背痛的方法主要有刮痧治疗、药物辅助治疗、运动疗法、针灸疗法、物理治疗等。

造成腰酸背痛等的原因主要有：

1. 姿势不良。其原因包括脊柱过度前凸、脊柱过度后弯、脊柱侧弯，使组织被不当地牵拉和压迫。

2. 功能失良。这主要是指一个人的背部组织本身有点问题却不知节制，不当地使用使它受伤，如组织弹性较差及肌力不足，加上过度使用。

3. 构造问题。背部组织本身发生结构性的问题，如椎间盘突出、退化性关节炎、脊椎半脱位、椎管狭窄。

避免腰酸背痛的恶化及复发要从平常做起。必须注意维持良好的姿势，不管是站姿或坐姿都必须维持腰椎的适当前凸，不可过于前凸也不可不足；坐时最好选择在腰后有靠背的椅子，若没有，可自行购买或制作一靠枕置于腰后；尽量避免搬重物，若需搬时要蹲下将东西拿起后，靠近身体再站起来，避免弯腰搬物以免增加力矩对脊椎造成压迫；不可搬重物再加上腰部旋转的动作，因为容易使腰部受伤。另外不要忘记您的运动治疗，维持腰背的健康可增加它的耐受力，避免腰酸背痛的侵扰，如能确实做到以上几点，腰酸背痛的困扰必能离你远去。同时掌握一些基本的轻便的治疗腰酸背痛的方法，可以使我们在享受现代化工具便利的同时，保持身心的健康。

1. 刮痧治疗。由于劳累、外伤、风湿、受寒等各种原因引起的腰部一侧、两侧或正中部位疼痛，如腰肌劳损、腰椎骨质增生、腰椎椎管狭窄、骶髂关节炎、腰部扭伤等各种病症引起的急慢性腰痛等，可用刮痧方法治疗。

头部：全息穴区——顶枕带中三分之一、额顶带后三分之一。

背部：督脉——悬枢至腰俞。膀胱经——双侧肾俞、志室。

奇穴——双侧腰眼。

下肢：膀胱经——双侧委中至承山。

2. 药物辅助治疗。大秦艽丸，杠痹冲剂。鲜丝瓜藤煎水服。核桃仁 9 份，生姜 1 份，共煮烂，加红糖及白酒，饭后服。局部瘀肿热痛者，可外敷活血消肿清热的药物，如无瘀肿但有疼痛者，可外贴伤科药膏。内服方式，一般以非类固醇的抗发炎止痛药为主，使用内服药物时务必先请医师诊处。

3. 运动疗法。运动可增加肌肉的柔软度与关节的灵活度，也可增强肌肉的强度和耐力，进而增进全身的气血循环和缓解身心压力。运动也有助预防酸痛或帮助消除腰酸背痛，是治疗腰酸背痛最主要的方法，也是有效的方法，目前最好的轻量运动，是太极、气功和游泳。

4. 推按疗法。推拿、按摩有助于释放或降低身心压力及舒缓紧张的肌肉，因此也是消除腰酸背痛重要的方法之一。

5. 针灸疗法。针灸可促进气血循环，并有镇痛作用，对于急性的疼痛有相当的疗效。若是一般慢性腰肌劳损的患者，可施以局部的温灸，有舒筋活络的效果。

6. 物理治疗。当腰部突然剧烈疼痛时，最重要的治疗是休息和止痛，包括超音波、电疗、冷热敷等方法。超音波可深入深层肌肉组织，产生热能，有助止痛和消肿。电疗是利用电刺激，使肌肉细胞规律运动，缓解肌肉硬化及抽痛。冷敷适用于急性疼痛的一两天内，有止痛和消肿的作用；而热敷则较适用于慢性痛，有改善局部循环，增进组织复原能力。此外你必须让自己的腰部充分休息，最好是卧床，当需要起床活动或工作时则可使用背架支撑你的腰部。值得注意的是背架若长期使用会使你的腰部肌力减退，反而成为腰酸背痛的原因，所以需要辅以运动治疗。

腿脚抽筋，自己可以轻松应付

腿脚抽筋又叫腓肠肌痉挛，是发生于一侧下肢的肌肉抽动，有不自主和不规则的特点。多发于夜间或寒冷时。睡前泡脚，将高度白酒加热（不要燃烧），倒几滴在手心，在经常抽筋的部位上下搓揉两分钟等都可以降低抽筋的发生率。

通常人们总是把腿抽筋和缺钙联系在一起，因为缺钙确实会引起腿抽筋，但是引起腿抽筋的原因很多，并非都是由缺钙引起的，有相当一部分人发生腿抽筋是与腿部血液循环不良有关。因此采取一些促进血液循环的方法，可以减少腿抽筋的发生率。

1.睡前泡脚。每天临睡前用40℃左右的热水浸泡双脚（浸泡至踝关节为宜）。等到水冷了，再倒进热水以保持水温，浸泡15至20分钟。睡前用热水浸泡双脚，可以促进末梢血液循环，起到舒筋活血、解除痉挛的作用。此外，睡前饮水也能起到放松神经、松弛肌肉、减少抽筋的作用。

2.热酒按摩。将高度白酒加热（不要燃烧），倒几滴在手心，在经常抽筋的部位上下搓揉两分钟。揉时要有一定的力度，使局部皮肤发红即可。可以增加肌肉血液循环，减少痉挛的发生。

3. 用松节油按摩经常抽筋的部位。用5%的松节油按摩常抽筋的部位，同样能减少夜间抽筋的发生。

4. 妙用白开水。睡前喝几口白开水，增加睡前的舒适感，可放松神经，松弛肌肉，减少抽筋。

对于年龄大的老人来说，时常会出现腿脚抽筋的现象。为了预防腿脚抽筋，除了在日常生活中及时补钙之外，还可以通过下面的方法减少腿脚抽筋现象的发生，效果比较理想。足尖运动：脱鞋站立（为防跌倒，可用手扶桌椅或其他固定物），脚尖着地并尽量将脚后跟抬起，持续10秒钟后放下，然后休息数秒钟接着再继续做，如此反复进行10至15分钟，早晚各1次，若再配合旋转踝关节，则效果更佳。常做足尖运动，能刺激足部末梢穴位，促进血液循环，使皮肤温度升高，肌力增强，可解除小腿痉挛，而且对下肢肌肉、膝关节都有很好的锻炼作用。医生提醒容易腿抽筋的中老年人，平时坚持服药治疗是非常重要的，在此基础上还需要注意休息或睡眠中腿部保暖问题，要穿适当的衣物、盖好被子使腿部处于温暖中，合理营养，减少脂肪和多余热量的摄入，适当地吃些豆类、鱼类、骨头汤等高钙食物和蔬菜水果等，才能有效解除腿抽筋的问题。

采用上述的方法虽然可以减少抽筋的发病率，但并不能杜绝抽筋的发生。因此当发生抽筋时，掌握一些适时有效的方法，可以减轻抽筋的痛苦。具体说来，抽筋时要“反其道而行之”，出现腿脚抽筋时可以立即采取的最佳对策是轻轻拉伸绷紧的肌肉。

具体来说，如果是小腿后面的肌肉抽筋，可一方面扳脚使脚板翘起，一方面尽量伸直膝关节；当小腿前面的肌肉抽筋时，可压住脚板并用力扳屈脚趾。同时也可把身体前靠在墙上，脚后跟着地。如果采取站立姿式，然后将体重集中由发生抽筋的腿支撑也有所帮助，但是应当小心摔倒，如果旁边有人可以帮忙的话就更好一些。温暖（使用电热毯或温水但不能用开水）或按摩腿部和足部也可以有助于肌肉放松，不过最好先试试拉伸肌肉。

治疗头昏脑胀，灵芝来帮忙

头昏是自律神经失调，或者突眼性甲状腺肿所致，是由于皮肤血管扩张，血流增多而造成脑部血液减少的现象。素有“仙草”之称的灵芝，有扶正固本、滋补益身的极佳效果，神经衰弱的病人服用灵芝，失眠、多梦、头昏等症状可明显好转。

灵芝自古以来就被我国人民当做中草药加以利用，《神农本草经》中将它列为上品。自古以来，灵芝就是中老年人的食疗佳品，其性温、味淡，能滋补强壮，具有强心、益气、扩张冠状动脉和改善心肌微循环、降血压、降血脂作用，能有效地预防血栓形成，明显降低血液黏度。并有镇静、安神作用，能改善神经衰弱人群的睡眠。神经衰弱的病人服用灵芝，失眠、多梦、头昏等症状可明显好转。因此，可以说在人类食品中，灵芝被誉为“健康食品之冠”是当之无愧的。经常食用灵芝可以防患疾病于未然，使人体健康安然无恙，终享天年。

头痛的产生，可能因为暴露于烈日下过久，泡热水澡的时间太长，或是紧张、生气等。除了以上的原因外，缺乏维他命、荷尔蒙分泌异常、更年期或自律神经失调也都是造成头晕的因素。而灵芝可治疗头昏耳鸣、心悸失眠。

处方：灵芝 10 克，人参 5 克。

制剂方法：将灵芝切片和人参一起加水用文火共煮，捞取灵芝后喝汤吃参。

服法：上数量一天服完。连服一个月。

功效：能补益强壮，治疗神经衰弱及其他慢性阳虚病引起的头昏耳鸣、心悸失眠、食欲不振、贫血萎黄、少气乏力等症。尤其适宜于大病初愈或手术后应用。

除此之外，灵芝对中老年人心脑血管病等常见病的也有保健作用，主要体现在以下几方面：

1. 降血压。灵芝可以使大动脉血压、小动脉血压和毛细血管血压显著下降，并使之维持在正常范围，同时对组织和脏器起到保护作用。对预防或治疗高血压及其并发症有益。

2. 降血脂。实验发现，灵芝酸能阻断胆固醇的合成，同时加快胆固醇和甘油三酯的代谢，使体内的脂质代谢重新处于平衡状态。

3. 强心作用。动物实验发现，静脉滴注赤芝提取液后，心脏收缩幅度增强 30%~50%。

4. 提高肌体耐受缺氧能力。服用灵芝后，多数病人感到精力充沛，食欲、睡眠和体力有显著改善，记忆力逐渐恢复，神疲、乏力等现象明显改善。

5. 宁心安神。灵芝作为一种平衡调节剂，治疗神经衰弱效果极为显著，它通过同时加强神经细胞的兴奋性和抑制性作用，进而调节两者间的相互作用，使之既保持功能活跃，又保持平衡活动，达到从整体上改善的作用。临床发现应用灵芝后既能改善睡眠，增进食欲，又能使头痛头胀症状减轻或消失。

6. 具有增效减毒作用。中老年人由于体质的因素，离不了一些药物，许多药物会产生各种令人生畏的不良反应。现代研究提示，灵芝是十分安全的药用真菌，无不良反应，对某些药物的药性有协同作用，可以增强药物的治疗效果。这就是灵芝具有“扶正固本，扶正祛邪”作用的体现。

颈椎有病，就去找后溪穴

后溪穴最早见于《黄帝内经 灵枢 本输》篇，为手太阳小肠经的输穴，又为八脉交会之一，通于督脉小肠经。有舒经利窍、宁神之功。后溪穴的位置并不难找，把手握成拳头，小拇指与手掌关节交汇处横纹的尽头就是这个穴位。平日闲坐时，你可以将双手的后溪穴紧密接触桌子沿，用腕关节带动双手，轻松地来回滚动，坚持下来对颈椎、腰椎确实有着非常好的疗效。

颈椎病是一种综合征，又称颈椎综合征。颈椎病是指颈椎骨质增生、椎管狭窄等颈椎病变引起的一系列综合征状。常见一侧肩颈痛并向肘腕指部放射，或引起上肢麻木、头晕恶心，甚或呕吐，抑或向上放射引起头痛，这些症状常随颈部的活动位置而减轻或加重。

颈椎病常见于中老年，是由于人体颈椎间盘逐渐地发生退行性变化，使颈椎骨质增生，或颈椎正常生理曲线改变后，引起的一组综合征状。这类患者轻则常常感到头颈肩及臂麻木，重则可导致肢体酸软无力甚至出现大小便失禁及瘫痪等。

后溪最早见于《黄帝内经·灵枢·本输》篇，为手太阳小肠经的输穴，又为八脉交会之一，通于督脉小肠经。有舒经利窍、宁神之功。

后溪穴怎么找到呢？方法很简单：把手握成拳，在第5掌指关节后的远侧掌横纹头赤白肉际处即是（即把手握拳，掌指关节后横纹的尽头就是该穴）。如果你坐在电脑面前，可以把双手后溪穴的这个部位放在桌子沿上，用腕关节带动双手，轻松地来回滚动，即可达到刺激效果。在滚动当中，它会有一种轻微的酸痛。这个动作不需要有意识地去做，每天只要抽出三五分钟的时间来，随手动一下，这个简单的治颈肩腰椎病的方法，坚持下来则对颈椎、腰椎确实有着非常好的疗效，对保护视力也有一定的好处。

心悸时，请服用解郁抗虑胶囊

心悸是指病人自觉心慌不安，不能自主，或伴有脉象不调。一般呈阵发性，每因情绪波动或劳累过度而发作。解郁抗虑胶囊主要用于植物神经功能紊乱、神经性头痛、头晕、多汗、失眠、胃神经官能症、肠易激综合征、心脏神经官能症，也可以防治心悸。

所谓心悸也就是通常所说的心慌，它是由于人们主观感觉上对心脏跳动的一种不适感觉。心悸可以由于心脏活动的频率节律或收缩强度的改变而导致，也可以在心脏活动完全正常的情况下产生。后者系因人们对自己心脏活动特别敏感而致。健康人一般仅在剧烈运动、精神高度紧张或高度兴奋时，才会感觉到心悸，这属于正常情况，而在某些病理情况下如心率过快过慢以及有过早搏动时患者的主要症状即为心悸。少数情况下如心脏神经官能症或过度焦虑的患者，虽然没有心律失常或器质性心脏病，但由于交感神经张力增高心跳有力，患者也常以心悸而就诊。

心悸可见于多种疾病过程中，多与失眠、健忘、眩晕、耳鸣等并存，凡各种原因引起心脏搏动频率、节律发生异常，均可导致心悸。心悸可见于各种原因引起的心律失常，如各类心脏病、甲亢、贫血、神经官能症等。

心悸的的发生常与平素体质虚弱、情志所伤、劳倦、汗出受邪等有关。体质不强、心气怯弱，或久病心血不足，或忧思过度、劳伤心脾，使心神不能自主，发为心悸；或肾阴亏虚，水火不济，虚火妄动，上扰心神而致病；或脾肾阳虚，不能蒸化水液，停聚为饮，上犯于心，心阳被遏，心脉痹阻，而发心悸。

既然心悸的发生是与各类心脏病、神经官能症，以及情志上的忧思过度有关，那么对于心悸的治疗应主要是解郁抗虑、宽胸安心为主。解郁抗虑胶囊具有解郁抗虑、镇惊安神、宽胸安心的功效，可以用作心悸病的治疗。解郁抗虑胶囊用于植物神经功能紊乱、神经性头痛、头晕、多汗、失眠、胃神经官能症、肠易激综合征、心脏神经官能症。简单地说，解郁抗虑胶囊是治疗各种检查查不出问题的头痛头晕，如果患者经CT头颅、CT颈椎、头部血管核磁共振、血常规检测均正常，解郁抗虑胶囊就可以很快治愈。

一扭伤，就用拔罐来减轻疼痛

拔罐可以在扭伤的表面造成一种负压，这种负压可以强行使得淤滞在扭伤部位的淤血排出，从而疏通扭伤部位的经络，使其气血恢复正常运行，所以拔罐能够治疗扭伤，消除疼痛。

突然扭伤的时候，扭伤部位的气血会淤滞，淤滞不除，就会阻碍人体经络的正常循行，而经络“不通则痛”，于是表现为扭伤部位的疼痛不适。拔罐可以在扭伤的表面造成一种负压，这种负压可以强行使得淤滞在扭伤部位的淤血排出，从而疏通扭伤部位的经络，使其气血恢复正常运行，所以拔罐能够治疗扭伤，消除疼痛。

一个人睡觉落枕了，中医建议他睡前用抽气的真空罐自拔，第二天早晨他就痊愈了。还有一位朋友，某天半侧身子突然不能转动（但能够走路），去医院治疗，输液一个月都没有好转，于是疑心是癌症之类的不治之症，又去某肿瘤医院求治，检查结果排除了癌症的可能。不是肿瘤当然更好，但他的半侧身子仍然不能转动，这很让他苦恼。一个偶然的机会，他经友人介绍到中医去咨询，当时，中医师给他不能转动的一侧身体拔了两个抽气罐，部位大概在带脉穴附近，留罐一个小时后，拔出满罐大大小小的血疱。血疱拔出后，他立即就能转身了。原来，他一侧身子之所以突然不能转动，其实是一时不慎扭伤的缘故，所以拔罐有良效。

需要说明的是，扭伤在肩、背、腰部时，拔罐治疗的效果较好。脚踝处也常常容易扭伤，且扭伤后会立即肿起，但这里拔罐不方便，此时可采用针灸：取两根针，在扭伤后肿起的部位扎进去，留针一两个小时，第二天肿起的部位便会复原。但这种方法只在刚刚扭伤时有效，倘若扭伤时间长了，就需要辅助药物外洗。

关于脚踝的扭伤，还有一个秘诀，先找扭伤部位最疼痛的地方，然后找到另一只脚踝上相对应的位置，在那里下针或设法敲打，疗效也很好。人的穴位，同名的左右两侧是相通的；即使不在穴位处，相对应的左右两侧也是相通的。扭伤之后，突然之间经络不通，导致经脉之气、血、津液在扭伤部位积聚，阻碍经脉之气的流通，从而产生疼痛。所以，在扭伤之处最疼痛位置的对侧下针或敲打，可以分散扭伤部位蓄积的气血，从而缓解疼痛，促进扭伤部位的康复。

第二章

呼吸不那么『畅快』——呼吸系统疾病

呼吸系统的疾病常见的有感冒、哮喘、咳嗽、鼻塞、过敏性鼻炎、上呼吸道感染、急性气管炎、肺栓塞等，掌握治疗这些常见呼吸系统疾病的一些小常识是十分必要的。这一章我们着重介绍了预防和治疗感冒，用麻姜颗粒治疗轻度哮喘，贴雪莲花巧治鼻塞，服用抗菌素防治急性气管炎，以及治疗咳嗽的一些偏方，应对急性上呼吸道感染的一些措施。

吃板蓝根——简简单单预防感冒

感冒是四季都常见的病，常见有头痛、发热、畏寒、乏力、鼻塞、流涕、打喷嚏、咽痛、干咳、全身酸痛等症状，板蓝根性寒，味苦。具清热解毒、凉血利咽之效，对感冒、流感、流行性脑炎、腮腺炎、红眼病、麻疹等春季常见病有较好的预防和治疗作用。

感冒是四季常见外感病，中医又有风寒外感、风热外感和暑湿外感之分。常见有头痛、发热、畏寒、乏力、鼻塞、流涕、打喷嚏、咽痛、干咳、全身酸痛等症状，部分患者还可出现食欲不振、恶心、便秘或呕吐、腹泻等消化道症状。

板蓝根在国内声名大噪，最盛于2003年非典型肺炎流行时期。由于传言板蓝根有防治非典的作用，各地群众纷纷抢购它的各种制剂，以致其价格飙升好几倍，一些地方甚至出现“千金难求”的脱销现象。千千万万的中药，唯独板蓝根等少数几个成为家喻户晓的良药，这是为什么呢？当然是缘于其强大的功效。

板蓝根性寒，味苦。具清热解毒、凉血利咽之效，可治流感、流脑、乙脑、肺炎、咽肿、痄腮、火眼、疮疹等；可防治流行性乙型脑炎、急慢性肝炎、流行性腮腺炎、骨髓炎。药物学专家指出，板蓝根中的板蓝根有机酸类化学成分，能清除人体内的毒素和过氧自由基，从而避免了人体体温的不正常升温，能避免发烧现象的发生，保护肌体不受高烧的伤害。据现代研究表明，板蓝根确实具有体外广谱抗菌作用（包括痢疾细菌、沙门氏细菌、溶血性链形菌），能抗病毒同时具有消炎、止痛、退热等作用，适当服用可防病治病。

板蓝根在临床上清热凉血、抗病毒抗菌作用明显，用量大，堪称中成药之最。什么板蓝根冲剂、板蓝根口服液、板蓝根含片应该成为家庭药箱里的常见药，伤风感冒或者未雨绸缪都能用上。其实，是药三分毒，中医师提醒，板蓝根适用于热伤风，若体虚而无实火热毒者应忌服。但板蓝根毒副作用不大，因此只要不是服用数量大、时间长，并不会有什么不良影响。而普通人适当饮用些板蓝根水或板蓝根汤，可收清热、解毒、凉血之效。

适合日常煲的板蓝根汤品，有板蓝根猪展汤、板蓝根桑叶夏枯草汤。而在南京，更有酒家推出板蓝根药膳，还有清炒、上汤板蓝根等菜式，选用板蓝根苗做成热菜，但味道如何，则见仁见智了。但我们日常生活中还是要注意正确合理地利用板蓝根。

1. 治感冒。若板蓝根用于治疗感冒、流感，可取板蓝根 18 克，研成粗末，煎水代茶饮；也可用板蓝根冲剂冲服，每次 1 包，每日服 2~3 次，连服 3~5 日。

2. 防治流脑。若板蓝根用于防治流脑，可用板蓝根 15 克、贯众 15 克，共研制为粗末，煎水代茶饮，连服 3~5 日。

3. 防治腮腺炎。若板蓝根用于防治腮腺炎，可用板蓝根 30 克，煎水服用，连服 3 日；或用板蓝根冲剂每日 2 包，分次冲服，效果也不错。如果腮腺肿痛并有发热，可用板蓝根 30 克、金银花 10 克、薄荷 5 克，共制成粗末，煎水代茶每日多饮几次，效果也很好。

喝姜葱米汤——治感冒可以不用吃药

感冒是由病毒引起的常见呼吸道传染病，俗称“伤风”。患普通感冒时，喝姜葱米汤可以有效地治愈普通感冒。

感冒主要表现为鼻子不通气、流清鼻涕、打喷嚏、咽部发干并伴有痒痒的感觉等，经常伴随有声音嘶哑、咳嗽、胸闷、头痛、全身酸痛、没有力气、感觉疲劳、食欲不振等。一般有轻度发热，也可能不发热。

感冒，包括普通感冒和流行性感冒。普通感冒，是鼻、鼻咽、咽喉等上呼吸道的急性炎症，局部病变明显的，可有急性咽炎、急性扁桃体炎等诊断，因此常用急性鼻咽炎、急性咽炎、急性扁桃体炎等诊断名词，也常统称为急性上呼吸道感染，简称“上感”，是由各种病原引起的鼻、咽、喉部等上呼吸道黏膜受病原微生物感染的急性炎症。是小儿最常见的疾病。为临床常见病、多发病，发病率较高。一年四季均可发生，冬春季最多见。可发生于任何年龄，以小儿发病率最高。常呈散发性，偶可造成流行。流行性感冒，是病毒所致的一种急性呼吸道传染病，主要通过飞沫与直接接触传播，具有高度传染性，常易造成大范围甚至世界性大流行。病原体多为病毒（占90%以上），少数为细菌，亦可为支原体。致病病毒的传播途径一般是通过飞沫和直接接触。营养不良、佝偻病以及平素缺乏锻炼的小儿以及老人易患该病，环境因素及护理不周亦可诱发该病。只由病毒感染引起者，往往症状较轻；若合并细菌感染则临床表现较为严重，中医学中属“感冒”、“伤风”。

大家都知道，感冒的时候（非流感）设法发点汗就会感到舒服很多。发汗的方法有许多种，最为大家所熟悉的大概就是喝姜汤，然后用厚被子捂，使发汗；或者是服药发汗，像西医的退热药、中医的麻黄汤等，都可以让人发汗；另外生姜水泡脚也能让人发汗。然而在许多人眼里，葱只是厨房里最常见的不起眼配菜，其实它也有“独当一面”的防病功用。广州中医药大学第一附属医院保健科主任陈瑞芳教授指出，葱用来助治因风寒引起的感冒，发汗散寒的效果很不错。

葱的功效：葱味辛、性温，有发汗解表、散寒通阳、健胃理气的作用，民间常用姜葱热粥来辅助治疗外感风寒轻症。现代营养学研究发现，葱可以增进食欲，还有一定的杀菌作用，可用于治疗胃肠功能紊乱、食欲不振等症状。

一个感冒患者使用麻黄汤，竟然没催出汗来。后来他获得了一个偏方，把适量的大米、生姜、小葱（全葱洗净，不去根）放在一起熬粥，粥好后只取上层的米汤，趁热服用一碗，然后上床盖好被子，不久便出汗了。此法极简便，发汗的效果也非常好。

如果不喜欢姜、葱的味道，可以少放些，甚至只喝米汤，也有发汗的功效。采用上述方法时一定要注意，不能在患流感时使用，因为某些类型的流感忌米汤等物。如果大家不能辨明流感与普通感冒，那么记住一点就可以了：高烧时不要使用这个方法，有其他感冒症状时可以用。

轻度哮喘，请服用麻姜颗粒

麻姜颗粒为内科咳嗽类非处方药药品。可用开水冲服，一次5克，一日2次。麻姜颗粒的主要成分是麻黄、生姜、五味子、炙甘草、蔗糖、糊精。其主要功能是宣肺、止咳，用于咳嗽喘息。

哮喘是一种呼吸道慢性炎症性疾病，由遗传体质加上外在环境的刺激而引致。这种炎症与普通因细菌或病毒感染引起的炎症有着根本不同的本质。轻者临床表现为胸闷咳嗽典型者表现为发作性喘息，发作前常有先兆，如喷嚏、流涕、胸部发紧，严重者强迫坐位。哮喘缓解期或不典型哮喘者无明显体征。典型哮喘发作者双肺有弥漫性哮鸣音，呼吸困难；严重者有紫绀颈静脉怒张，辅助呼吸肌参与呼吸。近年来的研究和临床观察发现，城市咳喘病发病率明显高于农村，那么都市化进程的加快与咳喘患者的增多究竟有什么关系呢？专家认为，城市哮喘病发病率高的原因主要在于：

1. 环境因素。随着城市人口密度的增大，有限的空气要供更多的人呼吸；工业化进程的加快，又使空气的质量严重下降；日前，大多数家庭都已住入密封较好的新房，室外活动的机会减少，从而导致空气呼吸范围减少；现代建筑材料的广泛应用，各种有机化学物质释放的大量有害物质，也会对呼吸产生刺激作用，引起敏感者咳喘发作。

2. 生活方式的影响。时下，饲养宠物，侍花弄草渐成都市人追求的时尚，而宠物的唾液、粪便、尿和皮毛鳞屑中存在着许多导致哮喘的过敏物质。人们长期与宠物接触，往往可发生过敏，损伤呼吸粘膜，引起咳喘。扩散于空气中的某些植物花粉或孢子对花粉过敏者来说，也是重要的致病因素。

3.饮食结构。越来越便捷的交通使大量外来食品涌入，甚至包括国外食品，由于某些人对这些食品的不适应，由此而产生食物过敏并导致哮喘的人也为数不少。另外，化学添加剂的大量使用，如食品调味、防腐、保鲜、着色等化学制剂都是损伤呼吸粘膜，引发咳喘的重要因素。

4. 精神因素。现代生活的节奏加快，竞争激烈，人承受的压力增大，由此而造成人体内分泌失衡，从而引起咳喘。有的人因突然的情绪兴奋、精神创伤或激烈争吵等，也可能促使咳喘发作。

5. 药物及病毒。大量抗生素药物的运用，使病毒及细菌的抗药性增艮，导致人的机体免疫力产生变化。同时某些药物本身也已被证实会使某些人引起咳喘，如阿司匹林、心得安、消炎痛、布洛芬等均具有诱发咳喘的潜在危险性。因此，对这类药，咳喘病人切莫滥用。

对于咳喘的防治，专家认为应重在修复呼吸粘膜，建立防御屏障，对咳喘有一个正确的认识，只有明白了其发病原因，在日常生活中尽量减少接触这些致病因素，才能使咳喘真正无机可乘。发作期应用平喘药尽早缓解症状；缓解期应设法防止复发。近年来支气管哮喘治疗中有两项重大进展：治疗目标由原来的单纯平喘（解痉）转变到努力降低气道高反应性；过去用药途径主要是口服和静脉点滴或注射，现在提倡雾化吸入，其长处是疗效高、副作用少，可以雾化吸入的主要是β受体兴奋剂和肾上腺皮质激素。

麻姜颗粒为内科咳嗽类非处方药药品。可用开水冲服，一次5克，一日2次。麻姜颗粒的主要成分是麻黄、生姜、五味子、炙甘草、蔗糖、糊精。其主要功能是宣肺、止咳，用于咳嗽喘息。麻姜颗粒的特点是是100%纯中药制剂、服用方便、安全可靠、无毒副作用；疗程短、见效块，15分钟可起效；机理独特，对久治不愈咳喘病可达根治效果；采用高科技药物酶解提取技术，有效成分含量高；独创“换肺”疗法；独有的“麻姜复合酶”生物活性成分，具有靶向作用，进入人体后，迅速作用于呼吸粘膜进行修复再生。

麻姜颗粒用以治疗哮喘时具有渗透快、吸收快、见效快的特点。轻度患者15分钟可见效，减轻咳喘，中度患者1~2疗程痊愈，重度患者一般2~3个疗程完全恢复。

服用麻姜颗粒后首先出现的症状是咳喘减轻，痰液由黏稠变稀薄，由黑变浅，痰量反而增多。喘息缓解，呼吸较为顺畅，患者由不能平躺改为可半卧位休息。睡眠改善，缺氧紫绀现象明显缓解。其次是呼吸粘膜受损处得到修复，咳嗽停止，时有少量清痰，哮喘平息，但呼吸动力尚不足，食欲、睡眠恢复正常，体力增强，可进行正常生活。遇各种诱发因素，咳喘不再复发。最后是呼吸黏膜全面换新，得到一个焕然一新的肺。呼吸动力充沛，缺氧现象完全清除，呼吸沉稳、有力、轻松。X线下可见往日缩小的双肺饱满，弹力十足，肺活量提高20%。

这些偏方可以治疗咳嗽

我国民间有许多治疗咳嗽的偏方，这些偏方无论是从取材上还是做法上，在人们的日常生活中都是可行的，并且有着一定的治疗咳嗽的效果。

我国民间有许多治疗咳嗽的偏方，如萝卜葱白治风寒咳嗽，红糖姜枣茶治伤风咳嗽，芫荽汤平伤风咳嗽，白萝卜蜂蜜治风寒咳嗽，冰糖燕窝粥治肺虚久咳，豆浆饮润肺宁嗽化痰，豆腐糖止咳化痰平喘，糖水冲鸡蛋补虚止咳，香油炒羊肝治久嗽，燕窝银耳治干咳盗汗，奶汤锅子鱼止咳消肿等，这些偏方无论是从取材上还是做法上，在人们的日常生活中都是可行的，并且有着一定的治疗咳嗽的效果。

咳嗽是呼吸系统疾病的主要症状之一。根据其发病原因，可概括分为外感咳嗽和内伤咳嗽两大类。外感咳嗽起病急、病程短，同时往往伴随上呼吸道感染的症状。内伤咳嗽病程长，时轻时重。内伤咳嗽常见于急慢性支气管炎、肺炎、支气管扩张、肺气肿、肺结核等疾病。鉴于此，我们在日常生活中切不可轻忽咳嗽，防止咳嗽摧毁我们的健康。下面介绍一些治疗咳嗽的偏方。

1. 萝卜葱白治风寒咳嗽。用料是萝卜1个，葱白6根，生姜15克。具体做法是用水三碗先将萝卜煮熟，再放葱白、姜，煮剩一碗汤。连渣一次服。该偏方宣肺解表，化痰止咳。可治风寒咳嗽，痰多泡沫，伴畏寒，身倦酸痛等。

2. 红糖姜枣汤治伤风咳嗽。用料是红糖30克，鲜姜15克，红枣30克。具体做法是以水三碗煎至过半。顿服，服后出微汗即愈。红糖姜枣汤可驱风散寒，治伤风咳嗽、胃寒刺痛，产后受寒腹泻、恶阴等。

3. 芫荽汤平伤风咳嗽。用料是芫荽（香菜）30克，饴糖30克，大米100克。具体做法是先将大米洗净，加水煮汤。取大米汤三汤匙与芫荽，饴糖搅拌后蒸10分钟。趁热一次服，注意避风寒。芫荽汤可发汗透表，治伤风感冒引起的咳嗽。

4. 白萝卜蜂蜜治风寒咳嗽。用料是大白萝卜1个，蜂蜜30克，白胡椒5粒，麻黄2克。具体做法是将萝卜洗净，切片，放入碗内，倒入蜂蜜及白胡椒，麻黄等共蒸半小时。趁热顿服，卧床见汗即愈。这一偏方可发汗散寒，止咳化痰，治风寒咳嗽。

5. 羊蜜膏治虚劳咳嗽肺痿。用料是熟羊脂250克，熟羊髓250克，白沙蜜250克，生姜汁100毫升，生地黄汁500毫升。具体做法是羊脂煎，令沸；次下羊髓，又令沸；次下蜜、地黄、生姜汁，不住手搅，微火熬，数沸成膏。每日空腹温酒调1匙，或做姜汤或做粥食亦可。这一偏方可补虚润肺，祛风化毒。治阴虚发热，骨蒸劳热，虚劳瘦弱，咳嗽肺痿，还有润肺润肤的功效。

6. 鲜梨贝母治咳嗽肺痈。用料是鲜梨500克，贝母末6克，白糖30克。具体做法是将梨去皮剖开，去核，把贝母末及白糖填入，合起放在碗内蒸熟，早晚分食。这一偏方可清热化痰，散结解表。可治咳嗽或肺痈，症见胸痛，寒战，咳嗽，发热，口干，咽燥，痰黄腥臭或脓血痰等。

7. 冰糖燕窝粥治肺虚久咳。用料是燕窝10克，大米100克，冰糖50克。具体做法是将燕窝放温水中浸软，择去绒毛污物，再放入开水碗中继续涨发。取上等大米淘洗干净后放入锅内，加清水三大碗，旺火烧开，改用文火熬煮。将发好纯净的燕窝放入锅中与大米同熬约1小时，加入冰糖融化后即成。这一偏方可滋阴润肺，止咳化痰，治肺虚久咳及咳喘伤阴。

8. 燕窝梨大养肺阴。用料是燕窝5克（水浸泡），白梨2个，川贝母10克，冰糖5克。具体做法是将白梨挖去核心，将其他三味同放梨内，盖好扎紧放碗中，隔水炖熟，服食。这一偏方可养阴润燥，止咳化痰。治多年痰咳，气短乏力。

9. 萝卜胡椒止咳祛痰涎。用料是萝卜1个，白胡椒5粒，生姜3片，陈皮1片。具体做法是加水共煎30分钟。日饮汤2次。这一偏方可下气消痰，治咳嗽痰多。

10. 豆浆饮润肺宁嗽化痰。用料是黄豆和冰糖。黄豆浸泡磨汁，煮沸后加糖饮用。每日清晨空腹饮1碗。该偏方可健脾宽中，润燥掐水；清肺止咳，化痰。治疳积瘦弱，肺热咳嗽等。

11. 豆腐糖止咳化痰平喘。用料是豆腐500克，红糖，白糖各100克。把豆腐当中挖一窝，纳入红，白糖，放入碗内隔水煮30分钟。一次吃完，连服4次。该偏方可清热，生津，润燥，治咳嗽痰喘。

12. 萝卜猪肺止咳汤。用料是萝卜1个，猪肺1个，杏仁15克。具体做法是加水共煮1小时。吃肉饮汤。该偏方清热化痰，止咳平喘。治久咳不止，痰多气促。

13. 糖水冲鸡蛋补虚止咳。用料是白糖50克，鸡蛋1个，鲜姜适量。具体做法是先将鸡蛋打入碗中，搅匀。白糖加水半碗煮沸，趁热冲蛋，搅和，再倒入已绞取的姜汁，调匀。每日早晚各服1次。该偏方可补虚损，治久咳不愈。

14. 芝麻冰糖水治夜嗽。用料是生芝麻15克，冰糖10克。具体做法是把芝麻与冰糖共放碗中，开水冲饮。该偏方的功能是润肺，生津。治夜嗽不止，咳嗽无痰。

15. 香油炒羊肝治久嗽。用料是羊肝60克，香油30克，盐少许。具体做法是将羊肝切片，锅内放入香油至八成热，下羊肝及盐翻炒即成。该偏方的功能是润肺止咳，治久咳不止。

16. 蒸白梨蜂蜜治久咳咽干。用料是大白梨1个，蜂蜜50克。具体做法是先把白梨挖去核，将蜂蜜填入，加热蒸熟。每日早晚各吃1个，连吃数日。这一偏方的主要功能是生津润燥，止咳化痰，可治阴虚肺燥之久咳咽干，手足心热等。

17. 燕窝银耳治干咳盗汗。用料是燕窝10克，银耳15克，冰糖适量。具体做法是将燕窝先用清水洗一遍，再放入热水中浸泡3~4小时，然后择去毛绒，再放入热水中泡1小时即成。用瓷罐或盖碗盛入燕窝、银耳、冰糖，隔水炖熟，服食。该偏房的功能是补虚损，养肺阴，退虚热，可治干咳、盗汗或肺阴虚等。

18. 蜜枣扒山药治肺虚久咳。用料是山药1000克，蜜枣10个，板油丁100克，白糖350克，桂花汁，湿淀粉，熟猪油少许。具体做法是先将山药洗净，放入锅内，加清水淹没山药为度，用旺火煮，待山药较烂时捞起，去皮，用刀剖成6厘米长、3厘米宽的长方形，拍扁，蜜枣一剖两半去核待用。再将大汤碗内涂抹上熟猪油，碗底排上蜜枣，再排上一层山药，夹一层糖、板油丁，逐层放至碗口，撒上糖，扣上盖盘，上笼蒸1小时左右，然后取下，翻身入盘。最后炒锅上火，滤入盘内汤汁，放清水100克，白糖150克和少许桂花汁烧沸，用水淀粉勾欠，起锅浇上山药上即成。该偏方可治肺虚久咳，脾虚腹泻，神疲体倦，四肢无力，久食补肾强身。

19. 奶汤锅子鱼止咳消肿。用料是活鲤鱼1尾，火腿片，玉兰片，香菇片，葱，姜，料酒，盐，醋，“奶汤”(即鸡、鸭、肘子和骨头炖的汤)各适量。具体做法是将鲤鱼去鳞开膛，除去内脏，漂洗干净，切成瓦块形状，与葱、姜一起投入油炒勺颠翻几下，加入料酒、盐等调料。然后加入“奶汤”，待沸再加适量的火腿片、玉兰片、香菇片等，炖约3分钟盛入火锅内上桌。上桌后将锅下的白酒点燃烧开，佐以姜、醋汁食用。该偏方可止咳消肿，滋补强身，适于咳嗽、气喘、胸部胀满之患者服食。

20. 蜜饯柚肉平喘化痰。用料是鲜柚肉500克，蜂蜜250克，白酒适量。具体做法是将柚肉去核，切块，放在瓶罐中，倒入白酒，封严浸闷一夜，再倒入铝锅中煮至余液将干时，加入蜂蜜，拌匀即成。待冷，装瓶备用。该偏方润肺，止咳，化痰。可治咳嗽痰盛或老年咳喘等。

太阳穴上贴雪莲花——巧治鼻塞

雪莲的主治功能是：清热解毒、祛风湿、消肿、止痛、壮阳、补血养颜和温暖子宫之功能。单纯因受寒而引起的鼻塞只在太阳穴上贴太阳膏，没有太阳膏时，直接用雪莲花贴在太阳穴上也同样有效。

鼻塞是鼻部常见的局部症状。具有鼻塞症状的疾病较多，绝大部分鼻塞属于局部炎症，表现为交替性或间歇性，同时伴有涕多、嗅觉减退，这些疾病都不很严重，一般可以自行处理；如发现鼻塞伴有涕血、头痛等症，并进行性加重，应提高警惕，及时到医院检查是否存在鼻腔的肿瘤。常见的鼻塞原因主要有：

1. 急性鼻炎的鼻塞发展很快，通常在数日内即达到高潮，一周左右可自行消退，可伴有发热、头昏等全身症状。急性鼻炎即我们平时所说的感冒。

2. 慢性单纯性鼻炎多呈阵发性或者交替性，日轻夜重，常受体位影响，卧位时居下鼻腔鼻塞较重。点滴鼻净、麻黄素药水后鼻塞可以好转较长一段时间。

3. 慢性肥厚性鼻炎多为持续性鼻塞，对麻黄素、滴鼻净不敏感，或者使用后鼻塞好转仅数分钟后，又很快出现。肥厚性鼻炎必要时可以考虑手术治疗，或者使用微波、激光等来缩小鼻甲。

4. 药物性鼻炎为一般鼻炎经常点用麻黄素引起，表现为对滴鼻药物的不敏感,或者鼻塞好转的持续时间较短。此时应尽快停止使用此类药物。

5. 过敏性鼻炎多伴有打喷嚏,流清水涕,鼻痒感,可常年性发作,也可以季节性发作。过敏性鼻炎的病人可以伴有哮喘,尤其是小儿。

6. 萎缩性鼻炎可以伴有鼻腔粘膜干燥,鼻涕带血,痂皮多。

7. 慢性鼻窦炎的鼻塞可以出现鼻腔流黄脓鼻涕, 可伴有头痛、头昏,记忆力下降等,可以在感冒后出现长时间鼻腔流脓涕不好转。鼻窦炎可以和鼻息肉并存。

8. 鼻息肉的鼻塞多为持续性进行性加重,可以单侧,也可以双侧。可以有过敏性鼻炎的症状出现。

9. 鼻窦囊肿引起的鼻塞多为进行性加重, 可以出现鼻腔流黄水样分泌物的症状。也可以出现头昏等。

10. 鼻窦肿瘤引起的鼻塞多为进行性,单侧或者双侧,可以出现其他并发症状,如同时有鼻出血需要警惕恶性肿瘤的可能,如同时有耳闷,颈部包块,涕中带血还要注意鼻咽癌的可能,但要到医院检查后才能确定。

11. 鼻中隔偏曲引起的鼻塞多为单侧,也可以为双侧,年轻人多见。多表现为持续性鼻塞,可有鼻窦炎的症状,也可与过敏性鼻炎等其他鼻腔疾病伴随出现。

12. 先天性鼻塞考虑后鼻孔闭锁,小儿张口呼吸,睡眠打鼾可能为腺样体肥大,单侧鼻塞或者伴有流脓涕要注意是否为鼻腔内有异物存在。

雪莲是菊科凤毛菊属雪莲亚属的草本植物。它生长在海拔 4800~5800 米的雪山雪线附近的碎石间,耐低温抗风寒,花像莲蓬座子,顶形似莲花,故得名雪莲花。该亚属的植物有 20 余种,绝大部分产于我国青藏高原及其毗邻地区。雪莲花不易采摘,数量有限。雪莲性味:苦、微苦、温。雪莲的主治功能是:清热解毒、祛风湿、消肿、止痛、壮阳、补血养颜和温暖子宫之功能。用于头部创伤、妇科病、类风湿关节炎、中风、肾虚、腰痛、高山反应、外敷消肿等症。

笔者有一位老中医朋友王某非常推崇用雪莲花治感冒引起的鼻塞。一位朋友感冒了，向他征询意见，王某并没见这位朋友有什么明显的感冒症状，但闲聊中却得知他前几天因为出汗脱衣服着了凉，主要症状是鼻塞不通，头稍有些晕。那时正是秋冬之交，王某不清楚导致这位朋友患感冒的到底是秋天的阳明燥金之气，还是冬天的太阳寒水之气，于是王某取太阳膏（除冬日的寒气）贴在他的两侧太阳穴上，随即朋友感觉有一个鼻孔通畅，但另一个鼻孔仍然堵塞；王某又取除燥膏（除秋天的燥气）贴于朋友的两侧肺俞穴，10分钟后这位朋友告诉王某，鼻子已恢复通畅，头晕症状也消失了。

王某的另一个友人，某日洗头后受凉，鼻塞声重，没有其他症状。那位朋友以为这点小毛病无关紧要，过两天可能就好了，就没有在意，可拖了几天还是老样子。于是王某从家里找出一朵雪莲花，撕了小小的两片花瓣，贴在那位朋友的两侧太阳穴上，她的鼻塞顿时缓解。又过了几天，王某的朋友说鼻塞虽然好了，但太阳穴发胀，感冒仍没好彻底。王某突然想到自己当时只注意到了朋友受寒，却没想到朋友是因为洗头受寒，忘记了给朋友除湿。于是王某让朋友买半斤薏苡仁，分两次煮水服用。服薏苡仁水后，那位朋友太阳穴发胀的症状很快消除了。

单纯因受寒而引起的鼻塞只在太阳穴上贴太阳膏，用这个方法治疗过多例病人，都是药到病除。没有太阳膏时，直接用雪莲花贴在太阳穴上也同样有效。但要注意的是，上述方法只对受寒的鼻塞有效，对于因其他经络郁火而导致的鼻塞没有效果。使用时一定要注意：有明确的受寒历史，而且主要症状就是鼻塞，没有高烧时方可使用。

打喷嚏、流鼻涕，小心得了过敏性鼻炎

对于过敏性鼻炎的治疗，首先应当避免接触过敏原，如对花粉过敏，则在花开季节减少外出，并戴口罩加以防护。如果已发病，则应进行全身治疗，可选用抗过敏药，局部可滴入消除肿胀、减少分泌的药液以减轻症状。

过敏性鼻炎主要原因是受到天气变冷、多风、粉尘、某些植物花粉、螨虫、宠物毛等影响而诱发，尤其是过敏性体质者更容易发作。病人表现为阵发性打喷嚏鼻子大量流清水样鼻涕，鼻子发痒，严重者会出现眼睛痒、鼻塞、嗅觉减退等症状，一般经过正规医院对症治疗病人会很快缓解。

过敏性鼻炎是发生在鼻粘膜的过敏反应性疾病。过敏性鼻炎常阵发性，鼻软腭局部发痒，或连续反复发作性喷嚏，分泌物多，出现大量清水涕。如继发感染，分泌物可呈黏脓性，间歇性，发作性鼻塞。暂时性或持久性嗅觉减退和消失。可伴头昏、头痛、慢性咳嗽、注意力不集中、精神不振等症状。

过敏性鼻炎可分为常年性及季节性发作两种，前者过敏原以屋内尘螨、霉菌为主，后者过敏原主要为花粉。多见于中青年，常有家族遗传史。症状主要是一阵一阵的鼻子发痒，连续打喷嚏，不断地流清鼻涕。常年性发作者，一年有半年以上发病，每次一小时左右。季节性发作者，发病时期多与春季花开期一致。一般无全身症状，鼻塞程度轻重不一，但无发热，部分病人可有嗅觉减退。

对于过敏性鼻炎的治疗，首先应当避免接触过敏原，如对花粉过敏，则在花开季节减少外出，并戴口罩加以防护。如果已发病，则应进行全身治疗，可选用抗过敏药(扑尔敏、息斯敏等)，局部可滴入消除肿胀、减少

分泌的药液(麻黄素可地松滴鼻液、鼻通宁滴剂)以减轻症状。

过敏性鼻炎系中医“鼻鼽”范畴，因肺脏虚损复感风寒而致，多与肺、脾、肾三脏有关，背俞穴是脏腑经气输注于背部俞穴，针刺及艾灸肺俞、大椎、大抒、肾俞、脾俞穴能达温肺散寒、益气健脾、补肾壮阳的作用，并可调节脏腑气血，增强机体免疫功能，加强鼻、肺抗病能力，使鼻功能尽早恢复；印堂为经外奇穴，位于督脉循行线上，取这符合“经脉所过，主治所及”的取穴原则，督脉有统摄全身阳气和维系人身元气的功能，而达益气固表。经过临床观察，对体质较弱者，疗程结束后，可视其病情，适当服些滋补药物，以增强体质，巩固疗效。

急性上呼吸道感染的应对策略

轻微的上呼吸道感染病人可口服板蓝根冲剂；中度发热的上呼吸道感染的病人可肌肉注射病毒唑或双黄连注射液；细菌感染上呼吸道的病人可肌注青霉素治疗。平时的生活中，我们要注意多喝水、多休息，同时也要注意营养治疗原则，来防治上呼吸道感染。

上呼吸道感染系指自鼻腔至喉部之间的急性炎症的总称，是最常见的感染性疾病。90%左右由病毒引起，细菌感染常继发于病毒感染之后。急性上呼吸道感染病四季、任何年龄均可发病，通过含有病毒的飞沫、雾滴，或经污染的用具进行传播。常于机体抵抗力降低时，如受寒、劳累、淋雨等情况，原已存在或由外界侵入的病毒或和细菌，迅速生长繁殖，导致感染。本病预后良好，有自限性，一般5~7天痊愈。常继发支气管炎、肺炎、副鼻窦炎，少数人可并发急性心肌炎、肾炎、风湿热等。

急性上呼吸道感染病的临床表现是：急性起病；早期有咽部不适、干燥或咽痛，继之出现喷嚏、流涕、鼻塞、咳嗽。可伴有头痛、发热、声音嘶哑、乏力、肢体酸痛、食欲减退。鼻、咽、喉明显充血、水肿，颌下淋巴结肿大、压痛。急性上呼吸道感染病的治疗可根据发病的程度采取不同的疗法：

1. 轻症病人口服板蓝根冲剂、复方感冒灵及对症治疗为主。

2. 有中度发热的病人可肌肉注射病毒唑或双黄连注射液。

3. 合并细菌感染者口服复方新诺明或肌注青霉素治疗。

4. 早期应用干扰素，可快速产生细胞抗病毒作用，使临床情况好转。

上呼吸道感染为儿科最常见的疾病，如不及时治疗，可引起很多并发症，特别在婴幼儿时期更为多见。并发症的产生，使儿童的身体健康受到很大影响，所以切不可认为上呼吸道感染是日常小病而轻率对待。急性上呼吸道病的治疗，目前多采用以中医为主的治疗方法。中医对该病症的成因、发病机理以及辨证论治有一整套完整的理论及成熟的经验，临床效果满意。另外对反复上呼吸道感染的易感儿，中医更有其独到之处。适时地使用中药补气养血，扶正固本，可调节机体的免疫功能，从而减少疾病的发生。对抗生素，一般主张没有明确的细菌感染证据时，不予使用。因大多数上呼吸道感染，特别是早期病毒感染，抗生素非但无效，反可引起菌群失调，有利于病菌的繁殖，所以必须避免滥用。在中医治疗的同时，可配合应用西医退热等对症疗法。我们在日常生活中可采取以下措施来防治上呼吸道感染病。

1. 充分休息，多饮水，对症治疗。病人若发热头痛服复方阿斯匹林或感冒通；病人若咽痛可用穿心莲片；病人若鼻塞流涕，用克感敏，或用清鼻净；病人若咳嗽用复方甘草合剂。病毒感染用病毒灵 0.1 克/次，每日 3 次，细菌感染选用复方新诺明（SMZco）1~2 片/次，每日 2 次，或用青霉素。

2. 注意观察病情。若病人出现高热、耳痛、咳嗽加剧、呼吸困难、嗜睡等及时去医院。

3. 退热。上呼吸道感染患者体温超过38度时，应及时采用物理方法降温，如用温湿毛巾擦敷额头，体温超过38.5度时，可适当服用退热剂。

4. 不要滥用抗生素。上呼吸道感染的患者若没有中耳炎、肺炎等并发症，就不要滥用抗生素。

5. 注重营养治疗。营养治疗的目的是给患者提供充足的能量与营养素，增强患者自身抗病能力。对于急性上呼吸道感染的患者来说，也要注重其营养治疗的原则。急性上呼吸道感染患者的营养治疗原则是：

急性上呼吸道感染病程较短，一般不会造成营养不良，故每日能量与产能营养素的供应可与正常人相同。多食用含优质蛋白丰富的食物以提高免疫功能，有利于消除炎症。少食用油腻食物。发热者能量摄入应稍低。

急性上呼吸道感染患者由于发热、出汗，机体丢失大量水分和矿物质，易出现体虚、乏力甚至休克。故应摄入富含维生素和矿物质的食物，以保持机体电解质平衡。多进水，每日至少2000ml左右饮用水，饮水量应根据患者出汗量、尿量进行调整。

初期宜采用稀软、清淡、易消化的流质或半流质饮食，少食多餐，以每日5~6餐为宜。有发热症状者可选择有清热作用的食物，忌用冰镇食物或冷饮。症状减轻后可进食普通食物。

胸闷气短时小心得了肺栓塞

肺栓塞的常见症状无论是症状或体征对急性或慢性肺血栓塞的诊断都是非特异的和不敏感的，因此我们在平时要注意自身是否有呼吸困难、胸痛、咯血、昏厥或腹痛的症状，以做到及时有效的检查，降低肺栓塞的发病率。

胸闷是一种主观感觉，即呼吸费力或气不够用。轻者若无其事，重者则觉得难受，似乎被石头压住胸膛，甚至发生呼吸困难。胸闷病病情较轻时，其发病率较高，且反复感染，影响学习和工作，应积极预防。平时要注意锻炼身体，增强体质。在春冬季节，天气变化时，及时增减衣服。受冷后立即服用生姜红糖水。一般情况下，用磺胺类或抗生素类药物，如并发副鼻窦炎、中耳炎时，可考虑使用。总而言之，胸闷可能是身体器官的功能性表现，也可能是人体发生疾病的最早症状之一。不同年龄的人胸闷，其病因不一样，治疗不一样，后果也不一样。

1. 功能性胸闷(即无器质性病变的胸闷)：在门窗密闭、空气不流通的房间内逗留较长时间，或遇到某些不愉快的事情，甚至与别人发生口角、争执，或处于气压偏低的气候中，往往会产生胸闷、疲劳的感觉。经过短时间的休息、开窗通风或到室外呼吸新鲜空气、思想放松、调节情绪，很快就能恢复正常。像这一类的胸闷可以说是功能性的胸闷，不必紧张，也不必治疗。

2. 病理性胸闷 (即有器质性病变的胸闷)：胸闷不仅可以是生理性的，也可以是由于身体内某些器官发生疾病而引起的，即病理性的胸闷。病理性胸闷可以突然发生，也可以缓慢发生。突然发生的多数是由于急性外伤性或自发性气胸，急性哮喘、急性气管内异物心脏病急性发作、急性肺梗塞等。缓慢性的胸闷则是随着病程的延长，症状逐渐加重。儿童发生胸闷多数提示患有先天性心脏病或纵隔肿瘤；青年人发生胸闷多数提示患有自发性气胸、纵隔肿瘤、风湿性心脏瓣膜病；老年人发生胸闷多数提示患有肺气肿、冠心病等。

肺栓塞的临床症状及体征常常是非特异性的，且变化颇大，与其他心血管疾病难以区别，症状轻重虽然与栓子大小、栓塞范围有关，但不一定成正比，往往与原有心肺疾病的代偿能力有密切关系。

1. 急性大面积肺栓塞：表现为突然发作的重度呼吸困难，心肌梗死样，胸骨后疼痛，晕厥，紫绀，右心衰竭，休克，大汗淋漓，四肢厥冷及抽搐，甚至发生心脏停搏或室颤而迅速死亡。

2. 中等大小的肺栓塞：常有胸骨后疼痛及咯血，当病人原有的心肺疾病代偿功能很差时可以产生晕厥及高血压。

3. 肺的微栓塞：可以产生成人呼吸窘迫综合征。

4. 肺梗死：常有发热，轻度黄疸。

但肺栓塞的常见症状无论是症状或体征对急性或慢性肺血栓栓塞的诊断都是非特异的和不敏感的，因此我们在平时要注意自身是否有呼吸困难、胸痛、咯血、昏厥或腹痛的症状，以做到及时有效的检查，降低肺栓塞的发病率。

1. 呼吸困难。呼吸困难是肺栓塞最常见的症状，约占84%~90%。尤其常在活动后、大便后、上楼梯时出现，静息时缓解。这样的状况需与劳力性“心绞痛”相区别，这常是正确诊断或误诊的起点。一般来说，呼吸困难有时出现，但很快消失，数天或数月后可重复发生系肺栓塞复发所致，应予重视。

2. 胸痛。突然发生，多与呼吸有关，咳嗽时加重，呈胸膜性疼痛者约占66%。通常为位于周边的较小栓子累及到胸膜，胸膜性胸痛的原因尚有争论。但迄今仍认为这种性质的胸痛发作，不管是否合并咯血，均提示可能有肺梗死存在，较大的栓子可引起剧烈的挤压痛。位于胸骨后，难以耐受，向肩和胸部放射酷似心绞痛发作者，约占4%可能与冠状动脉痉挛心肌缺血有关，胸痛除需与冠心病心绞痛鉴别外也需与夹层动脉瘤相鉴别。

3. 咯血。咯血是提示肺梗死的症状。咯血多在梗死后24小时内发生，量不多，鲜红色，数天后可变成暗红色。发生率约占30%，慢性栓塞性肺动脉高压的咯血多来自支气管黏膜下支气管动脉系统代偿性扩张破裂的出血。

4.晕厥。约占13%。较小的肺栓塞虽也可因一时性脑循环障碍引起头晕，但晕厥的最主要原因是由大块肺栓塞（堵塞血管在50%以上）所引起的脑供血不足，这也可能是慢性栓塞性肺动脉高压唯一或最早的症状，应引起重视。多数伴有低血压右心衰竭和低氧血症。

5. 腹痛。肺栓塞有时有腹痛发作，可能与膈肌受刺激或肠缺血有关。

虽然肺栓塞的血栓部分甚至全部可自行溶解消失，但经治疗的急性肺栓塞患者比不治疗者病死率低5~6倍，因此一旦确定诊断即应积极进行治疗。不幸的是，能得到正确治疗的患者仅30%，肺栓塞的治疗目的是使患者度过危急期，缓解栓塞引起的心肺功能紊乱和防止再发，尽可能地恢复和维持足够的循环血量和组织供氧。对大块肺栓塞或急性肺心病患者的治疗包括及时吸氧，缓解肺血管痉挛，抗休克，抗心律失常，溶栓抗凝及外科手术等治疗。对慢性栓塞性肺动脉高压和慢性肺心病患者治疗主要包括阻断栓子来源，防止再栓塞性肺动脉，血栓内膜切除术，降低肺动脉压和改善心脏功能等方面。

第三章

胃有病，吃东西就难受——消化系统疾病

胃痛、胃酸、胃胀、腹泻、打嗝、呕吐、急性胃炎……这些都是人们在日常生活中常见的疾病。这些病名大多数人都听说过，但很多人往往只知其一，也就是说人们也许知道这些是折磨人们身体的常见病症，但对于这些病症的发病原理并不是很了解，更别说了解如何去预防这些疾病的措施了。本章正是立足于这样的现实，介绍了消化系统疾病的发病原理和一些预防及急救措施。

胃痛就去吃饴糖

《伤寒论》中有个温中补虚的名方叫“小建中汤”，也是现在中医常用的方剂。它主要是由芍药、桂枝、炙甘草、生姜、大枣、饴糖组方的，而饴糖所占的比例最大，是主打的一味药。它是治疗虚寒性脘腹疼痛的有效方剂。

胃痛又称胃脘痛，是以胃脘近心窝处常发生疼痛为主的疾患。胃痛是临床上常见的一个症状，多见急慢性胃炎，胃、十二指肠溃疡病，胃神经宫能症，也见于胃黏膜脱垂，胃下垂，胰腺炎，胆囊炎及胆石症等病。

按照中医理论，胃痛的病因主要是肝气犯胃，饮食无节制使脾胃受伤，脾胃虚弱。这些病因既可单独致病，又往往相互影响，而出现寒热互见，虚实错杂，阴阳并损之症候。

1. 肝气犯胃。忧思恼怒，气郁伤肝，肝之疏泄失调，横逆犯胃，气血阻滞，胃失和则胃脘痛。正如沈金鳌所说：“胃病，邪干胃脘病也，唯肝气相乘为尤甚，以木性暴，且正克也。”倘若气郁化火，可致疼痛加重；火郁日久，致肝胃之阴亏耗，则病程每多缠绵；如久痛入络，络脉损伤，则见吐血、便血等症。

2. 饮食无节制使脾胃受伤。饮食不节，暴饮暴食或过食生冷肥甘之品，以致脾胃受伤，食滞中焦，气机不利而产生胃脘疼痛。

3. 脾胃虚弱。病后脾胃受损或素体脾胃虚弱，中阳不振，寒从内生，以致脾不运化，胃失和降，而发生疼痛，胃阴素虚或病久阴伤，胃失濡养，胃气不和亦能发生疼痛。

王某年轻时曾有过胃痛的毛病，也常看医生，吃些胃药。有朋友建议王某吃点麦芽糖，说有人常吃麦芽糖，慢慢地胃痛的毛病就好了。起初王某也是半信半疑，好在王某本来也喜欢吃甜食，就把麦芽糖当成零食吃。

这事过后王某也没太把它当回事，只是常吃麦芽糖成了一种习惯，也不是老想着要去买麦芽糖，只是碰上有卖麦芽糖小贩时就买一点。好长时间后，胃痛的毛病在王某的记忆中渐渐淡忘了。有次和一位有胃痛病的同事闲聊，王某才想起自己也曾有过胃痛的毛病，但王某却难记起准确的时间，它是渐变的，在不知不觉中就好了。那次闲聊王某才想起麦芽糖的故事，才想起胃痛与麦芽糖的关系。

饴糖，又名麦芽糖，主要以米、麦芽等为原料制作而成，主要成分是麦芽糖、葡萄糖。一般而言，饴糖有软、硬之分。软的是黄褐色的浓稠液体，有些地方也称其为胶饴，入药使用的多为这种；硬的则为淡黄色的块状，可以作为零食吃。饴糖性味甘温，有补中益气、健脾和胃、润肺止咳等功效，对脾胃虚弱引起的胃病有很好的补益作用。用饴糖两汤匙，温开水冲服，可缓解胃溃疡及十二指肠溃疡所引起的胃痉挛疼痛。

近年风靡食品行业的益生元、益生菌，实际上就是麦芽糖的一种——低聚异麦芽糖，许多食品中含有此营养物质，如雅客 V9 维生素糖果、蒙牛益生菌牛奶、叶原坊麦芽加应子、优之元儿童益生菌营养片等等。

胃胀的自我治疗措施

胃胀，病名。胀病之一。主症胀满、胃脘痛。《灵枢·胀论》：“胃胀者，胀满，胃脘痛，鼻闻焦臭，妨于食，大便难。”《医醇剩义·胀》：“胃为水谷之腑，职司出纳。阴寒之气上逆，水谷不能运行，故胀满而胃痛，水谷之气腐于胃中，故鼻闻焦臭，而妨食便难也。”

胃胀是消化道疾病的一个常见症状，是指病人感觉胃脘撑胀，外观又有胀满的形态表现的一种病症，可同时伴有胃脘疼痛、恶心、呕吐、不能进食等临床表现。常见于慢性胃炎、胃下垂或功能性消化不良等，另外糖尿病、硬皮病等全身系统性的疾病也可引起胃动力障碍。此外，胃胀还与精神压力、消化不良等有关，但主要病因是胃动力不足。胃胀是常见的一种疾病，我们在生活中要注意防御胃胀这种疾病，可以采用以下几种方法：

1. 服用嗜酸菌。消化不良型胀气可用嗜酸菌来改善，因为缺乏这些良性菌是最常见的消化不良因素。对乳品过敏者，可改用不含牛乳的制剂。嗜酸菌也是颇安全的灌肠剂，开始可能会感到轻微的不适，大约 1 小时后即可平息。

2. 苹果醋和柠檬水。用一汤匙纯的苹果醋加一杯水，在正餐时啜饮，有助消化。也可以早晨起床时先喝一杯柠檬水，它也有治疗及清血的作用。

3. 米汤。米汤及人麦粥对胀气、排气及胃灼热等毛病有效。具体做法是用 5 份的水加 1 份的米（谷子或大麦），煮沸 10 分钟。盖上锅盖再慢炖 50 分钟。过滤，冷却后，一天喝数次。

4. 胃胀应避免的食物。胀气的主要原因是消化系统无法吸收某类碳水化合物，豆类容易引起胀气，甘蓝菜、绿花椰菜、洋葱、白花椰菜、全麦面粉、白萝卜、香蕉等也容易产生胀气。

5. 适量摄取高纤维食品。虽然高纤维食品有利于健康，但有些高纤维的蔬菜和水果可能会增加排气。如果想在饮食中增加纤维用量以维持健康，应从少量开始，使肠子逐渐适应，这样可以减少胀气。

6. 服木炭片。活性炭能有效地排除过多的气体，在你感到不适时，立即服用 5 粒。但你若正服用其他药物，则需注意，木炭粒除了吸收气体，也会吸收药物成分。同时，切勿每天使用，因为木炭的吸收力强，能吸收有用的营养素。

7. 药物的选择。胃部胀气可用胰脏酵素,肠子胀气可用微量矿物质,但制酸剂对排气及胀气均无效。当气体产生过多,可用新鲜柠檬榨成汁加 1.14 升的温水,当作灌肠剂,以平衡体内的 PH 值。如果体内排气仍持续数日,可用双叉乳杆菌灌肠剂,它可在数小时内解除问题。

8. 少吃乳品。如果有乳糖不耐症,吃乳品时,可能产生胀气问题。因为有乳糖不耐症的人,其肠内的乳糖酶不足,无法充分消化乳品中的乳糖。有些人只能接受限量及某类乳制品。

9. 细嚼慢咽。吃饭时应细嚼慢咽,不要张开嘴巴咀嚼或边吃边说话,也不要边吃饭边喝汤,它们均容易造成消化问题,带来胀气。

[小病自助贴士]胃胀气的两种食疗法

胃胀气多是消化不良,胃肠运动慢造成的,胃炎、胃溃疡的人常会胃胀气,这里提供 2 个食疗法,3~5 天可以改善情况。

食疗方一:炒谷芽 15 克,金桔 2~3 枚(或桔饼)。

制作方法:将金桔洗净,压扁,将炒谷芽放入砂锅内,加冷水 200 毫升,浸泡片刻,煎煮 10 分钟后,再放入金桔煮 5 分钟,将药汁沥出,再加水煎 1 次,将两次药汁合并,加入少量糖,当茶饮。

食疗方二:槟榔 12 克,粳米 60 克,槟榔有消食行气的作用。

制作方法:将槟榔洗净,用水煎,取汁去渣,将粳米洗净,加入药汁中,用小火煮成粥,可以根据自己口味加少量糖或盐,适量食用,一天吃一次,早晚吃最好。

胃下垂患者如何饮食调理

胃的养护并不是一朝一夕的事,因此我们要在平时的生活中重视饮食调理。这包括我们在平时的饮食中要注意少食多餐,细嚼慢咽,食物要细软，营养均衡，减少刺激性食物等。除了平时在饮食上注意外，防止胃下垂，还要注意防止便秘这种病的发生，同时要动静相宜，选择适当的时间参加体育锻炼。

胃下垂是怎么回事呢？简单一点讲，就是胃的位置比正常位下移了，胃下垂是一种功能性疾病，下垂的主要原因是由于胃的平滑肌或韧带松弛所致。胃下垂多见于瘦长体形的人。它的发生多是由于膈肌悬吊力不足，肝胃、膈胃韧带功能减退而松弛，腹内压下降及腹肌松弛等因素，加上体形或体质等因素，使胃呈极度低张的鱼钩状，即为胃下垂所见的无张力型胃。轻度下垂者一般无症状，下垂明显者有上腹不适，饱胀，饭后明显，伴恶心、嗳气、厌食、便秘等，有时腹部有深部隐痛感，常于餐后、站立及劳累后加重。长期胃下垂者常有消瘦、乏力、站立性昏厥、低血压、心悸、失眠、头痛等症状。

1. 少食多餐。由于胃下垂患者消化功能减弱，过多的食物入胃，必然会滞留于胃里面，引起消化不良。所以，饮食调理的第一要求便是每次用餐量宜少，但次数可以增加，每日4~6餐为合适。进餐的类别中主食宜少，蔬菜宜多，经济条件较好者可每日喝一杯牛奶，蒸一碗蛋花，吃几块饼干作为正餐的补充。

2. 细嚼慢咽。胃下垂患者的胃壁张力减弱，蠕动缓慢，如果狼吞虎咽，吃下去的食物就会填在胃中。另外，口腔对食物的咀嚼过程还会反射性刺激胃的蠕动，增强胃壁张力。所以，用餐速度要相对缓慢些，细嚼慢咽，以利于消化吸收、增强胃蠕动和促进排空速度，缓解腹胀不适。

3. 食物细软。若食物干硬或质地偏硬，如牛排、炸丸子、花生、蚕豆等，进入胃内不易消化，还可能损伤胃粘膜而使胃炎发生率增高。因此，平时所吃的食物应细软、清淡、易消化。主食应以软饭为佳，如面条要煮透煮软,少吃又厚又硬的夹生面条;副食要剁碎炒熟,少吃生冷蔬菜。但应注意的是,鱼肉不可过熟,因为鱼肉在半生不熟时最嫩和易消化,对胃的负担最小。

4. 营养均衡。胃下垂患者大多体力和肌力都很弱,加之消化吸收不好,容易产生机体营养失衡,故较正常人更感到疲劳和精神不振。因此,患者要注意在少量多餐的基础上力求使膳食营养均衡,糖、脂肪、蛋白质三大营养物质比例适宜。其中脂肪比例应偏低些。因为脂肪特别是动物脂肪在胃内排空最慢,若脂肪摄入过多,就会使得本已排空不畅的胃承受压力增加,加重食物潴留,故而要适当限制。蛋白质食物应略有增加,如鸡肉、鱼肉、瘦猪肉、半熟鸡蛋、牛奶、豆腐、豆奶等,将其做得细软些并不会影响消化吸收。通过增加蛋白质摄入,可增加体力和肌力,缓解易疲劳等症状,也可改善胃壁平滑肌的力量,促进胃壁张力提高,以使蠕动增强。

5. 减少刺激。刺激性强的食物如辣椒、姜、过量酒精、咖啡、可乐及浓茶等,可使胃下垂患者的反酸、烧心症状加重,影响病情改善,故而这些食物应尽量少吃少喝,有所限制。但少量饮些果酒和淡茶是有益的,有利于减缓胃下垂的发生与发展。

6. 防止便秘。胃下垂患者的胃肠蠕动往往都比较缓慢,若饮食不当或饮水不足则容易发生便秘,而便秘又会增加胃下垂程度,所以,患者应特别注意防止便秘。日常饮食中多调配些水果蔬菜,因为水果蔬菜中含有较多维生素和纤维素,尤其是后者可促进胃肠蠕动,使粪便变得松软润滑,防止便秘发生。如清晨喝杯淡盐水或睡前喝杯蜂蜜麻油水,以缓解和消除便秘。

7. 动静相宜。胃下垂患者积极参加体育锻炼有助于防止胃下垂继续发展,还可因体力和肌力增强而增强胃张力,胃蠕动,改善症状。但要注意的是餐后不宜立即运动,应保证餐后有 30~60 分钟的休息,因为餐后立即运动,会因食物的重力关系而使胃下垂程度加重。

[小病自助贴士]胃下垂饮食自疗法

1. 猪肚1只,黄芪30克,龙眼肉30克,砂仁5克,加调料煮熟后分次食用。

2. 鲫鱼500克,黄芪50克,枳壳30克,加调料烹制食用。

3. 榛子60克,淮山60克,党参30克,砂仁15克,陈皮15克,研成粉拌入白糖,每次取适量用开水冲服,每日3次。

反胃、呕吐时,生姜有奇效

生姜性温,其特有的"姜辣素"能刺激胃肠黏膜,使胃、肠道充血,消化能力增强,能有效地治疗吃寒凉食物过多而引起的腹胀、腹痛、腹泻、呕吐等。

呕吐是内科常见病证,是由于胃失和降、胃气上逆所致的以饮食、痰涎等胃内之物从胃中上涌,自口而出一种病症。呕吐是一种反射性动作,借以将胃中的内容物从口腔中突然排出。常见的有神经性呕吐、急慢性胃炎、幽门痉挛或狭窄、先天性肥厚性幽门梗阻、不完全性幽门梗阻、胆囊炎、肝炎、腹膜炎、胰腺炎、百日咳、晕车晕船、耳源性眩晕等所出现的呕吐。

呕吐的病因是多方面的,且常相互影响,兼杂致病,如外邪可以伤脾,气滞可致食停,脾虚可以成饮等。呕吐的病机无外乎虚实两大类,实者由外邪、饮食、痰饮、气郁等邪气犯胃,致胃失和降,胃气上逆而发;虚者由气虚、阳虚、阴虚等正气不足,使胃失温养、濡润,胃失和降,胃气上逆所致。一般来说,初病多实,日久损伤脾胃,中气不足,可由实转虚;脾胃素虚,复为饮食所伤,或成痰生饮,则因虚致实,出现虚实并见的复杂病机。但无论邪气犯胃，或脾胃虚弱，发生呕吐的基本病机都在于胃失和降，胃气上逆。《济生方·呕吐》云："若脾胃无所伤，则无呕吐之患。"《温病条辨·中焦篇》也谓："胃阳不伤不吐。"呕吐的病位在胃，与肝脾有密切的关系。

呕吐的临床表现不尽一致，常有恶心之先兆，作或有声而无物吐出，或吐物而无声，或吐物伴有声音；或食后即吐，或良久复出；或呕而无力，或呕吐如喷；或呕吐新入之食，或呕吐不消化之宿食，或呕吐涎沫，或呕吐黄绿苦水；呕吐之物有多有少。呕吐常有诱因，如饮食不节，情志不遂，寒暖失宜，以及闻及不良气味等因素，皆可诱发呕吐，或使呕吐加重。本病常伴有恶心厌食，胸闷不舒，胃中反酸等症。呕吐多偶然发生，也有反复发作者。

生姜祛病保健的方法由来已久。早在春秋时代，孔子就有一年四季不离姜的习惯，在《论语·乡党》中有"不撤姜食，不多食"之说。南宋朱熹在《论语集注》中说："姜能通神明，去秽恶，帮不撤。"在现存最早的中药专著《神农本草经》里也有关于姜的记载："干姜，味辛温，主治胸满，咳逆上气，温中止血，出汗，逐风湿痹，肠下利。"李时珍在《本草纲目》中也推崇姜的妙用："姜，辛而不劳，可蔬，可和，可果，可药。"生姜熬的汤还有一个别名叫"还魂汤"。在苏东坡的《杂证》中也曾记载，钱塘净慈寺的和尚，八十多岁，颜色如童子，问其故，"自言服生姜四十年，故不老云"。民间也有"朝含三片姜，不用开药方"，"冬有生姜，不怕风霜"，"冬吃萝卜夏吃姜，不劳医生开药方"，"家备小姜，小病不慌"等说法。

生姜性温，其特有的"姜辣素"能刺激胃肠黏膜，使胃、肠道充血，消化能力增强，能有效地治疗吃寒凉食物过多而引起的腹胀、腹痛、腹泻、呕吐等。吃过生姜后，人会有身体发热的感觉，这是因为它能使血管扩张，血液循环加快，促使身上的毛孔张开，这样不但能把多余的热带走，同时还把体内的病菌、寒气一同带出。所以，当身体吃了寒凉之物，受了雨淋，或在空调房间里待久后，吃生姜就能及时排出寒气，消除因肌体寒重造成的各种不适。

[小病自助贴士]生姜养胃食谱

生姜养胃食谱之一：干姜粥

原料：干姜3克，高良姜3克，粳米60克。

制法：先煎干姜、高良姜取汁，再入粳米同煮为粥。

服法：早晚各1剂。

功效：温中和胃，祛寒止痛。主治脾胃虚寒，脘腹冷痛，呕吐呃逆，泛吐清水，肠鸣腹泻。

生姜养胃食谱之二：清炖鲫鱼

原料：鲫鱼1条，橘皮10克，生姜50克，胡椒2克，吴茱萸2克，黄酒50克，盐、葱、味精适量。

制法：将鲫鱼去鳞及内脏，生姜切片后放鱼上几片，其余和橘皮、胡椒、吴茱萸一起纱布包填鱼腹内，加入黄酒、盐、葱和水15毫升，隔水清蒸半小时，取出药包加入味精即可。

服法：佐餐食用。

功效：温胃止痛，辅治虚寒胃痛，对清水腹泻、腹痛也有效。

小苏打解除胃酸烦恼

人体中胃酸的量不能过多或过少，它必须控制在一定的范围内，否则，当胃酸过多时就会出现“反酸”、“烧心”、“胃部隐隐作病”等症状，严重的会降低食欲，消化不良，进而引发胃溃疡等多种形式的胃病，是不可忽略的。

胃是人体消化系统中的重要器官，它容纳了我们吃下的一切食物，还肩负着部分消化任务。胃通过两种途径来完成对食物的消化任务。一是利用胃黏膜分泌出的胃液（其中含有胃蛋白酶）将食物消化，使蛋白质降解为易于吸收的物质；二是利用胃液中的胃酸（0.2%~0.4%的盐酸），杀死食物里的细菌，确保胃和肠道的安全，同时增加胃蛋白酶的活性，帮助消化。可见胃酸对于人体来说是十分重要的。

人体中胃酸的量不能过多或过少，它必须控制在一定的范围内，否则，当胃酸过多时就会出现“反酸”、“烧心”、“胃部隐隐作病”等症状，严重的会降低食欲，消化不良，进而引发胃溃疡等多种形式的胃病，是不可忽略的。有过胃疼经验的人都知道，胃闹起脾气来是相当了不得的，常见的胃病一般有以下几种：

1. 反酸。反酸是由胃内酸性内容物反流而造成，也可能是由于胃酸分泌过多而引起，较常见于功能性消化不良、反流性食管炎、胃及十二指肠溃疡以及慢性胃炎。

2. 烧心。烧心的症状是指胃内酸性内容物反流刺激食管黏膜产生胸骨后的灼热感，较常见于功能性消化不良、反流性食管炎、胃及十二指肠溃疡以及慢性胃炎。

3. 胃灼烧。胃酸分泌过多或胃黏膜对酸的敏感性增加而引起。此症状较常见于功能性消化不良、反流性食管炎、胃及十二指肠溃疡以及慢性胃炎。

胃酸过多时不能吃一些氢氧化钠进行中和。因为氢氧化钠具有强烈的腐蚀作用，服用时会严重损伤消化道，造成恶果。医生通常是用“小苏打片”、“胃舒平”等药物进行治疗。因为小苏打的成分是碳酸氢钠，胃舒平中则含有氢氧化铝。它们都能跟胃液中的酸发生离子反应，从而中和过多的胃酸。

注意饮食能减少腹泻痛苦

容易引起腹泻的食物很多，并且与每个人胃肠消化能力的强弱有关。重要的是吃什么食物、吃多少会引起腹泻,自己要把握住。对一般人而言,容易引起腹泻的主要有牛奶、酒精、调味品、食物纤维,以及油腻性的食物。因此我们在日常生活中要注意饮食,防止或避免腹泻的发生。

腹泻的主要表现是大便次数增多,便质稀薄如糜,呈浆水样。急慢性肠炎、肠结核、肠功能紊乱、慢性结肠炎、直肠炎、伤食泄、结肠过敏等,都可有腹泻出现。腹泻有可能是内脏疾病的表现,有必要到医院接受医生的检查。如果不是由疾病引发反复的腹泻,则可能是胃肠功能不良或疲劳或精神紧张等原因造成胃肠功能减弱。如果是这种情况,有必要检查自己什么时候腹泻以及饮食情况,从而消除腹泻。

容易引起腹泻的食物很多，并且与每个人胃肠消化能力的强弱有关。重要的是吃什么食物、吃多少会引起腹泻,自己要把握住。对一般人而言,容易引起腹泻的主要有牛奶、酒精、调味品、食物纤维,以及油腻性的食物。

1. 牛奶。喝牛奶腹泻的人很多,有不少人一喝牛奶肚子就咕咕响。这样的人喝牛奶时,需要加热后再喝,或者喝酸奶等乳制品。

2. 酒精。酒有软化大便的作用,如果每次喝一点可以消除便秘。但是不能喝过量,特别是头天喝酒第二天拉肚子的人更要控制喝酒量。

3. 调味品。辣椒、胡椒、大蒜或者其他刺激性食品容易刺激肠道引起腹泻。有痔疮的人要少吃这类食品。

4. 食物纤维。食物纤维治疗便秘非常有效,但对于腹泻的人就要控制。容易腹泻的人很难吸收营养，体力下降使腹泻拖的时间很长。因为食物纤维不能消化，所以吃了食物纤维不但不能治疗腹泻，而且会加重腹泻。因此容易腹泻的人要吃好消化、营养丰富的食品。

5. 油腻食物。油脂类食物有通便的效果，所以消除便秘时有必要适度地吃一些。但如果吃得过多就会增加胃肠的负担，要注意消化不良引起腹泻。

正所谓“病从口入”，日常生活中我们注意合理的饮食，减少或避免腹泻的发生。容易腹泻的人胃肠消化能力弱，不少人一次吃的太多消化不了而引起腹泻。最好每次不要吃得太多，把每次量减少，一日三餐改为四五餐，增加进食的次数。除此之外，我们也要更要注意食物的环境卫生，并要与腹泻病人保持一定的距离，并在腹泻时尽量少食蔬菜。同时，腹泻患者也要注意忌口。

1. 注意卫生，防止腹泻。我们在日常生活中要注意饮用水卫生，不喝生水，饮用水煮沸后饮用。同时也要注意环境卫生，做好灭蝇、灭蟑螂工作，防止食物被污染。

2. 不暴饮暴食。尽量少食用易带致病菌的食物，如螺丝、贝壳、螃蟹等水海产品，食用时要煮熟蒸透；生吃、半生吃、酒泡、醋泡或盐腌后直接食用的方法都不可取，凉拌菜不妨加点醋和蒜。

3. 与腹泻病人保持一定的距离。尽量减少与腹泻病人的接触，特别是不要共用餐饮用具吃、喝。一旦家中出现有腹泻、呕吐的病人，要及时到医院的肠道门诊就诊，以便得到及时正确的治疗和处理。

4. 腹泻时应该尽量少吃蔬菜。许多人腹泻时，认为吃油腻食物会加重消化系统的负担而加重病情，于是就想方设法多吃一些新鲜蔬菜，以为这样对病情有利。其实不然，此举不仅对疾病不利，而且还有害。许多新鲜蔬菜如小白菜、韭菜、菠菜、卷心菜等均含有亚硝酸盐或硝酸盐，一般情况下这些蔬菜对身体没有不良影响。但当人处于腹泻、消化功能失调，或胃酸过低时，肠内硝酸盐还原菌大量繁殖，此时食入上述蔬菜，即使蔬菜非常新鲜，也会导致中毒而引起肠原性紫绀。当发生肠原性紫绀时，亚硝酸盐会引起血液中无携氧能力的高铁血红蛋白剧增，从而造成机体出现缺氧，表现出相应的各种症状。轻者除黏膜、指（趾）甲呈灰蓝色外无其他症状，重者有头晕、头痛、恶心、呕吐、气促、血压下降等症状，而且皮肤、黏膜及指（趾）甲呈蓝褐色，更为严重者可出现神志不清、昏迷、惊厥、呼吸困难、心律不齐、瞳孔散大等症状，如不及时抢救可发展为呼吸循环衰竭。

5. 腹泻患者要忌口。腹泻患者要忌吃油腻食物；忌牛奶、羊奶和大量蔗糖；忌盲目使用止泻药；忌滥用氯霉素，如果是消化不良引起的腹泻，用氯霉素是危险的；忌吃生大蒜。

打嗝的自我治疗小妙方

打嗝是由于某种原因引起横膈痉挛，常常在吃饭过快、食物过热时产生。一般情况下，数分钟即可平息。如果持续不停地连续几天打嗝儿，就可能是胃、横膈、心脏、肝脏疾病或者肿瘤的症状，应及时去医院进行细致的诊治。

打嗝也称呃逆，是因横膈膜痉挛收缩而引起的，这是生理上常见的现象。其实横膈膜不是分隔胸腔和腹腔的一块膜，而是一大块肌肉。横膈膜每平稳地收缩一次，我们的肺部便吸入一口气。由于横膈膜是由脑部呼吸中枢控制，横膈膜的肌肉会有规律地活动，因此我们的呼吸是可以完全自主运作的。打嗝时，横膈膜不由自主地收缩，空气被迅速吸进肺内，两条声带之中的裂隙骤然收窄，因而引起奇怪的声响。

打嗝常常是由于饮食过饱引起的。引起打嗝的原因有多种，包括胃、食管功能或器质性改变。也有外界物质，生化、物理刺激引起。比如：进入胃内的空气过多而自口腔溢出，精神神经因素（如迷走神经兴奋、幽门痉挛）、饮食习惯不良（如进食、饮水过急）、吞咽动作过多（如口涎过多或过少时）等，而胃肠神经官能症、胃肠道慢性疾病引起胃蠕动减弱所致时，则发病率频繁，且治疗时不易改善。

当我们发生打嗝时不要心焦气躁，因过饱过急饮食造成的打嗝，数分钟内可自动缓解；因慢性病导致的打嗝者，在解痉、加强胃动力治疗后也无大碍。但我们不要在打嗝时服冷饮，更不要做剧烈运动。下面我们介绍一些家庭日常生活中常用的打嗝时的紧急处理方法。

1. 深呼吸法。先深吸一口气，然后憋住，尽量憋长一些时间，然后呼出，反复进行几次。进食时打嗝可以暂停进食，作几次深呼吸，往往在短时内能止住。

2. 按摩。取一根细棒，一端裹上棉花（如手边无棒，可用竹筷的细端包上棉花代替），放入患者口中，用其软端按端前软腭正中线一点，此点的位置正好在硬、软腭交界处稍后面。一般按摩一分钟就能有效地控制打嗝。

3. 分散注意力和喝开水。分散注意力，消除紧张情绪及不良刺激。喝开水，特别是喝稍热的开水，喝一大口，分次咽下。

4. 刺激咽喉。洗干净手，将食指插入口内，轻轻刺激咽部。

5. 运动法。深吸一口气，然后做五个引体向上。当轻微打嗝时，可以仰面躺下，伸直双腿，然后将腿往上伸与地面成 45 度角，保持 4 秒钟后缓慢地将腿放下，如此反复做 10 次，便会达到止嗝的目的。

6. 食疗法。嚼服生姜片；将生韭菜洗净，榨出菜汁后口服；柿蒂（指新鲜柿子或柿饼的蒂）每次 20 枚，煎水成 100 毫升，分两次口服，一次 50 毫升。也可酌量加韭菜籽同煎。

7. 手部按摩法。打嗝频繁时，可自己或请旁人用手指压迫两侧的“少商穴”。“少商穴”位于大拇指甲根部桡侧面，距指甲缘约 0.6 公分，在黑白肉际交界处。压迫时要用一定的力量，使患者有明显酸痛感。患者自行压迫可两手交替进行。

8. 耳部按摩疗法。打嗝时用双手的拇指和食指紧紧捏住左右耳垂，两手同时用力将耳垂向下拉，力度以耳垂根受到刺激为宜，动作要缓慢，以免拉伤耳垂。将此动作重复多次后，就可使打嗝停止。

9. 头部按摩疗法。打嗝时，将右手拇指放置于天突穴处，然后由轻渐重、由重到轻地揉按该穴 0.5~1 分钟，便可止嗝。

[小病自助贴士]妙法制服宝贝打嗝

刚刚出生的小宝贝，有时突然会不停地打嗝，真让妈咪着急，可又一筹莫展。这种现象民间称为“打嗝豆”，可以由很多原因引起。当小宝贝不停地打嗝豆时妈妈先不要着慌，除了考虑引发原因外，不妨再试试以下 4 个妙法。

第 1 妙法：如果宝贝是受凉引起的打嗝，妈咪先抱起宝贝，然后轻轻地拍拍他的小后背，再给喂上一点温热水，给胸脯或小肚子盖上保暖衣被等。

第 2 妙法：如果宝贝是因吃奶过急、过多或奶水凉而引起的打嗝，将小宝贝抱起后刺激其小脚底，促使小宝贝啼哭。这样，可以使小宝贝的膈肌收缩突然停止，从而止住打嗝。

第 3 妙法：妈咪也可将不停打嗝的小宝贝抱起来，用食指尖在宝贝的嘴边或耳边轻轻地挠痒。待小宝贝发出哭声后，打嗝的现象就会自然消失。因为，嘴边的神经比较敏感，挠痒即可放松宝贝嘴边的神经，打嗝也就会消失了。

第4妙法：妈咪也可试试给小宝贝听音乐的方法，或在小宝贝打嗝时不住地用玩具逗引，以转移注意力而止住打嗝。

得了急性胃炎，就按这些措施救护

急性胃炎病情严重者，如合并脱水、酸中毒、休克及消化道出血者，必须积极处理。节制饮酒，勿暴饮暴食，慎用或不用易损伤胃黏膜的药物。急性单纯性胃炎要及时治疗，愈后防止复发，以免转为慢性胃炎，迁延不愈。

急性胃炎系由不同病因引起的胃黏膜急性炎症。病变严重者可累及黏膜下层与肌层，甚至深达浆膜层。临床上按病因及病理变化的不同，分为急性单纯性胃炎、急性糜烂性胃炎、急性腐蚀性胃炎、急性化脓性胃炎，其中临床上以急性单纯性胃炎最为常见，而由于抗生素广泛应用，急性化脓性胃炎现已罕见了。

急性胃炎患者常有上腹疼痛、恶心、呕吐和食欲减退等。其临床表现常轻重不等，但病均急骤，大都有比较明显的致病因素，如暴饮暴食、大量饮酒或误食不洁食物、受凉、服用药物等。由药物和应激因素引起的胃炎，常仅表现为呕血和黑便，一般为少量，呈间歇性，可自止，但也可发生大出血。

急性胃炎的发病因素很多，化学或物理的刺激可引发急性胃炎，细菌或其毒素也会引起急性胃炎，进食被细菌或其毒素污染的食物，是导致急性胃炎最常见的一个病因。其中化学刺激主要来自烈酒、浓茶、咖啡、香料及药物（如水杨酸盐制剂、消炎痛、保泰松、糖皮质激素等）。急性腐蚀性胃炎多是由吞服强酸、强碱及其他腐蚀剂所致。物理刺激如过热、过冷、过于粗糙的食物及 X 线照射，均会损伤胃黏膜，从而引起炎症性改变。改变的症状是轻者仅有腹痛、恶心、呕吐、消化不良；严重者可有呕血、黑粪，甚至失水，以及中毒及休克等症状。

急性胃炎病程较短，系自限性疾病，数天内可恢复，一般不需作特殊检查。但病情严重者，如合并脱水、酸中毒、休克及消化道出血者，必须积极处理。节制饮酒，勿暴饮暴食，慎用或不用易损伤胃黏膜的药物。急性单纯性胃炎要及时治疗，愈后防止复发，以免转为慢性胃炎，迁延不愈。

1. 去除病因，卧床休息。

急性胃炎并发时，要停止一切对胃有刺激的饮食和药物。酌情短期禁食（1~2 餐），然后给予易消化的清淡的少渣的流质饮食，利于胃的休息和损伤的愈合。

2. 多饮糖盐水。

由于呕吐腹泻失水过多，病人在尽可能情况下多饮水，补充丢失水分。以糖盐水为好（白开水中加少量糖和盐而成）。不要饮含糖多的饮料，以免产酸过多加重腹痛。呕吐频繁的病人可在一次呕吐完毕后少量饮水（50 毫升左右），多次饮入，不至于呕出。

3. 止痛。

急性胃炎病发时应用颠茄片、阿托品、654-2 等药均可。还可局部热敷腹部止痛（有胃出血者不用）。

4. 伴腹泻、发烧者可适当应用黄连素、氟哌酸等抗菌药物。

病情较轻者一般不用，以免加重对胃的刺激。

吃莴苣，按支沟——治便秘的好招

便秘有虚实之分：实秘者大便坚涩难下，经常三五日或更长时间一次；虚秘者便秘而排便无力，或见面色口唇苍白无华，头晕心悸，神疲气怯，舌淡苔薄，脉象虚细，或见腹中冷痛，喜热畏寒，舌淡，苔白润，脉沉迟。

所谓便秘，从现代医学角度来看，它不是一种具体的疾病，而是多种疾病的一个症状。便秘在程度上有轻有重，在时间上可以是暂时的，也可以是长久的。由于引起便秘的原因很多，也很复杂，因此，一旦发生便秘，尤其是比较严重的，持续时间较长的便秘，这样的患者应及时到医院检查，查找引起便秘的原因，以免延误原发病的诊治，并能及时、正确、有效地解决便秘的痛苦，切勿滥用泻药。

便秘是排便次数明显减少，每2~3天或更长时间一次，无规律，粪质干硬，常伴有排便困难感的病理现象。有些正常人数天才排便一次，但无不适感，这种情况不属便秘。便秘可区分为急性与慢性两类。急性便秘由肠梗阻、肠麻痹、急性腹膜炎、脑血管意外等急性疾病引起；慢性便秘病因较复杂，一般可无明显症状。按发病部位分类，可分为两种：结肠性便秘和直肠性便秘。结肠性便秘又可分为机械性便秘、无力性便秘和痉挛性便秘。由于结肠内、外的机械性梗阻引起的便秘称之为机械性便秘。由于结肠蠕动功能减弱或丧失引起的便秘称之为无力性便秘。由于肠平滑肌痉挛引起的便秘称之为痉挛性便秘。直肠性便秘是由于直肠黏膜感受器敏感性减弱导致粪块在直肠堆积，见于直肠癌、肛周疾病等。习惯性便秘多见于中老年和经产妇女。

便秘有虚实之分：实秘者大便艰涩难下，经常三五日或更长时间一次。或身热，烦渴，口臭，脉数，苔黄燥；或胁腹胀满疼痛，嗳气频作，纳食减少，苔厚腻，脉弦。虚秘者便秘而排便无力，或见面色口唇苍白无华，头晕心悸，神疲气怯，舌淡苔薄，脉象虚细；或见腹中冷痛，喜热畏寒，舌淡，苔白润，脉沉迟。

中医认为便秘主要由燥热内结、气机郁滞、津液不足和脾肾虚寒所引起。

1. 燥热内结。中医认为过食辛辣厚味，过服温补之品等可致阳盛灼阴；热病之后，余热留恋肠胃，耗伤津液；或湿热下注大肠，使肠道燥热，伤津而便秘，这种便秘又称为热秘。

2. 气机郁滞。中医认为情志不舒、忧愁思虑、久坐少动、久病卧床等引起气机郁滞，致使大肠传导失职、糟粕内滞，而成秘结，即所谓“气内滞而物不行”。粪便不结燥，但排出困难是此类病人的特点，所以又称为气秘。

3. 津液不足。中医认为久病、产后、老年体衰、气血两虚；脾胃内伤、饮水量少，病中过于发汗、泻下伤阴等。气虚则大肠转送无力，血虚津亏则大肠滋润失养，使肠道干槁，便行艰涩，所以称为虚秘。

4. 脾肾虚寒。中医认为年高久病，肾阳虚损，阳气不运则阴邪凝结；或素有脾阳不足，又受寒冷攻伐，而致脾肾阳衰，寒凝气滞，肠道传送无力，大便艰难，称为冷秘。

莴笋，别名茎用莴苣、莴苣笋、青笋、莴菜、香莴笋等，是菊科莴苣属莴苣种，能形成肉质嫩茎的变种，一二年生草本植物。地上茎可供食用，茎皮白绿色，茎肉质脆嫩，幼嫩茎翠绿，成熟后转变白绿色。莴苣原产亚洲西部以及地中海。莴笋为在中国的地理和气候条件下，演变成的特有品种。莴苣在隋唐时由莴国（现在的阿富汗、不丹地区）传入中国。又因此菜形如竹笋，所以又有莴笋之称。宋代孟元老撰《梦华录》中记述了当时汴京(今河南开封)市井买卖莴笋的情景。元代司农司编撰的《农桑辑要》(1273)中详细记述了莴笋的栽培和加工技术。明朝李时珍《本草纲目》记载："莴苣，正二月下种，最宜肥地，叶似白苣而尖，色稍青，折之有白汁粘手，四月抽芽，高三四尺，削皮生食，味如胡瓜，糟食亦良。"

莴苣根据产品器官的不同分为叶用莴苣和茎用莴苣。叶用莴苣又称生菜，生菜主要食叶片或叶球。茎用莴苣即为莴笋。莴笋的肉质嫩，茎可生食、凉拌、炒食、干制或腌制。莴笋根据莴笋叶片形状可分为尖叶和圆叶两个类型，各类型中依茎的色泽又有白笋、青笋和紫皮笋之分。莴笋近年来在各大城市尤其是南方沿海各省的大城市有所发展，已成为当前的主要蔬菜之一。

一天傍晚，王某突然接到婶娘的电话，说叔叔腹痛难忍。王某细问病史，得知叔叔有便秘的老毛病，某天在吃完酒席后顺便去看医生，医生要他做肠镜，做完后他开始腹痛，医生又让他输盐水。输完一天盐水后，王某的叔叔半身麻木，没有感觉(可以走路，只是没感觉)，大惊之下不敢再去医院，于是打王某的电话，问王某有没有什么办法。

王某的叔叔喜欢喝酒。酒是入肝经的，其性是向上升发的，而人体之气本应升降有度，当升提过多时降也会出错，也可能导致便秘，于是王某分析叔叔的便秘与喝酒有关。而莴苣种在初冬，长在春天，其色青，其为茎，入肝经，而茎甚粗，气在中途，可以阻肝气之过度上行。吃莴苣后大便易多，所以他让叔叔多吃莴苣。

几个月后王某回老家，见到了这位叔叔，王某的叔叔说自从王某告知他吃莴苣后，王某的婶子便每天用莴苣做汤、炒菜、凉拌、熬稀饭，一个月内他天天吃莴苣，便秘消失了，大便恢复了正常，而且以后几个月情况都很好。

针灸治疗多取大肠俞、募穴及三焦、肾经穴为主。主穴如支沟、天枢、照海、大肠俞、左水道。热盛，加曲池、合谷；气滞，加中脘、太冲；气血两亏，加脾俞、胃俞、足三里；下焦虚寒者灸神阙，气海。实秘用泻法，以清热润肠，疏肝理气；虚秘用补法，以补益气血，润肠通便；寒秘加灸以温下焦通便秘。

天枢为大肠募穴，大肠俞为大肠背俞穴，募俞相配，以疏通大肠腑气，腑气通则传导功能复常，便秘可通。支沟为三焦经火穴，可宣泄三焦之火以通便；照海穴滋肾水以增液润肠。《玉龙歌》曰："大便闭结不能通，照海分明在足中，更把支沟来泻动，方知妙穴有神功。"曲池、合谷泻大肠腑气以泄热通便；中脘疏通三焦，太冲疏肝理气以通肠腑；补脾俞、胃俞、足三里，扶助中气，脾胃气旺，则能生化气血，为虚秘治本之法；灸神阙、气海，温下焦理气滞以通便；左水道是治疗便秘的常见穴（水道穴位于肚脐以下大约3寸，关元穴左右两侧各向两旁大约2寸处。左侧名左水道，右侧名右水道）。

搞好卫生防治痢疾病

俗话说"病从口入"，尤其是痢疾等肠道传染病都是由"粪—口"传播，所以，讲求卫生是预防痢疾最好的措施。

痢疾，古称肠辟、滞下，为急性肠道传染病之一。临床以发热、腹痛、里急后重、大便脓血为主要症状。若感染疫毒，发病急剧，伴突然高热，神昏、惊厥者，为疫毒痢。痢疾初起，先见腹痛，继而下痢，日夜数次至数十次不等。多发于夏秋季节，由湿热之邪，内伤脾胃，致脾失健运，胃失消导，更挟积滞，酝酿肠道而成。

痢疾是由痢疾杆菌引起的肠道传染病，主要症状是腹泻。临床表现为发热、腹痛、腹泻、脓血样大便。中毒型痢疾急性发作时，可出现高热、感染性休克、脑水肿和呼吸衰竭等症状，甚至危及生命。

《医碥》卷三："痢由湿热所致，或饮食湿热之物，或感受湿热之气，积于肠胃，则正为邪阻，脾胃之运行失常，于是饮食日益停滞，化为败浊，胶粘肠胃之中，运行之机，益以不利，气郁为火，与所受湿热之气混合为邪，攻刺作痛……"有腹痛泻次频仍，下利赤白黏冻，里急后重等症。后世更明确指出痢疾多由饮食不洁，感受疫毒之气，使肠道产生积滞，传导失常所致，当辨其虚实分别论治。而痢疾所下之赤白黏冻，《医学原理·痢门》谓："其赤者血分受伤，属于小肠；白者气分受伤，属于大肠。"《明医指掌》："湿热之积，干于血分则赤，干于气分则白。"在临床上，实证宜清热化湿，凉血解毒，消积导滞为法。邪盛正虚者，宜祛邪扶正，兼用行血调气，此所谓"行血则便脓自愈，调气则后重自除"，虚证当补中益气，温阳固涩。

痢疾又可分为多种，按不同的病因、症候（包括症情轻重和病程以及下痢之色），大致有暑痢、湿热痢、风痢、疫痢、气痢、毒痢、热痢、寒痢、噤口痢、久痢、休息痢、奇恒痢、赤痢、白痢、赤白痢、五色痢等多种，中医所说之痢疾，既等同于现代医学的痢疾，也包括阿米巴痢、溃疡性结肠炎、过敏性结肠炎及其他一些肠道感染、中毒等引致的肠道传化、吸收功能失调的疾病。

夏季是痢疾的高发季节，每年的4~10月是高发季节，一般八九月份达到顶峰。痢疾的传播途径主要有四种。第一是食物型传播。食用不洁的生冷食物及瓜果可引起痢疾发生。第二是水型传播。如果痢疾病人与带菌者的粪便处理不当，引起水源被污染，人们未经消毒就饮用了被污染的水，常会引起痢疾的暴发流行。第三是日常生活接触型传播。主要通过污染的手而传播，如：桌椅、玩具、门把等，均可被痢疾杆菌污染，若用手接触了这些污染物品后，马上去抓食品，或小孩有吸吮手指的习惯，就会把细菌送入口中而致病。第四是苍蝇造成食物污染而传播痢疾。

俗话说“病从口入”，尤其是痢疾等肠道传染病都是由“粪一口”传播，所以，讲求卫生是预防痢疾最好的措施。

首先就是要做到饭前便后要洗手，生食瓜果蔬菜要洗净；

其次是不喝生水，少食生冷食品；

再者要吃熟食，不吃凉拌菜，剩饭菜要加热后吃，做到生熟分开，防止苍蝇叮爬食物。

同时还要搞好环境卫生，加强厕所及粪便管理，消灭苍蝇孳生地，发动群众消灭苍蝇。加强饮食卫生及水源管理，尤其对个体及饮食摊贩做好卫生监督检查工作。对集体单位及托幼机构的炊事员、保育员应定期检查身体，做细菌培养。

莲藕是大补脾胃的灵根

莲藕全身都是宝，它的根、叶、花、果都可入药。用莲藕制成粉，能消食止泻，开胃清热，滋补养性，预防内出血，是妇孺童妪、体弱多病者上好的流质食品和滋补佳品。

莲藕虽然是生活中十分常见的蔬菜，但是它的许多补药功效，大家并不一定很清楚。李时珍在《本草纲目》中曾这样赞美莲藕：“夫藕生于卑污，而洁白自若。质柔而穿坚，居下而有节。孔窍玲珑，丝纶内隐。生于嫩而发为茎、叶、花、实，又复生芽，以续生生之脉。四时可食，令人心欢，可谓灵根矣。”

莲藕原产于印度，很早便传入我国，在南北朝时代，莲藕的种植就已相当普遍了。在清咸丰年间，就被钦定为御膳贡品了。莲藕微甜而脆，可生食也可做菜，而且药用价值相当高，在中医的眼里，莲藕确实全身是宝，根、叶、花、果都可入药。用莲藕制成粉，能消食止泻，开胃清热，滋补养性，预防内出血，是妇孺童妪、体弱多病者上好的流质食品和滋补佳品。

鲜藕除了含有大量的碳水化合物外，蛋白质和各种维生素及矿物质的含量也很丰富，民间早有“新采嫩藕胜太医”之说。对于老年人来说，藕更是补养脾胃的好食材。挑选藕的时候也有讲究，购买时要挑表面发黄、藕体粗壮的，断口的地方闻着有一股清香。使用工业用酸处理过的莲藕看起来很白，闻着有酸味。注意要无伤、无烂、无锈斑、不断节、不干缩、未变色。藕的各部分有不同的加工食用方式，如藕尖部分较薄，可以拌着吃。中间的部分适合炒着吃，较老的一般加工制成藕粉、甜食或炸着吃。

如果想让藕有养胃滋阴、健脾益气的作用，必须把它加工熟了。因为生藕虽可消瘀凉血，清烦热，止呕渴，但生藕性寒，甘凉入胃，对肠胃脆弱的老年人来说，可能还会有一定的刺激作用。而把藕加工至熟后，其性由凉变温，虽然失去了消瘀、清热的性能，却变为对脾胃有益，有养胃滋阴、益血、止泻的功效。把藕加工制成藕粉，更是老年人不可多得的食补佳品，既富营养，又易于消化，有养血止血，调中开胃之功效。

1. 清炒。把莲藕切成片或丝，先在锅里放油烧热，倒入切成片或丝的莲藕反复翻炒，熟后可以加适量食盐等调味。由于莲藕自身的味道清香甘甜，炒时也可以不加其他调料。莲藕还可以加一些猪肉丝同炒，方法与普通的蔬菜炒肉丝一样，营养而美味。

2. 凉拌。把莲藕切片，放入烧开的水中煮 3 分钟左右，然后捞出来，在冷水中浸一下，盛出后加入加适量盐、白糖、陈醋、麻油，吃起来很是香脆爽口。

3. 炖汤。把莲藕切块后和适量猪骨头一起放在砂锅里煲汤，大火煮开后转小火煮 45 分钟至 1 小时，汤好时放点儿盐，不需要加入其他调料,就会有一种醇香的味道扑面而来。

在烹饪过程中,大家需要注意的是,无论是清炒、凉拌、炖汤,还是其他的什么做法,都不要刨去藕皮、丢弃藕节和藕上面的芽。除了藕节上面的须要除掉,其他的部分统统保留,洗干净后与莲藕一起切片、切丝或切块。只有这样,莲藕才能为我们的脾胃显灵。

[小病自助贴士]藕粉制作方法及其妙用

藕粉制作方法:首先,把藕连皮切成薄片,为了加快干燥速度,可以先蒸上 5 分钟;然后,把藕片平铺在干净的纱布上晒干,等晒干、晒透后,放入研钵中捣成粉末即可。

早餐时,用开水冲上一小碗晶莹剔透的藕粉,淡淡的藕香特别有助于老人开胃。从营养的角度来看,不仅能保证摄取到充足的碳水化合物,同时还有一些维生素 C 和膳食纤维。

第四章

口腔保卫战——口腔疾病的防治

我们现在的生活富裕了，吃得越来越好了，但口腔疾病却越来越多了。丰富的饮食不仅满足了人们日常的营养需求，残存于口腔中的食物残渣、软垢也为口腔中的病菌提供了充足的养料。口腔溃疡、牙龈出血、牙痛、口臭等口腔疾病折磨着身体，危害着我们的健康生活。

春季空气干燥，小心口唇干裂

口唇干裂和口腔炎是冬季常见的的病症，其发生的主要原因在于天气寒冷、气候干燥。风吹唇干，导致口角皮肤黏膜脱屑、起泡，嘴唇发生干裂，甚至四角干裂出血，疼痛难忍，容易使细菌趁机侵入，引起感染发炎和糜烂等。

引发口唇干裂的主要原因有：日常饮食缺乏水分和油脂，缺乏维生素A、维生素B、维生素C、维生素E以及阴虚低热、气候干燥或某些全身性疾病。

预防口唇干裂和口角炎需养成良好的卫生习惯。洗脸最好不要用有刺激性的肥皂，洗完脸后在口角和唇部涂抹一点油脂，外出时戴口罩以保持口唇湿润，平时还要多饮水，不要用舌头去舔唇部。如果已发生口唇干裂，则更不要用舌头去舔，因为口唇上的水分容易蒸发，将加重口唇干裂和疼痛。进食后要擦干净口角，多吃新鲜绿叶蔬菜和水果，特别是维生素B的菠菜、雪里蕻、胡萝卜和动物肝脏、蛋黄、牛奶、豆制品等。下面介绍一些防治口唇干裂应摄取的食性平和或偏冷的食物。

1. 蔬菜类。如菠菜、芥菜、苋菜、萝卜、茄子、竹笋、西红柿、冬瓜、丝瓜、苦瓜、蘑菇、银耳，还有豆制品。

2. 水产品。如紫菜、海带、海蜇、蛤蜊、田螺、蟹、鲤鱼、鳗鱼、黑鱼、牡蛎。

3. 禽肉蛋类。如乌骨鸡、猪肉、鸭肉、鸭蛋、鹅肉、猪肺、奶类。

4. 粮食及硬果类。如芝麻、松子、黑豆、小米、小麦、大麦。

5. 水果类等。如甘蔗、香蕉、西瓜、芒果、梨、罗汉果、柿子、菠萝、椰子、莲藕、莲子、百合、薏苡仁、枸杞子、菊花。

除了在饮食上的注意外，还有注重治疗口唇干裂的其他方法。下面是一些治疗口唇干裂的验方。

1. 桑椹膏。具体做法是取鲜桑椹适量，微研至碎，绞汁，文火熬至原量一半时，酌加蜂蜜，再熬为膏，瓶贮。每日 2 次涂口唇，并饮服 20 毫升，用温开水或黄酒送下。用于肝阴、肾阴不足。桑椹膏有滋阴养血，润肤通血气，安魂魄，利关节之功效。

2. 银耳汤。用料是水发银耳 30 克，冰糖适量。具体做法是取水发银耳 30 克洗净，入砂锅中加水炖熟，酌加冰糖调服。每日 2 次。适用于肺阴不足。银耳汤有滋阴润肺，止咳，降压，降脂之功。但风寒咳嗽及感冒者忌服。

3. 鸭肉汤。具体做法是取鸭 1 只取肉切块，按常法炖熟，调味后吃肉饮汤。每日 2 次，随量佐餐。鸭肉汤具有清热，补阴，生津，润肤之功效。但体虚寒或受凉而致的不思饮食者及腹冷痛、腹泻、腰痛、痛经者不宜用。

4. 蜜酿白梨。用料是大白梨 1 只，蜂蜜 50 克。具体做法是取大白梨 1 只去核，放入蜂蜜 50 克，蒸熟食。顿服，每日 2 次，连服数日。蜜酿白梨适用于口唇干裂，咽干渴，手足心热，干咳，久咳，痰少。

5. 山药炖鹅肉。用料是白鹅肉 250 克，山药 50 克，瘦猪肉 200 克。做法是将取白鹅肉、山药、瘦猪肉洗净切块，按常法煮熟，调味服食。随量佐餐。有益气，养阴，清热，生津之效。山药炖鹅汤适用于口唇干裂，口干思饮，乏力气短，咳嗽，食欲不振等症。不宜过量食用，多食可致消化不良。另外，皮肤疮毒者忌用。

[小病自助贴士]冬季护唇要诀

1. 使用护唇膏。冬季无论男女都应呵护双唇，使自己健康地度过寒冷的冬季。

2. 摄取维生素 B 族，多食新鲜蔬菜等。

3. 补充水分。充足的饮水量，对于人体机能的均衡有极大的帮助。

4. 少舔嘴唇。短暂的湿润，会引起唇黏膜发皱，加剧干裂，严重者还会继发感染、肿胀。

5. 随手油脂保湿不错。人们身边随处能找到的搽脸油、香油或其他食用油（也可用蜂蜜或冻疮膏），可以用棉签蘸涂抹到嘴唇上，可以起到很好的保湿作用，有些时候比起润唇膏效果更好。

服用维生素 B_2（核黄素）治疗口角炎

口角炎的诱发因素是冷干的气候。防治口角炎，主要是注意膳食平衡，加强营养。多吃富含 B 族维生素的食物，如新鲜的蔬菜水果、动物肝脏、瘦肉、禽蛋、牛奶、豆制品等。另外，要养成不偏食、不挑食的好习惯。

"嘴巴糜烂，皲裂，张口时会疼痛，有时还会出血，连吃饭说话都受影响"的烂嘴角现象，医学上通称为"口角炎"。防治口角炎，主要是注意膳食平衡，加强营养。多吃富含 B 族维生素的食物，如新鲜的蔬菜水果、动物肝脏、瘦肉、禽蛋、牛奶、豆制品等。另外，要养成不偏食、不挑食的好习惯。同时还要防止口唇干裂。

口角炎俗称"烂嘴角"，常发生在口角黏膜的一侧或两侧，表现为口角潮红、起疱、皲裂、糜烂、结痂、脱屑等。患者张口易出血，连吃饭说话都受影响。口角炎分为营养不良性口角炎、球菌性口角炎、真菌性口角炎。营养不良性口角炎在秋冬交替之际经常发生。该病以维生素 B 缺乏引起的口角炎最常见，最初表现为口角上发红、发痒，形成糜烂、浸渍或裂痕，张嘴时拉裂而易出血。营养不良性口角炎在老人口中往往被说成是"上火"。球菌性口角炎是由链球菌、葡萄球菌感染引起的，多见于老年无牙的患者。真菌性口角炎是由于白色念珠菌感染引起的。表现为双侧口角湿白且白色更加明显，有糜烂或溃疡，有横的裂纹，还可能有化脓、出血、结痂，常伴发唇炎及唇部糜烂。

口角炎的诱发因素是冷干的气候，这种气候会使口唇、口角周围皮肤黏膜干裂，周围的病菌乘虚而入造成感染，引起口角炎。而口唇干裂时，人们常会习惯性地用舌头去舔，这更容易使口角干裂，因为口角外流出的唾液过多会形成适合白色念珠菌繁殖生长的温度，而白色念珠菌正是口角炎的致病菌之一。若从膳食中摄取的维生素减少，造成体内 B 族维生素缺乏，还会导致维生素 B 缺乏性口角炎的发生。

维生素 B_2 又叫核黄素，微溶于水，在中性或酸性溶液中加热是稳定的。为体内黄酶类辅基的组成部分（黄酶在生物氧化还原中发挥递氢作用），当缺乏维生素 B_2 时，就会影响机体的生物氧化，使新陈代谢发生障碍。其病变多表现为口、眼和外生殖器部位的炎症，如口角炎、唇炎、舌炎、眼结膜炎和阴囊炎等。体内维生素 B_2 的储存是很有限的，因此每天都要由饮食提供。维生素 B_2 可被光破坏，在碱溶液中加热可被破坏，这是造成维生素 B_2 损失的主要原因。

口角炎发生后应及时治疗，可口服维生素 B_2 片或复核维生素 B 片，一日 3 次，连服 7 天。发生口角局部溃疡者可用克霉唑粉末加入到鱼肝油内调匀涂抹患处。

[小病自助贴士]维生素 B_2 的功能

维生素 B_2 的有着重要的生理功能。维生素 B_2 参与碳水化合物、蛋白质、核酸和脂肪的代谢，可提高肌体对蛋白质的利用率，并促进生长发育。维生素 B_2 也参与细胞的生长代谢，是肌体组织代谢和修复的必须营养素。维生素 B_2 可强化肝功能、调节肾上腺素的分泌。维生素 B_2 还具有保护皮肤毛囊黏膜及皮脂腺的功能。

口腔溃疡（口疮）的消炎止痛方法

局部治疗口腔溃疡的主要目的是消炎止痛，促进溃疡愈合。生活中也有一些简单有效的方法可以用来治疗口腔溃疡。

口腔溃疡，又称为“口疮”，是一种最常见的口腔黏膜疾病，在人群中患病率一般认为超过10%，可以发生于男女老幼，以中青年最多见。口腔溃疡是发生在口腔黏膜上的表浅性溃疡，大小可从米粒至黄豆大、成圆或卵圆形，溃疡面为凹、周围充血，可因刺激性食物引发疼痛，一般一至两星期可以自愈。口腔溃疡成周期性反复发生，医学上称“复发性口腔溃疡”。可一年发病数次，也可以一个月发病几次，甚至新旧病变交替出现。复发性口腔溃疡可以自愈，可发生于口腔黏膜的任何部位，以唇、颊、舌部多见，严重者可以波及咽部黏膜。不少患者随着病程的延长，溃疡面积增大，数目增多，疼痛加重，愈合期延长，间隔期缩短等，影响进食和说话。

现代医学认为复发性口腔溃疡首先与免疫有着很密切的关系。有的患者表现为免疫缺陷；有的患者则表现为自身免疫反应，也就是由于各种因素使人体正常的免疫系统对自身组织抗原产生免疫反映，进而引起组织的破坏而发病。其次，复发性口腔溃疡是与遗传有关系的。临床中复发性口腔溃疡的发病有明显的家族遗传倾向，我们常常看到父母一方或多方若患有复发性口腔溃疡，那么他们的子女就比一般人更容易患病。再者复发性口腔溃疡的发作常常还与一些疾病或症状有关，比如消化系统疾病胃溃疡、十二指肠溃疡、慢性或迁延性肝炎结肠炎等。除此之外，贫血、偏食、消化不良、腹泻、发热、睡眠不足、过度疲劳、精神紧张、工作压力大、月经周期的改变等等随着一种或多种因素的活跃交替重叠就出现机体免疫力下降或免疫功能紊乱，也能造成复发性口腔溃疡的频繁发作。

局部治疗口腔溃疡的主要目的是消炎止痛，促进溃疡愈合。下面我们先介绍几种局部治疗口腔溃疡的方法。

1. 含漱剂。含漱剂包括0.25%金霉素溶液或者1:5000氯已啶洗必泰溶液或者1:5000高锰酸钾溶液或者1:5000呋喃西林溶液等。

2. 口含片。口含杜米芬含片或溶菌酶含片或氯已啶含片。

3. 散剂。冰硼散、锡类散、青黛散、养阴生肌散、黄连散等是中医传统治疗口腔溃疡的主要药。此外黄瓜霜亦有消炎止痛、促进溃疡愈合作用。

4. 止痛剂。用0.5%~1%普鲁卡因液或者0.5%~1%达克罗宁液或者0.5%~1%地卡因液，涂于溃疡面上，连续2次，用于进食前暂时止痛。

5. 烧灼法。适用于溃疡数目少、面积小且间歇期长者。其方法是先用2%地卡因表面麻醉后隔湿擦干溃疡面，用一面积小于溃疡面的小棉球蘸上10%硝酸银液或50%三氮醋酸酊或碘酚液放于溃疡面上至表面发白为度。这些药物可使溃疡面上蛋白质沉淀而形成薄膜保护溃疡面促进愈合。操作时应注意药液不能蘸得太多，不能烧灼邻近健康组织。

6. 局部封闭。局部封闭适用于腺周口疮。具体做法是以2.5%醋酸泼或者尼龙混悬液0.5~1ml，加入1%普鲁卡因液1ml，注射于溃疡下部组织内。每周1~2次共用2~4次，有加速溃疡愈合作用。

除了常用上述的药物来促进溃疡愈合的方法外，还有一些简单有效的方法可以用来治疗口腔溃疡。

1. 采八九个带萼的小月季花，捣烂，加一小酒杯蜂蜜调成糊状，涂口疮患处，一般3~5次即愈。

2. 生石膏、硼砂各8克，黄连5克，没药、青黛、乳香各3克，冰片1克。共研细末，搽患处，2分钟左右吐出。一日3~4次，3天即愈。

3. 鸡蛋。具体做法是将鸡蛋打入碗内拌成糊状，取绿豆适量放陶罐内，冷水浸泡十多分钟，放火上煮沸约 1.5 分钟（不宜久煮），这时绿豆未熟，取绿豆水冲鸡蛋花饮用，每日早晚各一次，治疗口腔溃疡效果好。

4. 六神丸。具体做法是取六神丸 1 支（30 粒）碾碎成粉，加 2 毫升凉开水浸透成稀糊液备用。用前先清洁患者口腔，然后用细长棉签蘸上六神丸液涂于溃疡面，以餐前 1~15 分钟用药为佳，每天 3 次，睡前加用 1 次。一般用药 5 分钟即可起到止痛效果。小溃疡 1~2 天可痊愈，溃疡面较大者 5 天痊愈。

5. 全脂奶粉。选用全脂奶粉，每日 2 至 3 次，每次一汤匙，加少许白糖，开水冲服，晚间休息前冲服效果更佳。一般 2 天溃疡症状即可消失。

6. 西瓜。取西瓜半个，挖出西瓜瓤，挤取汁液，瓜汁含于口中，约 2~3 分钟后咽下，再含新瓜汁，反复数次。

7. 维生素 C。将维生素 C 药片 1~2 片压碎，撒于溃疡面上，闭口片刻，每日 2 次。

8. 甲氰咪胍。将甲氰咪胍 1~2 片研成细末，用棉签蘸药粉涂于溃疡面上，10 分钟内不要饮水，每日 2 次。

9. 浓茶。我国明代药典《本草纲目》称："茶苦而寒，最能降火……火降则上清矣。"据研究，茶含单宁，具有收敛作用，浓茶漱口可促使口腔溃疡愈合。

10. 庆大霉素。用消毒棉签蘸取庆大霉素 4 万单位 2 毫升注射液轻涂口腔内溃疡面，数分钟后再涂一次，每日 4 次，即三餐后和睡前，漱口后涂上药液，一般 2~3 日即愈合。

11. 西红柿。将西红柿汁含口中，每次含数分钟，一日多次。

12. 柿霜。从柿饼上取柿霜，用开水冲服或加入粥中服用。

13. 芭蕉叶。采鲜芭蕉叶适量，将其用火烤热贴敷于口腔溃疡处，每日 2~3 次。

14. 95%乙醇。用棉签沾上95%乙醇，轻压口腔溃疡点，并轻轻转动棉签，以除去溃疡面上的腐败组织，每天2~3次，每次20~30秒。治疗口腔溃疡，绝大多数在2~3天愈合。

15. 清火中药药方。甘草5g，砂仁5g，竹叶10g，黄柏10g，下3~4碗水，煎至一碗左右，再加少许水继续煎，后反复一次，煎至一碗左右，即可服用。一副药分两次喝，早晚各一次。

牙周病的防治与饮食营养

牙周疾病是常见的口腔疾病，是引起成年人牙齿丧失的主要原因之一，也是危害人类牙齿和全身健康的主要口腔疾病。牙周病应早防早治，预防方面就是要注意口腔卫生，合理调节营养，养成良好的饮食习惯。

牙周病是牙周组织所患的一种或多种疾病的统称，这是一种广泛流行的常见疾病，发病率随年龄的增长而增加。主要起因是口腔卫生不良，微生物的作用，牙结石刺激，特别是齿龈下牙石危害性最大。

牙周病是指发生在牙支持组织（牙周组织）的疾病，包括仅累及牙龈组织的牙龈病和波及深层牙周组织（牙周膜、牙槽骨、牙骨质）的牙周炎两大类。牙周病是发生在牙龈、牙周韧带、牙骨质和牙床部位的慢性破坏性疾病，是口腔内科的常见病、多发病。牙龈发生炎症和水肿，牙周袋(牙齿与牙龋分离似一只袋)形成，牙齿松动，咀嚼功能下降，最终造成牙齿脱落，就是牙周病。

牙周病的主要症状是物理刺激牙龈易出血；患病区牙龈充血水肿，牙周炎者可探及牙周牙齿呈不同程度松动；X光照片可见牙周炎者的牙槽骨不同程度吸收而龈炎无牙槽骨吸收现象。牙周病的并发症是疼痛、溢脓、口臭、牙周脓肿、牙齿松动等等全身影响。

牙周病是多因素疾病，其病因传统分为局部因素和全身因素。局部因素中牙菌斑细菌及其产物是牙周病最主要的病因，是引发牙周病不可少的始动因子。主要是口腔卫生不良，微生物的作用，牙结石刺激，特别是齿龈下牙石危害性最大。全身因素与营养代谢障碍、内分泌紊乱、植物神经功能紊乱等有关。此外，创伤、不良修复体的刺激也是病因之一。

牙周疾病是常见的口腔疾病，是引起成年人牙齿丧失的主要原因之一，也是危害人类牙齿和全身健康的主要口腔疾病。但以往人们错误地认为只有到老年才会受到牙周病的困扰，其实从5岁开始，牙周病就开始“腐蚀”人们的健康了。牙周病的早期症状不易引起重视，造成牙周组织长期慢性感染，炎症反复发作，到患者就诊时病情已相当严重，不仅损害口腔咀嚼系统的功能，还会严重影响全身健康。

牙周病应早防早治，预防方面就是要注意口腔卫生，合理调节营养，养成良好的饮食习惯。要加强营养，增强人体机能的抗病能力。平时可经常食用粗纤维食品，充分咀嚼，刺激血液分泌，冲刷污物，发挥按摩作用，强健牙周组织。食物不宜过于精细松软，要养成双侧咀嚼习惯。另外，要积极治疗某些原发病，像糖尿病易引起牙周病。

牙周病发病后应积极治疗，初期疗效尚好，病变很易阻止，晚期疗效较差，以致可丧失牙齿。补充含有丰富维生素C的食品，可调节牙周组织的营养，有利于牙周炎的康复。牙周病病发后，我们也可在平时的饮食中进行营养治疗。

1. 高蛋白饮食。补充丰富的高蛋白饮食，如鸡、鸭、鱼、瘦肉、豆制品等。可以增强机体抵抗力及抗炎能力，提供损伤组织修复所必需的原料。

2. 足量维生素。供给多种维生素，尤其是B族维生素、维生素C、维生素D、维生素E和叶酸等。维生素C缺乏，可使牙槽骨稀疏、牙齿韧带纤维丧失、牙齿松动、牙龈出血等。同时,还应注意补充维生素 E、B 族维生素及叶酸,要注意多吃蔬菜和五谷杂粮。B 族维生素有助于消化,能保护口腔组织;维生素 C 可促进牙龈出血复原。

3. 补充矿物质。要特别注意矿物质的摄入,尤其是钙、磷、锌的摄入量及其比例关系,尤其锌可以抗感染,增强愈合。

4. 具体饮食。中医认为牙周炎是由于火与肾虚二者引起,凡由火气引起的牙周病,应戒厚味,清火邪为主,可用绿豆汤、芦根汤。不用油煎炸、少用厚滋浓味的食物, 多用瓜果蔬菜清淡的食物。凡由肾虚而引起的牙周病,应以补肾为主。可用高质量的动物性蛋白质,多用奶类与贝壳类食品与新鲜的红黄绿色蔬菜。如取鲜马兰头四两洗净,放适量水煮烂,再用纱布绞汁,每日取汁一碗,分二次服用,五天为一疗程,有消炎解毒功效。

[小病自助贴士] 牙周病的五字保健法

1. 赶。每次就餐后,刷牙之前,把洗净的食指伸进口腔,顺牙的方向把积存在牙周围的残留物“赶”出来,还能起到按摩牙床的作用。

2. 提。经过推赶后,再用牙刷顺牙齿方向从牙缝中刷去剩余的残渣。

3. 漱。将留在口中及牙齿上的残留物漱掉,可用 2~5%食盐水。

4. 按。经过上面几步骤后,再用食、拇指轻轻按摩牙龈 10~15 次,从上到下逐个按摩,以改善病变组织的血液循环,有利于炎症的迅速消除。

5. 嗑。上下嗑叩牙齿 10~15 次,以运动牙根部,起到固齿作用。长期坚持,能使牙周病得到控制,未患病的牙齿得到保护。

牙龈出血最好先换牙刷

一般情况下,牙龈出血常见于牙周炎的早期——牙龈炎。牙龈出血不仅仅出现于口腔科的疾病,它还会出现于全身的其他疾病,可能预示着其他系统的疾病，如白血病、遭遇放射性辐射后、自身免疫性疾病等。

当口腔当中的牙菌斑在牙体表面形成后，如不及时清除，可逐渐硬化，形成牙石。牙石多位于牙体与牙龈的结合部位，这种较硬的牙石对于牙龈产生持续的刺激作用，当正常的牙龈受到炎症的刺激，牙龈的毛细血管增多，变得充血，牙龈颜色变暗，一旦受到刺激，牙龈就容易出血。这就是牙龈出血的原因。由于牙龈炎是牙周炎的早期，所以，定期的洗牙可以去除牙体上的牙石，缓解牙龈的炎症，使牙龈炎得以康复。

健康的牙龈在刷牙、进食时是不出血的。有些人早晚刷牙，有时牙龈会出血，但感觉不到疼痛，故对此毫不在意。其实，牙龈出血极有可能是患上了牙周病。牙周病的早期是无痛性进展，但不能自愈，由于牙齿周围的组织病变，牙龈内大量新生血管充血扩张，牙龈变为暗红色，质地变得柔软、水肿，一旦刷牙不当常会引起牙龈出血。早期牙龈炎症不及时治疗，牙周韧带受到侵袭，支持牙齿的牙槽骨被破坏和吸收，还会出现口臭、牙龈溢脓，等到出现疼痛、肿胀等症状时多属于晚期，治疗不彻底会导致牙齿的松动和脱落。因此，刷牙时发现牙龈出血，应先检查自己的牙刷刷毛是否过硬，并更换软毛的保健牙刷，牙周病引起的出血使用软毛的牙刷一般能自行停止。采取去除局部刺激因素和消炎等治疗后，牙龈仍然出血不止者切莫大意，应及早去医院就诊，做进一步的检查，以免误诊误治。不正确的刷牙方式令我们的牙龈常常备受煎熬。

通常的口腔保健理论认为，牙龈出血是牙龈组织缺乏维生素 C，引发一种厌氧菌的滋生和爆发而导致的，这种说法只是从表面现象进行解释，实际上并没有找到问题的根源。实际上，现代的生理研究发现，牙龈出血是牙龈组织的一种过早生理退化现象，继而导致牙龈营养缺陷。因此单纯大量服食维生素 C，是治标不治本。此外还有许多保健理论认为，牙龈出血是由上火引起，这其中也有一个误区，就是对“上火”这个概念的解释。人们普遍理解的“上火发炎”属于西医理论，与传统中医所说的“内火”“湿火”是完全不同的两个概念，牙龈出血属于后者的理论范畴，因此市面上流行的多数口腔卫生用品，以消毒杀菌为手段，对于治疗牙龈出血是没有根本作用的。还有些健牙产品，将牙龈出血与外伤出血混为一谈，说什么止血杀菌防感染，就更牵强了。

要彻底解决牙龈出血的难题，还是要从根本入手，以补充牙龈营养为根本，发现并提供能让牙龈直接吸收的营养素，使退化的牙龈组织重新提高免疫力，才能从根本上解决牙龈出血所带来的一系列牙齿口腔问题。

牙痛怎么办？小妙招帮你解烦恼

牙痛是指牙齿因各种原因引起的疼痛而言，为口腔疾患中常见的症状之一，可见于西医学的龋齿、牙髓炎、根尖周围炎和牙本质过敏等。

牙龈炎是常见的牙周组织疾病，是由于不注意口腔卫生，牙齿受到牙齿周围食物残渣、细菌等物结成的软质的牙垢和硬质的牙石所致的长期刺激，及不正确的刷牙习惯，维生素缺乏等原因所造成。

牙痛是指牙齿因各种原因引起的疼痛而言，为口腔疾患中常见的症状之一，可见于西医学的龋齿、牙髓炎、根尖周围炎和牙本质过敏等。遇冷、热、酸、甜等刺激时牙痛发作或加重，属中医的“牙宣”、“骨槽风”范畴。

牙痛是以牙齿及牙龈红肿疼痛为主要表现的病症。多因平素口腔不洁或过食膏粱厚味、胃腑积热、胃火上冲，或风火邪毒侵犯、伤及牙齿，或肾阴亏损、虚火上炎、灼烁牙龈等引起。常见症状有：风火牙痛，胃火牙痛，和虚火牙痛。风火牙痛症见牙齿痛，牙龈红肿疼痛，遇冷则痛减，遇风、热则痛甚，或有发热、恶寒、口渴、舌红、苔白干、脉浮数；治宜疏风清火，解毒消肿，方用清瘟败毒散等。胃火牙痛，症见牙齿痛甚，牙龈红肿，或出脓渗血，牵及颌面疼痛、头痛，口渴、口臭，大便秘结，舌红苔黄，脉滑数；治宜清胃泻火，方用清胃散等。虚火牙痛，症见牙齿隐隐微痛，牙龈微红、微肿，久则牙龈萎缩、牙齿松动，伴有心烦失眠、眩晕，舌红嫩，脉细数；治宜滋阴降火，方用知柏地黄丸等。

中医认为牙痛是由于外感风邪、胃火炽盛、肾虚火旺、虫蚀牙齿等原因所致。主要有以下几种牙病及其防治方法。

1. 龋齿。初龋一般无症状，如龋洞变大而深时，可出现进食时牙痛，吃甜食或过冷、过热的食物时疼痛加重。这时可先用防酸止痛牙膏、温水刷牙，必要时用民间验方止痛，但有效的治疗方法应是填补龋洞。

2. 牙髓炎。牙髓炎多是由于深龋未补致牙髓感染，或化学药物或温度刺激引起，其疼痛为自发性，阵发性剧痛，可有冷、热刺激痛和叩痛。这种牙痛的应急处理，可用芬必得 300mg 口服，一日 2 次，止痛，或用民间验方止痛。根治的方法是在局麻下用牙砧磨开牙髓腔作牙髓治疗。

3. 牙根尖周炎。牙髓炎扩散到根管口，致根尖周围组织发炎。表现为持续性牙痛。患牙有伸长感，触、压痛明显，不能咬食物。这时可服消炎止痛药，如先锋霉素四号 0.5 克，一日 3 次；灭滴灵 0.4 克，一日 3 次，消炎痛 25 毫克，一日 3 次；并吃软食。也可用民间验方应急止痛。待消炎后再作根管治疗。

4. 牙外伤。意外摔倒、碰伤或吃饭时咬到砂粒等致牙折或牙裂开，引起牙痛。可先服消炎止痛药，也可用民间验方止痛。

5. 智齿冠周炎。智齿萌出困难（阻生），加上口腔卫生不良，引起牙冠周围组织发炎、肿痛。可用口泰或口舒等含漱液漱口，服消炎、止痛药或用民间验方止痛。消炎后再拔除阻生牙。此外，流感、三叉神经痛、颌骨囊肿或肿瘤、高血压、心脏病，有时也会引起牙痛。

1. 含漱方。含漱方包括盐水漱口和蜂矾含漱方。盐水漱口：取盐1匙，开水小半杯，搅拌使其溶化，待冷却后，频频漱口，每可解燃眉之痛。因为盐水既可清除残留口腔内之食物残渣，又能消炎杀菌解毒。蜂矾含漱方：露蜂房5克，白矾3克。水煎待温，含漱。1日4次，每日1剂，用至痛除。

2. 冷敷。用湿冷毛巾或冰袋、冰块敷近牙痛部位的脸颊部。每次约15分钟，1天3~4次，可起缓解疼痛作用。

3. 掐合谷穴。用指甲或指尖掐压合谷穴（拇指骨与食指骨交叉处），可使牙痛减轻或消除。左侧牙痛掐右合谷，右侧牙痛掐左合谷。

4. 姜灸法。取鲜姜1片，艾绒2~3壮。鲜姜片切成五分硬币大小，置合谷穴或牙痛穴（掌面第3、4掌骨距掌指纹1寸处），艾柱放姜片上，连灸2~3壮。左侧牙痛灸右侧穴，右侧牙痛灸左侧穴。仍不止，可同时灸颊车、下关、丝竹空，上颌牙痛还可配四白，下颌牙痛还可配承浆。

5. 外用方。外用方包括花椒油滴齿方、鲜毛茛方和蒜泥方。花椒油滴齿：取花椒10克，麻油100毫升。麻油放锅中烧热，投入花椒，炸焦，去花椒，待温，滴入龋齿中，可速止龋齿牙痛。鲜毛茛方：取鲜毛茛叶2~4克，洗净，捣成泥状。充填龋齿中或外敷印堂穴，用胶布固定，至痛止即去药。另方：取鲜毛茛全草1000克，洗净，捣烂，纱布绞汁，加入95%酒精15毫升备用。牙痛时用棉签蘸药液擦抹痛牙，可治各种牙痛。蒜泥方：把新鲜蒜头，捣成泥。取少许填入龋洞中，可止龋病牙痛。

6. 内服方。内服方主要有牙痛速效汤，清热解毒方，通络止痛方。牙痛速效汤：生地30克，生石膏30克，丹皮10克，青皮12克，荆芥9克，防风9克。先煎生石膏30分钟，加入余药，再煎30分钟；二煎30分钟。两次煎液混合，分2次服。每日1剂，连服1~7剂。适于龋齿或牙龈炎齿痛、牙龈肿胀、出血等症。清热解毒方：黄连 3 克，黄芩 9 克，黄柏 9 克，紫地丁 15 克，蒲公英 15 克，青黛 15 克。水煎 2 次，分 2 次服。每日 1 剂，连服 3~7 剂。适于牙龈肿痛、出血、舌红苔腻、口渴、口臭等症。通络止痛方：川芎 15 克，当归 10 克，赤芍 15 克，防风 10 克，细辛 9 克，大力子 10 克。水煎 2 次，分 2 次服。每日 1 剂，连服 3~7 剂。适于牙本质过敏牙釉质破损牙痛者。

[小病自助贴士] 偏方治牙痛病

俗话说："牙痛不是病，痛起来真要命。"当出现牙痛的时候，除了上医院找医生之外，一些民间的小验方有时也能起到镇痛的作用。

1. 取大蒜适量捣烂，温热后敷在痛点上可以缓解牙髓炎、牙周炎以及牙痛等症状。

2. 把味精与温开水按 1:50 的比例化开后，口含味精溶液一会儿再吐掉。这样连续几次，坚持两天后牙痛就会消失。

3. 牙痛的时候可以切一小片生姜咬在痛处，必要的时候可以重复使用。

4. 取白胡椒 10 克研成末，加白酒调成糊状，分 4 次放入牙洞内。

5. 取蜂房适量，加纯酒精适量，点火燃烧，待蜂房烧成黑灰时，用手指蘸灰涂于患牙，一般 4~5 分钟可止痛。

6. 取生猪油、新棉花各少许，用棉花裹猪油烤热，咬在牙痛处片刻，1 次 1 换，反复数次。

7. 取六神丸 1~2 粒，碾碎置于患齿牙龈上 5~10 钟，每天 1 次，一般不超过 3 次。

8. 取白酒 100 克放入杯中，再加食盐 10 克，搅拌，等食盐溶化后烧开。含上一口在疼痛的地方（不要咽下去），牙痛会立即止住。

治疗牙痛着重于针对原发病，多需由牙科医师给予酌情内服维生素、抗生素，或辨证施用清胃泻火、疏风清热、消瘀通络、补肾固齿、益气缓痛、滋阴降火、清热解毒等中药或中成药。含漱、烟熏、充填、针灸、手术等法也每被采用。

多种方法让你远离夜磨牙的困扰

磨牙症的治疗方法有好多种，临床上主要以减轻磨牙给牙齿咬合面带来的破坏、减轻肌肉关节的症状为目的。对于磨牙症的治疗首先要从患者的心理上入手。

磨牙症是指睡眠时有习惯性磨牙或醒着时无意识地磨牙。磨牙在临床上常见且治疗效果不甚明显，往往给患者带来精神负担。时间久了可造成患者咀嚼无力，颞颌关节疲劳。严重夜间磨牙者还会影响他人休息，甚至由此产生不良后果。

人在6岁至13岁都处于换牙期，为适应上下牙齿磨合都会有磨牙现象。但是，过了换牙期的青少年和成人若常有磨牙的现象发生那就是一种病态。所谓磨牙症是指睡眠时有习惯性磨牙或白昼也有无意识磨牙习惯者，随时间一点一点加重，是一种长期的恶性循环疾病。夜磨牙是中枢神经系统大脑皮质颌骨运行区的部分脑细胞不正常兴奋导致三叉神经功能紊乱，三叉神经支配咀嚼肌发生强烈持续性非功能性收缩，使牙齿发生嘎嘎响声的咀嚼运动。

磨牙可由个人神经紧张、心理焦虑、抑郁、愤怒等心理因素造成，也可由胃肠道疾病内分泌紊乱导致；过度疲劳从事精细工作者如运动员、钟表匠等也会磨牙；体内缺乏微量元素易患磨牙症。除了以上几种原因外，性格内向、情绪激动、经常口中咬东西成习惯的人也容易患磨牙症。因此对于磨牙症的治疗首先要从患者的心理上入手。其次睡前要避免吃兴奋的食物。

1. 睡前尽量放松自己，尤其是在入睡前。可以适当地做些体操、泡泡热水澡、听听轻音乐等。要懂得如何缓解压力，放松心情，调整心态。睡前少看刺激性电视剧，并尽量让精神松弛。

2. 避免兴奋性食品和吸烟，改善睡眠环境。尽量避免含有咖啡因等饮料或食物，像咖啡、巧克力、可乐等尽量避免，多吃些含维生素丰富的食物。

磨牙症的治疗方法有好多种，临床上主要以减轻磨牙给牙齿咬合面带来的破坏、减轻肌肉关节的症状为目的。原则是阻断病因，减少损害。严重的夜磨牙患者要采取积极的治疗措施，首先从病因入手，注意调节心理、减缓压力。最好睡前休息放松，避免兴奋性食品，改善睡眠环境。还应积极治疗全身性疾病，减轻夜磨牙的发生。

1. 心理治疗。确实有精神心理因素的作用，使颌骨肌肉张力过度。消除紧张情绪，解除不必要的顾虑，合理安排工作。必要时口服安定片，每日1~2次，每次一片。

2. 减轻大脑兴奋治疗。睡前休息放松、做适当的体操、避免兴奋性食品和吸烟、改善睡眠环境等有利于减轻大脑的兴奋状态。调动患者的自我意识、自我控制的心理作用来减轻磨牙的发生。

3. 肌肉松弛疗法。颌骨肌肉过分紧张是引起磨牙症的原因之一，治疗中解除肌肉过度紧张是控制磨牙症的必要手段。常用的方法有：肌肉松弛仪的应用，体疗、进行咀嚼肌的生理功能训练，按摩，视听暗示等方法。

4. 睡眠中唤醒刺激的治疗。通过生物反馈，使患者在磨牙发生时被声音等电信号惊醒，从而暂时停止磨牙。有学者对嘴唇进行暂时性的传入电刺激，结果对控制磨牙症有效。但这种方法干扰了患者和同居人的睡眠，效果不能保持长期有效。

5. 调整牙合治疗。通过调磨少量牙体组织，去除咬合干扰及牙合早接触，建立咬合平衡关系，以达到牙颌、咀嚼肌、颞下颌关节三者间的生理平衡，消除磨牙症。对于有牙合畸形的病人先进行正畸或进行修复。然后服用蘑芽亭胶囊进行调理神经，去除磨牙症。

6. 肠道驱虫治疗。杀蛔虫治疗，减少肠道寄生虫蠕动刺激肠壁。这主要针对的是儿童患者，因为卫生原因而导致蛔虫引发的夜磨牙在儿童时期可能会发生，但是在青春期和成年人中因蛔虫引发的夜磨牙发生的几率几乎不存在，所以，驱虫治疗方法对于青少年和成人来说没有效果。

[小病自助贴士] 中药食疗磨牙

1. 鲜枸杞菜（连梗先煲）半市斤、黄花菜 20 条（去蒂）、蜜枣 2~3 个、猪胰腺 1 条，煲汤。

2. 每晚睡前吃一块生桔皮或者用陈皮泡水，连吃 2~3 天，可治小儿及成人睡觉磨牙，对早期磨牙刚刚发生时尤其有效。

3. 生地黄 1 两，泽泻 3 钱，炙甘草 3 钱，乌梅 3 钱，山茱萸 4 钱，远志 3 钱，牡丹皮 3 钱，山药 4 钱，五味子 3 钱，香附 5 钱，灵磁石 1 两，（先煎）灯芯草 2 钱（引药）（煎服）。

药茶下肚，口臭烦恼全无

口臭并不是长期没有刷牙的缘故，主要是爱吃冷饮、胃的功能被寒邪所困、阳明燥火亢盛的结果。我们介绍一些既简单又好炮制的药茶，这些药茶让一个人在优雅的品茶中把口臭消于无形之中。

所谓口臭就是人口中散发出来的令别人厌烦、使自己尴尬的难闻的口气。别小看口臭这小小的毛病，它会使人不敢与人近距离交往，从而产生自卑心理，影响正常的人际、情感交流，令人十分苦恼。

口臭并不是长期没有刷牙的缘故，主要是爱吃冷饮、胃的功能被寒邪所困、阳明燥火亢盛的结果。例如将一个处于正常状态下的人，突然浸到冰水里，皮毛的宣发功能就会被困住，人就会用发热的形，来驱赶寒邪，于是就会出现发烧的症状。同样的道理：一个处于正常状态下的胃突然被灌进冰水，胃的热和下降功能就会被困住，使胃壁中运行的气血瞬时凝固而变为垃圾，因为阳明经主燥，所以，胃会用生发燥火的形式，来疏通并驱赶凝滞的寒邪，于是就会出现心烦、口渴、咽干、喜饮冷等症状。由于部分胃气下降的功能被抑制，就会形成不同程度的胃气上逆现象。由于胃气上逆，就会将胃中的胃酸和胆汁逆向流入口腔，于是胃酸就形成了口臭，胆汁就形成了口苦。牙龈炎、牙周炎、龋齿等都可能导致口臭的发生。不过，口臭的最常见病因仍然是牙周炎。有些人，口臭较重，自己就可以闻到自己的口气臭秽；而有些人，只有通过他人的反应，才知道自己口臭。

口腔的清新代表着一个人的形象，但口臭会使人（尤其是年轻人）不敢与人近距离交往，从而产生自卑心理，影响正常的人际、情感交流，令人十分苦恼。基于此，我们介绍一些既简单又好炮制的药茶，这些药茶让一个人在优雅的品茶中把口臭消于无形之中。

1. 桂花茶。取3g桂花用水煎煮，然后用这煮沸的水冲泡5g红茶，每天一剂，频频含饮。

2. 桂菊茶。取桂花和菊花各6g，然后用开水冲泡，每天一剂，分两三次冲泡饮用，该方法适用于胃热上蒸型口臭患者，有芳香清胃的效果。

3. 单味茶。取25g绿茶冲成浓茶饮用，嚼食茶叶，适用于胃热上蒸型口臭患者，有清除胃热的效果。

4. 茉莉薄荷茶。取5g薄荷和茉莉花，用开水冲泡饮用，每天一剂，分两次冲泡，治疗口臭效果较好，能够芳香除臭。

5. 石榴茶。取一两只石榴，将石榴子取出榨汁，加入凉开水饮用，每天一剂，对于口臭并且伴随咽痛的患者有很好的疗效，有清热除臭的功能。

6. 荸荠茶。取250g荸荠洗净捣碎用水煎后饮用，或者是将荸荠削皮榨汁加凉开水饮用也可。每天一剂。有清热消积治疗口臭的作用，适合口臭并且目赤溲黄患者饮用。

7. 丝瓜茶。取两条老丝瓜去皮切碎，用文火水煎，每天一剂饮用。有清热解毒、凉血除臭的作用，适合口臭并且便秘的患者服用。

8. 薄荷茶。取10g薄荷，2g绿茶冲泡饮用，每天一剂，分次饮用，有辛凉，行滞消积的作用，适合口臭并且有食滞腹胀患者服用。

9. 藿香茶。取15g藿香放进砂锅中用水煎煮，每天一剂代茶饮，对于治疗口臭有很好效果，尤其适用于口臭颇重，口中黏腻的患者。

10. 竹叶茶。取15g鲜竹叶，9g绿茶放进砂锅中用水煎煮，每天一剂分次饮用，有清热解毒，清除口臭的作用，适用于因为湿热、肝郁引发的口臭患者，同时伴随咽喉痛者治疗效果尤其好。

11. 甘草茶。取甘草10克，茶叶5克，食盐8克，配水1000毫升。按此比例，先将水烧开，再将甘草、茶叶、食盐放入水中煮沸10分钟左右即可饮用。可治风火牙痛、口臭、火眼、感冒咳嗽等症。

12. 大黄茶。取生大黄3~9克放入杯内，用开水冲泡，加盖焖10分钟即可服用。长期饮服大黄，可保持大便通畅，减少肠中有毒有害物质的再吸收。具有清热解毒、泻下等作用。每日少量饮服，可健胃、助消化、泻胃火、增进食欲、调和气血、健壮体质、防病治病、抗衰老。用于便秘腹痛、口干口臭、目赤喉痛、麦粒肿等。

13. 陈皮姜茶。陈皮20克，生姜片10克，甘草5克，茶叶5克，配水1000毫升。按此比例，先将水烧开，再将陈皮、姜片、甘草与茶叶投入，冲泡

10分钟左右，去渣饮服。有解渴消暑、止咳化痰、健胃消食的保健功能。

[小病自助贴士] 自测口气的方法

将左右两手掌合拢并收成封闭的碗状，包住嘴部及鼻头处，然后向聚拢的双掌中呼一口气后紧接着用鼻吸气，就可闻到自己口中的气味如何了。

注意口腔卫生，预防疾病发生

残存于口腔中的食物残渣、软垢也为口腔中的病菌提供了充足的养料，病菌在口腔中超量繁殖，在牙齿上形成牙结石，引发口腔炎症。

口腔炎症不仅会造成牙齿脱落，其危害更远远超出牙齿的范围。口腔卫生差会发生上呼吸道口、鼻、咽炎症，进而又影响下呼吸道的气管、支气管和肺。口腔炎症加重后，还会造成体内生产胰岛素的腺体功能下降，发生糖尿病。口腔炎症形成的伤口为病菌“入侵”人体血液打开了方便之门。病菌随血液在全身漫游，这不仅是许多种疾病发生的潜在因素，更和造成血管阻塞的成因有关。近年来有关牙病与心血管病关系密切的报道越来越多。口腔卫生差还和胃肠溃疡反复发作有关，因为药物很难杀灭存在于牙齿周围的大量的幽门螺杆菌，它会源源不断地输送到胃里。

近年来的许多医学研究报告表明：牙病的危害已经远远超出牙齿的范围，危害人类健康的许多种疾病和牙病关系密切。而我国牙病的发病率之高达到了令人吃惊的程度。一种很容易预防的疾病，却难住了几乎所有人。2002年我国投入的卫生总费用已占到GDP的5.42%。患者个人投入的医疗费用尚无统计数字，但从我国医疗广告投入情况分析，广告费用十分惊人，而患者投入的费用应远远大于医疗广告费用。这么惊人的费用投入，人民群众的健康水平却未见明显提高，还有相当多的人没有享受最基本的医疗保障。因此提高我国人民群众健康水平只能走预防疾病之路。而提高我国人民群众口腔卫生水平，无疑会对提高我国人民群众整体健康水平，起到事半功倍的作用。

第五章

还你一双明亮的眼睛——眼科病防治

眼睛是心灵的窗户，拥有一双明亮的双眼是所有人心中的梦想。但由于眼睛的易感染性，各种各样的眼部疾病如沙眼病、结膜炎、角膜炎、针眼、迎风流泪、眼皮频繁跳动、结膜充血、干眼病、夜盲症、黑眼圈等，这些眼病不仅毁了眼睛的明亮，也给人带来了很大的烦恼。

小心沙眼病，自备磺胺及抗生素

沙眼是由沙眼衣原体引起的一种慢性传染性疾病，因其在睑结膜表面形成粗糙不平的外观，形似沙粒，故名沙眼。其特点为结膜乳头增生、滤泡形成、线状或网状疤痕及角膜血管翳。病变严重者常有合并症及后遗症，造成视功能障碍。

沙眼衣原体仅侵入睑结膜及穹窿结膜上皮细胞，但引起的病理变化则达深部组织。沙眼衣原体通常侵犯双眼，病人有异物感、畏光、流泪，有很多黏液或黏液性分泌物。沙眼性炎症位于睑结膜，开始可见小的略带白色的圆点状改变，大小为0.2~2mm，称其为滤泡，有时可呈红色点状。有严重炎症时，由于结膜水肿增厚而使血管模糊，更严重者可侵犯角膜而发生角膜血管翳。睑结膜充血、水肿、粗糙、乳头肥大增生急性症状数周后可消退，进入慢性期，此时可无任何不适或仅感觉眼部容易疲劳。如果此时治愈或自愈，可不留瘢痕。感染沙眼可以延续数年乃至数十年之久，因此许多人都拿沙眼不当病。

原发感染使结膜组织对沙眼衣原体致敏，再遇沙眼衣原体时，则引起迟发超敏反应。经过多次的反复感染，加重原有的沙眼血管翳及瘢痕形成，晚期由于受累的睑结膜发生瘢痕严重，使睫毛向内倒长，即形成倒睫。内翻的睫毛摩擦角膜，使角膜损伤，加重角膜浑浊，睫毛持续地摩擦角膜引起白色瘢痕，可导致视力减退，甚至失明等后遗症。除重复感染外，合并其他细菌性感染也使病情加重。

沙眼衣原体常附在病人的眼分泌物中，任何与此分泌物接触的情况均可造成沙眼传播感染的机会，因此应加强宣传教育，把防治眼病的知识传给群众，贯彻预防为主的方针，培养良好的卫生习惯。家庭及托幼机构要分盆、分巾，用流动水洗脸；手帕要勤换洗；不要用手揉眼；严格毛巾、脸盆的消毒制度；并注意水源的清洁。对沙眼病人要积极治疗，避免重复感染，避免与正常儿童共用脸盆及毛巾。

通常，沙眼的治疗要坚持3~6个月才能奏效。轻症沙眼一般局部用药即可，局部应用沙眼衣原体的滴眼液及眼膏。病变广泛，症状重者，可加用磺胺类药。乳头多者需进行沙眼摩擦术，滤泡多者进行沙眼挤压术。

1. 局部用药。轻症沙眼一般局部用药即可，即局部应用抑制沙眼衣原体的滴眼液及眼膏。可用0.1%利福平或0.5%金霉素眼液，10%~30%磺胺醋酰钠眼液，滴眼，每天3~6次，晚上可涂用金霉素眼药膏，需持续用1~3个月。

2. 全身治疗。重症活动性沙眼或并发角膜溃疡的患者，可在医生的指导下口服磺胺药或抗生素治疗，如复方新诺明、强力霉素、乙酰螺旋霉素等，也可以配合口服维生素AD丸，以促进角膜上皮的修复，减轻眼部不适。

3. 手术治疗。乳头增生严重，可行药物摩擦；如果是滤泡较多的沙眼，滤泡多者可行沙眼挤压术，可以让医生用海螵蛸或滤泡压榨镊破坏滤泡。每周1次，经过2~3次治疗后即能见效，但不能根治；对于沙眼后遗症，少数倒睫可行电解术；睑内翻倒睫者需做手术矫正。

红眼病（结膜炎）家庭治疗措施

得了红眼病后要积极治疗，中医认为红眼病的治疗应以驱风散邪，清热解毒为原则，除此之外，保持眼部的清洁，抗生素眼药也是必要的。

俗称的“红眼病”是传染性结膜炎，又叫暴发火眼，是一种急性传染性眼炎。红眼病是由细菌感染引起，是一种常见的传染性眼病。常见的细菌有肺炎双球菌、流行性感冒杆菌、金黄色葡萄球菌等。一般多在春夏暖和季节流行，但由肺炎双球菌引起者多见于冬季。现代医学称红眼病为急性结膜炎，是由病毒传染所引起的一种急性传染病，其具有发病急、传播快、流行广、传染性强的特点。红眼病以白眼发赤、眼痛、眼睑发肿、目热怕光、眼分泌物多而黏结为病症。

根据不同的致病原因，红眼病可分为细菌性结膜炎和病毒性结膜炎两类，其症状相似，但流行程度和危害性以病毒性结膜炎为重。红眼病是可以通过接触传染的眼病，如接触患者用过的毛巾、洗脸用具、水龙头、门把、游泳池的水、公用的玩具等。

得了红眼病后要积极治疗，要及时、彻底、坚持。中医称红眼病为暴风客热或天行赤眼，一般为外感风热邪毒所致，故宜驱风散邪，清热解毒，常用泻肺饮和银翘解毒丸。

1. 病症轻微者，为风热上攻。轻微的红眼病症状为眼红、痒痛交作、畏光流泪、怕热、目中干涩有异物感、眼分泌物黄白而粘结。治当疏风散热，佐以解毒。对于轻微症状的红眼病患者，可用药方是：银花、连翘、野菊花、夏枯草各15克，竹叶、薄荷、杜梗、大力各9克，芦根18克，甘草3克。水煎分3次服。

2. 病症严重者，为火毒炽盛。严重的红眼病症状为一眼或双眼满目发红，甚至出现小出血点，胞肿明显，眼痛头痛，眼分泌物多而粘结，或流淡血水，眼中灼热，怕光。治宜泻火解毒。可用药方是：柴胡、板蓝根、野菊花各15克，黄连、黄芩、陈皮、大力、薄荷、僵蚕、升麻、大黄各9克，元参12克，甘草3克。水煎分3次服，数剂可愈。

3. 常用治疗红眼病的验方。

方一：赤芍、白头翁各30g，柴胡、谷精草各20g，麻黄6g，番泻叶5g。水煎服，每日1剂。有风热表证(恶寒发热、咳嗽、脉浮数、舌苔薄黄)加蔓荆子、木贼各10g，热毒甚者加夏枯草20g、陈皮10g；有出血点或血性分泌物加蒲黄、槐花各10g。

方二：白菊花、霜桑叶、蒲公英各20g，浮萍15g，每日煎服或洗之。

方三：黄连、黄柏、菊花各9g，银花、蒲公英12g，连翘、赤芍各10g，玄参、决明子各12g，蔓荆子、甘草各9g。水煎日服3次。

方四：绿豆200g，生黑豆100g，薏苡仁100g，赤小豆150g，甘草6g，同煮粥，随时食用。治疗期间应禁酒、戒烟，不饮浓茶、咖啡，禁食辛辣助火之食品。

4. 饮食治疗。结膜炎的饮食治疗以消炎为主要治疗原则，凡是寒性与清热解毒性能的食物都有消炎作用，如荸荠、鲜藕、柿子、甘蔗、香蕉、西瓜、茶叶、蚌肉、螺蛳、马兰头、枸杞叶、慈菇、茭白、冬瓜、苦瓜、丝瓜、绿豆、菊花等均起辅助治疗作用。应忌食有温热辛辣性食物与发物，如葱、韭茶、大蒜、辣椒、羊肉、狗肉、生姜等辛辣、热性刺激性食物助火，带鱼、黄鱼、鳗鱼、虾、蟹、猪头、鸡头、芥菜等发物不宜进食。可用菊花泡茶作饮料。

一经发现患了红眼病，应立即治疗，不要中断，即使症状完全消失，也要继续治疗1周时间，以防复发。除了上述的中医常用的驱风散邪，清热解毒的方法，红眼病的患者也要注意保持眼部的清洁，慎用激素类眼药，避免光和热的刺激，并在必要时用抗生素眼药。当炎症控制后，为预防复发，仍需点眼药水1周左右，或应用收敛剂，如0.25%硫酸锌眼药水，每日2~3次，以改善充血状态，预防复发。

1. 保持眼部清洁。由于患急性结膜炎时眼部分泌物较多，所以不能单纯依靠药物治疗，细心地护理眼部，经常保持清洁很重要。在患眼分泌物较多时，宜用适当的冲洗剂如生理盐水或2%硼酸水冲洗结膜囊，每日2~3次，并用消毒棉签擦净睑缘。也可对患眼点眼药水或涂眼药膏。

2. 初期冷敷，慎用激素类眼药。急性结膜炎初起时眼部宜作冷敷，有助于消肿退红。在炎症没有得到控制时，忌用激素类眼药。

3. 避免光和热的刺激。不要勉强看书或看电视，出门时可戴太阳镜，避免阳光、风、尘等刺激。如果在家治疗后病情不见好转，或出现明显的全身不适症状，如头痛、发热等，预示可能有并发症，应立即去看眼科医生。

4. 用抗生素眼药。若为细菌性感染，可根据检查出的菌种选择最有效的抗生素眼药水滴眼，根据病情轻重，每2~3小时或每小时点眼药1次，常用眼药水有10%~20%磺胺醋酰钠、0.3%氟哌酸、0.25%氯霉素眼药水等，晚上睡前可涂抗生素眼膏，如环丙沙星、金霉素或四环素眼药膏，每次点药前需将分泌物擦洗干净，以提高疗效。对混合病毒感染的结膜炎，除应用以上药物治疗外，还可用抗病毒眼药水，如为腺病毒可用0.1%羟苄唑眼药水、0.1%肽丁胺乳剂，如为小病毒可用0.1%疱疹净、0.1%无环鸟苷眼药水等，每日2~3次，必要时还可应用干扰素等。有条件时可进行细菌培养，并作药敏试验，以选用适当的抗生素。

[小病自助贴士]红眼病患者的注意事项

1. 不去公共场所理发、洗澡或游泳，以防传染别人；

2. 洗脸用具与家人分开使用，避免家庭成员传染；

3. 养成不揉眼、勤洗手的良好生活习惯；

4. 擦眼的毛巾等物品需用含氯的消毒剂进行消毒或煮沸10分钟；

5. 点眼药或睡眠时，头偏向患侧，避免患眼分泌物流向健康侧眼；

6. 点眼药瓶口不要接触眼及分泌物，以防污染瓶口造成交叉感染。红眼病以细菌感染为主，常使用各种抗菌素眼药水治疗，如氯霉素、利福平、庆大霉素等眼药水。为了使量少、浓度又很低的眼药水在眼内持续发挥作用，频频点药是治疗的关键，同时应睡前使用红霉素、四环素等眼药膏，以使药物存留在眼内并被逐渐吸收。

爱护好眼睛，小心角膜炎

对于角膜炎患者要及早治疗。对于角膜炎的治疗，要进行正规的治疗，以抗病毒治疗为主，角膜营养治疗为辅，治疗用药要连续、有效、科学。

角膜炎是常见的角膜疾病，多由外来各种致病菌感染所致，也可因结膜巩膜病变蔓延而来，如结膜炎时可伴有角膜缘浸润，巩膜炎时伴硬化性角膜炎，一些全身性疾病如结核梅毒等也可以在局部免疫基础上形成过敏性反应。

角膜炎分溃疡性角膜炎和非溃疡性角膜炎两类。角膜炎是因角膜外伤，细菌及病毒侵入角膜引起的炎症。患眼有异物感，刺痛甚至烧灼感。球结膜表面混合性充血，伴有怕光、流泪、视力障碍和分泌物增加等症状。角膜表面浸润有溃疡形成。严重患者的球结膜甚至眼睑都会发生水肿。由于角巩膜缘充血而产生白细胞向角膜病灶处移动而发生角膜浸润。当角膜炎症到退行期后，临床刺激症状则大为减轻。病毒性角膜炎是眼科的常见病，其特点是反复发作，每次发作视力就下降一点，有的最后导致失明，因此，做好保健养生，防止或减少复发是关键。

除麻痹性角膜炎外，多数角膜炎患者都有强度发炎症状，如疼痛、羞明、流泪和眼睑痉挛。此因角膜内的三叉神经末梢受炎症刺激后，引起反射性眼轮匝肌收缩及泪液分泌过盛之故。角膜系一无血管的组织，但临近区域富有血管（角膜缘和虹膜睫状体之血管），当炎症累及临近组织时，则有充血和炎性渗出。因此，角膜炎患者不但有睫状（角膜缘周围的表层巩膜血管的充血)充血,也有虹膜充血。后者表现为虹膜变色和瞳孔缩小。

角膜炎症必然使视力或多或少地受到影响,尤以炎症侵犯瞳孔区域者更为严重。溃疡愈合后形成的角膜瘢痕不但阻碍光线进入眼内,并能使角膜表面弯曲度和屈光折射力发生改变,使物体不能在视网膜上聚焦形成清晰物像,因而视力降低。视力的受累程度完全取决于瘢痕所在的位置,如果位于角膜正中,纵然瘢痕很小,但影响视力却很大。

角膜炎防治首先要从思想上重视,做到预防为主,要锻炼身体,增强体质,提高免疫力。而早期治疗可以使视力得到保护,因此对于角膜炎患者要及早治疗。对于角膜炎的治疗,要进行正规的治疗,以抗病毒治疗为主,角膜营养治疗为辅,治疗用药要连续、有效、科学,不要频繁更换医院或更换医生就诊,否则使治疗不够连贯,可能延误病情,治疗中不要随意减少用药次数,抗病毒药滴眼液滴眼一天要保证6~8次,早期甚至可以30分钟到一小时点一次。同时不要过早停药,炎症控制后继续用药3~5天,巩固治疗效果,防止卷土重来。

患了角膜炎的患者,要在日常生活习惯中多加注意,平时不要饮酒,因为酒精使眼血管扩张充血,进而使病毒蔓延,加重病情。角膜炎患者平时的饮食也要多加注意,不要吃羊肉、牛肉,因为病毒性角膜炎是免疫异常所致,而吃羊肉牛肉可加重这种免疫反应,导致病情加重。同时要注意不要吹风受凉感冒,因为感冒后免疫力下降,使病毒性角膜炎易复发,不要过劳和熬夜,因为过劳和熬夜使免疫力下降,也会使病毒性角膜炎复发。不要随意用激素,激素可能使病毒感染扩散,加重病情。

针眼(眼睑炎)的外治妙招

少数眼睑炎病例能自行消退，大多数患者则逐渐加重。可用湿热敷，涂药等外治的方法，也可用手术治疗的方法，以及针灸治疗方法、磁疗法、无名指结扎法以及挤压法来治疗眼睑炎。

针眼是指眼睑近睑缘部生小疖肿，局部红肿疼痛起硬结，易于溃脓的急性外障眼病，西医称为麦粒肿，中医称为针眼。眼睑炎是由金色葡萄球菌引起的急性化脓性炎症。眼睑腺体的急性化脓性炎症患者初起有眼睑痒、痛、胀等不适感觉，之后以疼痛为主，少数病例能自行消退，大多数患者逐渐加重。部分患者炎症高峰时伴恶寒发热、头痛。

避免患眼睑炎最主要是注意用眼卫生，避免过度疲劳，不要揉眼睛。除此之外，已经患了眼睑炎的，可用湿热敷、涂药等外治的方法，也可用手术治疗的方法，以及针灸治疗方法、磁疗法、无名指结扎法以及挤压法。

1. 外治法。外治法主要包括湿热敷，涂药，还可自制野跖草药汁，或者其他自制药涂患处皮肤。湿热敷：初起未酿脓时，可用湿热敷，这样作有助于消散浓肿。涂药：用紫金锭或清火眼丸，调外障眼药水或其他消炎眼药水，外涂患处皮肤；也可用如意金黄膏涂局部皮肤。(注意：切勿将药物涂入眼内)。自制药：取新鲜鸭跖草数段，除去叶用茎，洗净后置于酒精灯火焰上或火上烘烤，用手指挤压，将断端流出的药汁迅速涂于患处，每日4~5次。或者用新鲜一点红、白花蛇舌草、蒲公英、野菊花等的1~2味，洗净捣烂，外敷患处皮肤。需要注意的是在涂药时切勿将药涂入眼内。

2. 手术疗法。已成脓时，应切开排脓。当脓头位于胞睑皮肤面时，切口应与睑弦平行；脓头位于睑内面时，切口应与睑弦垂直。必须注意：如患处脓成，切忌挤压。若由此引起胞睑漫肿，紫胀剧痛，或伴恶寒发热头痛等证严重，乃病情恶化，则就诊处理。

3. 针灸治疗。针刺疗法：早期证属风热外袭者，取攒竹、鱼腰、太阳、丝竹空、行间；证属脾胃积热者，取承泣、四白、合谷、三阴交；兼恶寒发热者，加外关；头痛者，加风池。手法用中刺激或强刺激。三棱针放血：耳尖穴消毒后，用手指在该处反复揉捏至充血，用三棱针迅速刺进 1 分深后快速退出，挤出少量血。也可于曲池穴消毒后，用三棱针点刺 2~3 毫米，压出 2~4 滴血。操作时针刺穴位均须严格消毒，每日施行 1 次即可。耳针疗法：取眼、目 1、目 2、肝穴，强刺激，每日 1 次。也可埋针，取穴同前，并可于患侧耳部找敏感点，埋针后每日自行按压 3~5 次，每次 1~3 分钟。3 日后复查，如针眼未消，可再做第二次治疗。挑治疗法：在背俞穴的肺俞与膏肓之间附近的皮肤面，找寻一个或数个压之不褪色的红点；若红点不明显，可轻刮之后再找。皮肤消毒后，将红点逐一直刺挑破，挤出脓液或血水。每日 1 次。

4. 磁疗。于针眼患处两侧皮肤面，安放一对 250 高斯左右的小圆磁片，以 N、S 极相吸引的位置安放，用胶布固定。两磁片之间的距离不宜太近，以免吸在一起；也不能太远，以免磁场作用太小。

5. 无名指结扎法。于患眼侧无名指的掌指关节处，用棉线或橡皮筋结扎，松紧以手指皮肤不发生青紫为度。待眼部炎症完全消退后，方可解开结扎。

6. 挤压法。先取一段丝光棉线（白色缝衣线），若左眼睑炎（无论上下眼睑炎）则在右手中指的指根处用线绕；圈后扎好，其松紧以指尖不出现紫绀为好，或用一根牙签能塞过为度；最后在背部找到“小疖子”后先用酒精消毒，再用干净的棉签把“小疖子”挤破，拭去脓液，再用碘酊消毒和干棉签稍稍挤压片刻。

迎风流泪时，就找抗生素眼药水

迎风流泪是眼睛生病的一种症状，多见于沙眼、慢性结膜炎、过敏性结膜炎，浅层点状角膜炎，也发生在用眼过度、视力高度疲劳的人。

我们每个人都有产生泪液的泪腺和排出泪液的泪道（包括泪小点、泪小管、泪囊和鼻泪管）。通常泪腺分泌的泪水除了一部分润滑眼球外，另一部分通过泪小管的虹吸作用，经泪小管、泪囊、泪鼻管流到鼻腔。如果泪道系统障碍，如泪管狭窄、阻塞，功能不全或炎症等，就会使泪液不能正常排出。

1. 生理性迎风流泪症。生理性的迎风流泪症是指泪腺受到外界刺激如冷空气或风的刺激，可反射性分泌出泪液增多，而过多的泪液不能及时被泪道排出而流出眼睑外造成流泪的现象。有些人对寒冷刺激比较敏感，当眼睛受到冷空气的刺激，泪腺分泌功能增强，便分泌出较多的泪液。同时，泪小管遇到冷风刺激，眼部的括约肌发生痉挛性收缩，这样，本来就比较细的泪小管，就不能把过多的泪液马上排出去，便出现了流泪现象。实际上这种现象是泪腺对寒冷刺激所产生的一种保护性生理反应，属生理性的迎风流泪症。这是一种纯属生理性流泪现象，外界刺激因素去除流泪症状停止，不用治疗。

2. 功能性迎风流泪。泪液分泌量正常，泪道无阻塞，冲洗通畅，但眼轮匝肌松弛，泪液泵作用减弱或消失使泪液排出障碍，出现流泪。这种现象是功能性迎风流泪。对于功能性的迎风流泪，可配合针灸、热敷或中药治疗，也可适当用抗生素眼药水，比如氯霉素眼药水等点眼。

3. 器质性泪溢。有些人由于患有沙眼、慢性结膜炎、泪道炎症（例如慢性泪囊炎等）、沙眼、外伤、异物、肿瘤、泪小点位置异常，均可导致泪道的狭窄或阻塞，排泪功能降低，正常分泌量的泪液不能完全流入鼻腔而流出眼睑外，出现流泪。因此，尽管在室内也会出现流泪症状，遇到寒风便更加重。这种情况下泪液不能及时排出并滞留在泪道中，会引起细菌感染造成泪囊炎，泪囊中的细菌可经泪小点返流到结膜囊，将对眼球的健康造成危害，应及时到医院进行治疗，根据医生的意见及时地治疗。除药物治疗外，有些眼病（如慢性泪囊炎）要根据病史和症状以及具体情况而考虑进行手术治疗。

多休息能预防眼皮频繁跳动

有些人会以“左眼跳财，右眼跳灾”的说法来解释眼皮跳的原因。其实这是一种误解。“眼皮跳”只是眼皮肌肉的抽动，从我们的日常生活做起就可以避免它的发生。

在日常生活中，许多人都有过这样的经历，眼皮会突然跳动起来，无法控制，短者数分钟，长者可达数星期。有些人会以“左眼跳财，右眼跳灾”的说法来解释眼皮跳的原因。其实这是一种误解。“眼皮跳”是眼皮肌肉的抽动，医学上称为眼睑震颤或眼睑痉挛，是因植物神经紊乱、眼睑眼轮匝肌的纤维部分受到影响而突然产生的反复颤动、痉挛现象。

“眼皮跳”是眼皮肌肉的抽动，即眼皮肌肉的痉挛，有时只局限于上眼皮或下眼皮，有时会上下眼皮同时抽动，重者波及面部肌肉及口角的肌肉。面部及眼皮的肌肉运动是受面神经支配的，当面神经受刺激时，即会引起其支配肌肉的抽动，如只影响支配眼皮的分支，则只出现眼皮跳，所以眼皮跳不是祸患将至的先兆，而是由面神经的不正常活动引起。

眼皮跳动分生理性和病理性两种。生理性眼皮跳动占绝大多数，易在用眼过度或劳累、精神过度紧张、压力过大、烟酒过度时出现，发作时间较短(通常数秒钟)、跳动程度不严重。病理性的眼皮跳动可由眼睛屈光不正(近视、远视、散光等)、眼内异物、倒睫、结膜炎、角膜炎等导致，发作较频繁、持续时间长、跳动幅度大，有人会连眉毛、额头、嘴角甚至半边脸都一起抽动。尤其面部肌肉痉挛后引起的眼皮跳动，99%是因支配眼皮肌肉运动的面部神经被颅内异常血管压迫刺激，1%为颅内肿瘤、蛛网膜粘连刺激面神经所致，因此也被视为颅脑内疾病的征兆。

生理性的轻微眼皮跳只带来一些不舒适的感觉，不会造成不良后果的，经过休息后，多数会自动消退，有时需辅以药物治疗。当眼皮突然跳动起来时，不必惊慌，可适当休息，采用局部按摩或热敷的方法。如果是因结膜炎等眼疾引起的病理性眼皮跳动症状，则应适当用些药物或去医院进行中医针灸治疗。如上下眼皮跳则不适感较显著，更有甚者严重的上下眼皮跳可引起不能睁眼、患眼处于痉挛闭合状态，这必然会影响视物，引起患者的精神苦闷，但不会对健康或生命带来不利的影响。

结膜充血——病虽小，也要重视

急性结膜炎，发病急，结膜充血重，但是却算不上什么大病，如果没有特殊情况，一般也不会引起大问题，比较容易治愈。但是，对慢性虹膜睫状体炎、巩膜炎、青光眼等病，充血症状并不太明显，但却是不可忽视的重症眼病。

眼睛的白眼珠(医学上称为“巩膜”)上面覆盖着的一层结膜，虽然毛细血管也十分稠密，但它却呈现出洁净的瓷白色，好像一丝血管也没有。

如果用手指撑开眼皮仔细观察，黑眼珠（角膜）的周边部球结膜上，也稀疏地布着少数毛细血管，其数目仅占整个球结膜血管的1%左右。奇怪的是，一旦眼睛遭到某种刺激，巩膜马上变得通红，待刺激因素消除后，通红的眼球又变得洁白。

原来正常情况下，球结膜的血管都是瘪着的，处于“沉睡”状态，血管内并没有血液通过，因而巩膜总是显得那样洁白无瑕。当遇到细菌、病毒等入侵时，“沉睡”着的血管会马上被“惊醒”，继而扩张。于是红色的血液从四面八方蜂拥而至，巩膜也就红起来了。结膜充血分为浅层和深层两种。前者呈鲜红色，称为“结膜充血”；后者是暗红色，称为“睫状充血”。二者兼有的，称为“混合性充血”。

表现为结膜充血的疾病有弥漫充血性结膜炎和局限充血性结膜炎。弥漫充血性结膜炎包括急性细菌性结膜炎、急性流行性出血性结膜炎、过敏性结膜炎（包括春季结膜炎）、急性滤泡性结膜炎、沙眼急性感染、电光性眼炎。局限充血性结膜炎包括泡性结膜炎、疱疹性结膜炎、损伤性结膜炎、刺激性结膜炎（如倒睫、异物）、眦角性结膜炎、结节性结膜炎。

表现为睫状充血的疾病有角膜炎、巩膜炎与表层巩膜炎、色素膜炎、青光眼、眼球伤。其中色素膜炎包括虹膜炎、睫状体炎、虹膜睫状体炎及脉络膜炎；青光眼则以急性闭角性青光眼为明显，甚至表现混合性充血，其次为慢性闭角性青光眼，青光眼睫状体炎综合征等；眼球伤，不论眼球挫伤或创伤，均可显示睫状充血，重者可见混合充血。

有人认为，眼睛红得越厉害，病情也就越重。还有些人对眼红不重就不大在意。其实不然。例如急性结膜炎，发病急，结膜充血重，但是却算不上什么大病，如果没有特殊情况，一般也不会引起大问题，比较容易治愈。但是，对慢性虹膜睫状体炎、巩膜炎、青光眼等病，充血症状并不太明显，但是却是不可忽视的重症眼病。绝大多数内眼病，外表上并没有充血，但却可能导致失明。所以不要单从红眼的轻重，或有无结膜充血去判断眼病的轻重。因此，我们对结膜充血这种眼病切不可掉以轻心，而是要采取积极的措施。

1. 急性结膜炎。急性结膜炎是由细菌、病毒感染所引起的一种常见的流行性眼病，传染性强。这种急性结膜炎起病急，双眼同时或先后发病。患者眼睑红肿，结膜充血，分泌物多为细菌性、黏液性或化脓性，早晨起来眼睛被分泌物封闭。患眼有刺痛、痒、异物感，重者有畏光及灼热感，视力一般不受影响。急性结膜炎有很强的传染性，应预防隔离，毛巾、手帕不要相互使用，脸盆用后应冲洗干净并消毒。同时也要保持眼部清洁，分泌物多时可用清水冲洗，局部滴用抗生素、抗病毒药物。如有发热、头痛等全身症状，应结合内科治疗。

2. 急性虹膜睫状体炎。虹膜睫状体的发病原因很复杂，大多病因不明，可能与自身免疫性疾病如风湿以及结核、梅毒、病毒感染等有关。患者眼睫状充血或混合充血，角膜后有沉淀物，房水混浊，虹膜肿胀，瞳孔缩小或不规则，对光反射迟钝，部分虹膜与晶状体发生后粘连；眼压一般正常，但有时会增高或降低。对于急性虹膜睫状体炎应积极寻找病因，对病因进行治疗。局部用1%阿托品眼水扩瞳、热敷、激素眼水滴眼或球结膜下注射，严重的患者需全身静脉注射或口服激素以及服用消炎痛类药物。

3. 角膜炎。大多数角膜炎是由外来感染引起的。轻微的角膜外伤常是感染的诱因。常见的致病原为细菌、真菌、病毒等。另外角膜免疫功能不全或营养不良均可引起角膜炎。患眼疼痛、异物感、眼睑痉挛、怕光、流泪、视力骤降等。不同病因引起的角膜炎各有特点，但基本体征为眼睑痉挛水肿，结膜充血明显，球结膜混合充血伴水肿，角膜出现混浊或溃疡形成，角膜后可见沉淀物，前房内可有积脓等。

治疗角膜炎首先要祛除病因，大多数角膜炎为感染引起，所以选用适当的抗菌药及抗病毒药很重要。如为细菌性角膜炎，可用广谱抗菌药，如为绿脓杆菌引起的，可加用妥布霉素、多黏菌素及黏菌素等。真菌性角膜炎可用二性霉素 B、金褐霉素等抗真菌药。病毒性角膜炎可用无环鸟苷、病毒痤等，给药途径可局部滴用或球结膜下注射。另外可辅以 1%阿托品眼水散大瞳孔，麻痹睫状肌以止痛，防止虹膜后粘连。局部热敷，用眼垫包扎，对止痛、促进局部血循环、促使炎症的消退及溃疡愈合有一定的帮助。病因一时难以确定者，可采用广谱抗菌药或多种抗菌药联合治疗。

4. 急性闭角型青光眼。急性闭角型青光眼发病原因较复杂，且女性的发病率为男性的 2~4 倍，多发生于中老年妇女，为双眼疾病，与遗传有一定的关系。急性闭角型青光眼是因眼球的房角关闭，房水排出途径受阻，眼压升高所致。眼视力突然下降，眼部剧烈疼痛，同侧偏头痛，可伴有恶心呕吐(易误诊为胃肠道疾病)。患者眼睑和球结膜水肿，球结膜显著混合充血，角膜水肿呈云雾状，前房极浅，虹膜水肿，瞳孔散大，光反射消失，眼压很高，可大于 60mmHg。急性闭角型青光眼发病急剧，病情严重，可在短时间内失明，故应及时抢救，尽可能在 24~48 小时内控制眼压。原则上先用药物控制眼压，尽早采用手术治疗。降低眼压的药物主要有 20%甘露醇液、50%的甘油、醋氮酰胺片等。

电脑视力综合证——干眼病防治

美国流行病学调查显示，60 岁以上的老人 15%患有干眼病，虽然我国没有这方面的调查数据，但是近几年，由于长期使用电脑、空气污染等原因，年轻患者不断增多。

所谓“干眼症”是指由于眼泪的减少或者泪腺功能下降，导致眼睛表现出现微小伤痕的一种症状。干眼病的一般症状是眼睛有干涩，灼痛感，眼部分泌物较多；眼酸、眼痒、怕光和视力减退。其他症状还有头痛、烦躁、疲劳、注意力难以集中，严重时会发生角膜软化穿孔，在检查时可以看到有眼结膜充血。

以往干眼症与白内障、青光眼等疾患主要是老年人的常见眼病，但现在发现一些城市里经常接触电脑、电视、游戏机的青年人和白领阶层患干眼病的也越来越多了。据有关部门的一项调查表明，每天在电脑前工作 3 小时以上的人群中，有 90%的人眼睛有问题。因此干眼病可以说是一种"电脑视力综合征"。

干眼病患者可分为两大类。一方面由于全身疾病如干燥综合征、关节炎、糖尿病等使泪腺不能产生足够的泪液引发干眼病；另一方面是由于环境因素，如长期使用电脑，眨眼次数常减少，角膜得不到湿润，眼睛就会出现干燥酸涩的症状而诱发干眼病。这主要是因为正常情况下，泪液会以一定的速度不断地蒸发和被吸收，同时泪腺也持续地分泌一定量的新泪液进行补充，以维持眼表的健康、舒适和抗感染能力。而长期在空调开放、空气不流通环境里工作的人员或者经常从事注意力集中的工作，如电脑工作者、编辑等，因为当注视荧光屏时，眨眼次数明显减少，眼球缺少眼内润滑剂泪液的湿润，同时由于眼球长时间暴露在空气中，使泪液的蒸发加快，造成眼睛干涩不适，久而久之就形成干眼病。

无论哪种原因引起的干眼病，治疗都要首先祛除病因，例如保持良好的用眼习惯和生活规律，及时影响治疗干眼病的其他疾病，大多数人的症状可以很快缓解。养成多眨眼的习惯，让眼睛适当的休息，多吃新鲜蔬菜和水果、补充维生素，做眼保健操都可以预防干眼病。

1. 养成多眨眼的习惯。要有效地预防干眼病，最好的办法是养成多眨眼的习惯。通常情况下，一般人每分钟眨眼少于 5 次会使眼睛干燥。一个人在电脑前工作时眨眼次数只及平时的三分之一，因而减少了眼内润滑剂和酶的分泌，因此应该多眨眼，确保“泪片”能将水分分散到眼角膜，防止眼睛干涩。

2. 让眼睛适当地休息。为了避免荧光屏反光或不清晰，电脑不应放置在窗户的对面或背面，环境照明要柔和，如果操作者身后有窗户应拉上窗帘，避免亮光直接照射到屏幕上反射出明亮的影像造成眼部的疲劳。专业人士认为，干眼病是一种压力型病症，问题出在眼睛长时间盯着一个方向看。因此避免眼睛疲劳的最好方法是适当休息，切忌连续操作。如果你是眼镜一族，那么配一副合适的眼镜是很重要的。40 岁以上的人，最好采用双焦点镜片，或者在打字时，配戴度数较低的眼镜。工作的姿势和距离也是很重要的，尽量保持在 60cm 上以距离，调整一个最适当的姿势，使得视线能保持向下约 30°，这样的一个角度可以使劲部肌肉放松，并且使眼球表面暴露于空气中的面积减到最低。

3. 多吃新鲜蔬菜和水果，补充维生素。长期从事电脑操作者，应多吃一些新鲜的蔬菜和水果，同时增加维生素 A、B_1、C、E 的摄入。为预防角膜干燥、眼干涩、视力下降，甚至出现夜盲等，电脑操作者应多吃富含维生素 A 的食物，如豆制品、鱼、牛奶、核桃、青菜、大白菜、空心菜、西红柿及新鲜水果等。维生素 C 可以有效地抑制细胞氧化。维生素 E 主要作用是：降低胆固醇，清除身体内垃圾，预防白内障。核桃和花生中含有丰富的维生素 E。维生素 B_1 可以营养神经，绿叶蔬菜里就含有大量的维生素 B_1。每天可适当饮绿茶，因为茶叶中的脂多糖，可以改善肌体造血功能，茶叶还有防辐射损害的功能。

4. 做眼保健操。眼保健操也可以起到放松眼的调节，减少视疲劳的作用。眼保健操的本质是自我按摩，就是通过自我按摩眼部周围的穴位和皮肤肌肉，增加眼窝内血液循环，改善神经营养，能消除大脑和眼球内过度充血，由于循环畅通，眼内调节肌可以排除积聚的代谢产物，达到消除眼疲劳的目的。

俗话说治病先治本，不能头痛医头，脚痛医脚，应抓住干眼病的病因，对症下药。如果是因服用了某些药物而引起干眼病，则应把药物停了；若是免疫性疾病、内分泌失调、维生素缺乏等引起的，就要先治免疫性疾病、内分泌失调、维生素缺乏等。总而言之，干眼症的治疗要采取综合措施。首先，是在医生确诊引起该病原因的基础上进行治疗，根除或对症处理原发病变，从根本上截断病源，至少可大大缓解疾病的进展速度。与此同时，适当补充不含防腐剂的人工泪液。对泪液极度缺乏者，必要时可在医院作可逆性泪点封闭术，使非常有限的泪液存留在结膜囊内润湿角膜，以减轻用人工泪液的频次。轻度的眼部干涩、灼热等不适可以自己点人工泪液。干眼症症状重或用药3天以后仍然不能缓解甚至有所加重的，应当尽早去医院请眼科医生诊治。

如果上述治疗无效，可用固体明胶棒、硅栓等小塞阻塞泪小点，或用火针、电凝、手术等方法封闭泪小点，使分泌量已经很少的泪液不再经泪小点排走。也可用药物刺激泪液的分泌，如匹罗卡品、新斯的明、肾上腺素、麻黄素、必嗽平等。如果靠药物刺激还不管用，某些情况下，可以考虑手术治疗。如果尚有少量泪液分泌，并有角膜溃疡时，在溃疡部位可做部分睑缘缝合术。严重结膜疤痕时可做口黏膜移植术，以增加黏液分泌，形成或扩大结膜囊。或干脆将腮腺管转向，将开口移置入结膜下穹窿外侧部，用唾液代替泪液，不过这样一来，在吃东西时，眼睛就要流“眼泪”了，而不吃东西时，则没有“眼泪”的分泌，为了保持眼睛的湿润，就要不断地吃零食。

【小病自助贴士】遵守这几招，预防干眼病

1. 养成良好的生活习惯，睡眠充足，不熬夜。

2. 注意用眼卫生，定时休息，看书或者看电脑等需要注意力集中的工作，建议每隔 50 分钟就休息 5~10 分钟，注意眨眼的次数。

3. 计算机屏幕和眼睛的距离保持 60 厘米，并且屏幕要比眼睛低。

4. 眼球表面的疾病，如角膜、结膜及眼睑等有发炎、过敏、受伤等需要咨询眼科医生并积极治疗，切勿自行用药。

补充维生素 A，防治暂时性夜盲症

夜盲症俗称“雀蒙眼”，在夜间或光线昏暗的环境下视物不清，行动困难，称为夜盲症。造成夜盲的根本原因是视网膜杆状细胞缺乏合成视紫红质的原料或杆状细胞本身的病变。

顾名思义，夜盲就是在昏暗环境下或夜晚视力很差或完全看不见东西。夜盲症可分为暂时性夜盲、获得性夜盲、先天性夜盲。

1. 暂时性夜盲。由于饮食中缺乏维生素 A 或因某些消化系统疾病影响维生素 A 的吸收，致使视网膜杆状细胞没有合成视紫红质的原料而造成暂时性的夜盲。

因为眼睛的视网膜上有杆状细胞和锥状细胞，杆状细胞具有在黑暗的条件下分辨物体的能力，这是因为它里面含有视紫红质。视紫红质是一种由维生素 A 和视蛋白结合而成的物质，当体内的维生素 A 含量丰富时，视紫红质多，暗适应就快，也就是说从明亮处到黑暗处能迅速看清物体。这种夜盲是暂时性的，只要多吃猪肝、胡萝卜、鱼肝油等，即可补充维生素 A 的不足，很快就会痊愈。

2. 获得性夜盲。获得性夜盲往往由于视网膜杆状细胞营养不良或本身的病变引起。常见于弥漫性脉络膜炎、广泛的脉络膜缺血萎缩等，这种夜盲随着有效的治疗、疾病的痊愈而逐渐得到改善。

3. 先天性夜盲。先天性夜盲系先天遗传性眼病，如视网膜色素变性，杆状细胞发育不良，失去了合成视紫红质的功能，所以发生夜盲。

为了预防夜盲症和提高机体免疫力、促进儿童健康发育，每天应摄入富含维生素A的食物。动物肝脏、鱼肝油、鱼子、蛋类、奶及奶制品中含有丰富的维生素A，是维生素A的重要来源。维生素A的另一个重要来源是胡萝卜素，胡萝卜素在人体内可以转化成维生素A。胡萝卜素在深色蔬菜水果中含量较多，如西兰花、胡萝卜、苜蓿、菠菜、冬苋菜、杏、芒果、枸杞子等。为了预防夜盲症，科学地安排营养是必要的，特别对婴儿和发育时期的青少年，应提倡食品多样化，除主食外，副食方面包括鱼、肉、蛋、豆类、乳品和动物内脏以及新鲜蔬菜之类。同时要多做户外运动，多接触阳光，注意卫生，预防全身性疾病。治疗应急速补充大量的维生素A，内服鱼肝油或用维生素A点眼，防止眼球感染，闭合眼睑，重症者应及时送医院抢救。

【小病自助贴士】我们生活中的维生素A

维生素A又名视黄醇。由于维生素A是人类在食物中第一个被发现的维生素，因而排名第一为维生素A。维生素A除了有效防治夜盲症以及结膜干燥、角膜软化、皮肤干燥等症状外，还是人体生长发育所必需的元素，有助于骨骼细胞的生长与增殖，并对上皮细胞的生长发育和维持它的正常状态很重要。近年研究发现，维生素A还能增强机体免疫能力，并能预防一些皮肤癌症的发生。

因而，当体内维生素A不足时，常常使人发生以下一些病症：一是暗适应减慢，从亮处到暗处要用较长时间才能看清物体；二是眼角膜发生干燥、炎症、软化等；三是使皮肤变得干燥粗糙，形成“鸡皮疙瘩”；四是内脏器官的黏膜容易发生感染等。

《中国居民膳食营养素参考摄入量》中要求，每天对维生素 A 的摄入量 7 岁以上 600 微克、11 岁以上 700 微克、成年人 700~800 微克、孕妇 900 微克、乳母 1200 微克。

熬夜黑了眼圈，精油帮你解烦恼

精油具有促进和维护体温、呼吸、激素分泌、血压等的正常状态，可以提高身体免疫力。芳香精油具有镇静、抗菌、防虫等作用。植物精油具有使人体生物恢复正常的功能，可促进生物与生活节奏的协调，有助于身体消除疲劳。

黑眼圈是由于经常熬夜，情绪不稳定，眼部疲劳、衰老，导致静脉血管血流速度过于缓慢，眼部皮肤红血球细胞供氧不足，静脉血管中二氧化碳及代谢废物积累过多，形成慢性缺氧，血液较暗并形成滞留造成眼部色素沉淀。

精油可以说是植物的灵魂，它萃取自植物的花、叶、根、籽、皮、果、茎等部位。各种植物所能萃取出的精油量，是根据植物的不同而有所差异，例如玫瑰花苞只含有极少可被萃取的部分，通常约 100 朵玫瑰花才能萃取出一滴淑兰雅玫瑰精油，可见其珍贵。精油的最大特性是气味芬芳，还具有浓度高、挥发性强、可稀释等特点，但精油并不油腻。

但使用精油时不能接触眼睛（靠近眼部时可用纯露代替），同时避免将精油用于伤口（极小的伤口则例外），柑橘类及其他光敏性精油要避免用在太阳晒得到的身体部位，除紧急情况外，不可大剂量使用精油，平时使用浓度宜为 3%~5%，较危险的精油则应在 3%以下。婴幼儿要忌用含酮、酚等成分的精油，可低浓度用些薰衣草、洋甘菊、橘子等较安全的精油。

黑眼圈绝大部分都是因为眼睛过度疲劳，造成眼部周围的血液循环不良，以致黑色素沉淀在眼皮底下，因此利用一些能够促进眼部血液循环的晶露及精油，可以消除让黑眼圈。

1. 精油眼部按摩疗法。这是一种源自古文明的艺术，始至古埃及的保健疗法。具体做法是取少量精油涂于眼部四周肌肤，用手指点压式按摩至吸收，注意不可牵扯眼部肌肤，每晚临睡前使用。通过按摩使有效成份快速渗透到人体眼部皮肤结构中，促进细胞再生，改善血液循环和新陈代谢，并由最重要的嗅觉和触觉反应及经络手法来恢复身体与精神间的平衡，根本改善眼部肌肤的供给及经络运行不畅等问题，进而消除黑眼圈。

2. 洋甘菊晶露。阳白菊甘露能有效舒缓眼睛疲劳，促进眼部的血液循环，所以如果眼睛疲劳、黑眼圈、干涩或痒痛，可以取二片化妆棉（脱脂棉）沾湿已冰冻的消除黑眼圈晶露配方，直接敷在眼部约 10~15 分钟，来增强眼部四周的血液循环，消除黑眼圈及眼睛疲劳。

【小病自助贴士】黑眼圈缘何而生？

根据 1992 年法国洛昂医师的报告，造成黑眼圈的原因包括下列：

1. 先天遗传或后天性眼皮色素沉着增加；
2. 眼皮老化松弛，皮肤皱在一起造成外观肤色加深；
3. 眼袋出现造成阴影；
4. 眼眶内下侧凹陷形成泪沟进而形成阴影；
5. 眼皮静脉血流滞留造成皮肤眼色加深，这个其实是重点。

第六章

白白的皮肤『开了花』——皮肤科疾病

皮肤发痒，皮肤过敏，花粉过敏，青春痘、湿疹、桃花癣、痱子、脓包、扁平疣等常见的皮肤病，常常困扰着我们。不仅损坏了皮肤的健康，给我们的身体带来了痛苦，也影响了美观。对于这些常见的皮肤病，我们绝不可轻忽，应采取积极的治疗措施，战胜这些肌肤病。

皮肤发痒先抹点皮炎平试试

瘙痒是一种重要的感觉，起着自我保护的作用——就像很多其他皮肤感觉所起的作用一样，引起我们对有害外部因素的警觉。不过，如果不找出引起瘙痒的原因，进行治疗或处理，持续性瘙痒会让人苦不堪言。

在众多皮肤疾病中，瘙痒的症状尤为明显。瘙痒的感觉起因于瘙痒感受器受到某些物质的刺激，这些刺激物质包括能引发免疫应答的组胺类物质、缓解疼痛的阿片类物质、神经肽、负责在神经细胞之间传递信号的乙酰胆碱和5-羟色胺、能让脊髓神经细胞产生痛觉的前列腺素等。这几类物质的刺激作用一般与发炎、干燥有关，或者与其他一些皮肤、眼睛黏膜或结膜的损伤有关。有时，瘙痒还会作为某些疾病的并发症出现，让病人浑身不适。

人们挠痒时，会刺激同一皮肤部位的各种疼痛和触觉感受器，从而干扰瘙痒感受器传达的感觉。与人体许多感觉系统一样，痛觉和触觉感受器被激活，就会产生一种“周围抑制”效应，阻止瘙痒感受器发出的瘙痒信号，于是瘙痒感就被短暂地“关闭”掉了。虽然这样有助于缓解瘙痒感，但抓挠只能解决燃眉之急，如果用力过猛、次数过多，皮肤可能受到进一步的刺激，也许还会被抓伤。

尽管人们对瘙痒的研究已有一个世纪左右的时间，却未找到一种单独生效的抗痒疗法。不过，还是有不少局部和口服药物有助于抑制瘙痒感，包括一些洗剂和乳膏（例如炉甘石和氢化可的松）、抗组胺药、类阿片拮抗药（例如纳曲酮，一种用于治疗麻醉品或酒精依赖）、阿司匹林。另外，紫外线疗法也能缓解瘙痒感。皮炎平（通用名称：复方醋酸地塞米松乳膏)的主要成份是樟脑、薄荷、醋酸地塞米松(微量)主要用于过敏性和自身免疫性炎症性疾病,如局限性瘙痒症、神经性皮炎、接触性皮炎、脂溢性皮炎、慢性湿疹等。因此,在皮肤发痒时,抹点皮炎平也可以缓解瘙痒症状。

【小病自助贴士】瘙痒,皮肤干燥是祸首

原发性皮肤瘙痒症无疑是最为常见的冬季皮肤病了,此症无论男女老幼都可发病,但中老年者更为多见了,尤其是老年人。患者可全身到处瘙痒,白天由于外界干扰,尚可分心而无暇顾及,一到晚间,瘙痒难忍,全身似有蚂蚁在爬,无法忍受。如果吃了点“发物”,或饮酒,饮咖啡,则更瘙痒难熬。但检查皮肤,却无任何原发性皮疹,仅可见由于搔抓引起的皮肤抓痕,血痂或者色素沉着等继发性损害,如持续时间长久,则可继发多癣性皮损。

皮肤瘙痒病主要是由于皮肤干燥引起的。冬天我们脱下棉毛衫裤时,常可见很多细小的皮屑从身上落下,而冬季衣服又穿得较多较紧,这样,异物刺激了已敏感的皮肤,瘙痒也就难免了。还有就是有些人不恰当地处理也会加重瘙痒,如热水冲洗虽能解一时之痒却换来瘙痒更甚。因为热水对皮肤本身是一种刺激,再加上皮脂除去更多,导致皮肤更加干燥。

皮肤过敏时,吃两片“敏迪”

有20%的人有皮肤过敏现象。从医学角度讲,皮肤过敏主要是指当皮肤受到各种刺激如不良反应的化妆品、化学制剂、花粉、某些食品、污染的空气等等,导致皮肤出现红肿发痒、脱皮及过敏性皮炎等异常现象。

皮肤过敏症状是发痒,同时也可能会伴有红肿、干屑、水泡或病灶结痂及渗出液化等症状；这些病灶的形状与大小各有不同，偶尔可能会发生胸部紧绷、麻木、肿胀等症状，当出现这些症状时就是皮肤过敏了。其他皮肤过敏症状还包括发痒、打喷嚏、流鼻水、泪眼、皮疹。

皮肤过敏是一种很常见的过敏形式，有20%的人有皮肤过敏现象。皮肤过敏又称为“敏感性”皮肤。从医学角度讲，皮肤过敏主要是指当皮肤受到各种刺激如不良反应的化妆品、化学制剂、花粉、某些食品、污染的空气等等，导致皮肤出现红肿发痒、脱皮及过敏性皮炎等异常现象。

1. 年龄因素。随着年龄的增长，皮肤分泌功能退化，皮肤在岁月的消磨下会变得较薄，它的保护层功能亦随之减弱，在这种情况下，皮肤也越来越容易过敏。

2. 生理因素。精神紧张和情绪低落都会减弱皮肤的天然抵抗力，引致皮肤的自我修护机能亦随之减慢。

3. 敏感性因素。敏感性肌肤会变得非常脆弱，外界轻微的变化都有可能导致肌肤过敏。

4. 环境因素。长期暴露在阳光或空气污染的环境中，烟雾、灰屑、紫外光UVA和UVB以及红外线均会损害皮肤，因为它们产生的游离子能破坏皮肤的脂质保护层，皮肤也就容易过敏了。面对天气的转变，肌肤亦需要额外的保护，例如在寒冷天气中，如果皮肤没有充分滋润的话便很容易受到伤害。

5. 化妆品因素。各种假冒伪劣化妆品或不适合自己的化妆品，劣质化妆品或不当药物，甚至是一些护肤品中的成分如防腐染料乳化剂和香料，都有可能使皮肤变得敏感。

特非那丁（敏迪）适用于季节性、常年性过敏性鼻炎、急慢性荨麻疹、过敏性花粉症等。主要用于过敏性鼻炎和荨麻疹，也可用于过敏性皮肤病和枯草热。

少接触花粉——当心你的过敏性皮炎

花粉之所以会引起人体过敏，是由于花粉内含有丰富的蛋白质，其中某些蛋白质成分是产生过敏的主要致敏原。有过敏史的人，应尽量少去花草、树木茂盛的地方，更不要随便去闻花草，尽量避免与花粉直接接触。

过敏性皮炎是由许多因素导致的皮肤炎症反应，多见于女性，表现为颜面、颈部轻度的红斑、水肿，隆起或伴有少数米粒大的红色水肿性小丘疹；有的表现为眼周或颈部红斑，水肿不明显；有的类似湿疹，表面轻度粗厚，有细薄脱屑，常伴有瘙痒。常见的过敏性皮炎主要有二类：接触性皮炎和化妆品皮炎。不同致病因素所致的过敏反应不同。

1. 接触性皮炎。接触性皮炎是因皮肤或黏膜部位接触某种外来刺激物质后所导致的皮肤急性炎症反应。其原因可分为原发性刺激和过敏反应。临床表现为红斑、水疱、大疱甚至坏死等。原发性刺激主要由强酸、强碱、斑蝥和某些刺激性较强或浓度较大的化学物质引起。这类刺激无个体选择性，且无潜伏期，任何人接触均可立即引起皮肤急性炎症。过敏反应主要是迟发性变态反应，它是某种刺激因子（过敏原）作用于皮肤和黏膜后引发的，仅有少数具有特异性过敏体质的人发病，初次接触后并不立即发病，而往往经过 4~20 天的潜伏期（平均 7~8 天）使机体先致敏，如再次接触该物质后，可在 12 小时左右（一般不超过 72 小时）即可发生皮炎，此类过敏反应是接触性皮炎中最常见的。

2. 化妆品皮炎。由化妆品引起的皮肤炎症，称化妆品皮炎。有人经常使用某种化妆品，一旦停用或再次使用便会发生过敏反应；也有人在首次使用后面部即出现过敏反应；还有的是在使用后经过日光照射而发生反应。多数患者在使用化妆品后数小时即发生过敏现象，这在医学上称立即型（或速发型）过敏反应；经过数天才发生过敏反应的则称为迟发型反应。一般以立即型反应较多。化妆品皮炎轻者仅有局部皮肤瘙痒，少许零散的小红丘疹、红斑及轻度肿胀，重者局部皮肤水肿，有弥漫性红斑，大小不等的水疱，甚至渗液糜烂。

花粉直径一般在30~50微米左右，它们在空气中飘散时，极易被人吸进呼吸道内。有花粉过敏史的人吸入这些花粉后，会产生过敏反应，这就是花粉过敏症。花粉之所以会引起人体过敏，是由于花粉内含有丰富的蛋白质，其中某些蛋白质成分是产生过敏的主要致敏原。花粉中含有的油质和多糖物质被人吸入后，可被鼻腔的分泌物消化，随后释放出十多种抗体。如果这种抗体和入侵的花粉相遇，并大量积蓄，就会引起过敏。花粉过敏症的主要症状为打喷嚏、流鼻涕、流眼泪，鼻、眼及外耳道奇痒，严重者还会诱发气管炎、支气管哮喘、肺心病（多发在夏秋季）。每当春暖花开之际，最容易引起花粉过敏的多为种子树，如构树、蓖麻、法国梧桐等居多。这些植物花粉量大、体积小，空气中含量高，在风起的日子更容易传播，所以春天郊游时出现花粉过敏者更多。

为了有效地预防花粉过敏症，我们平时尽量减少高蛋白质、高热量的饮食，少食用精加工食物。有过敏史的人，如过敏性哮喘、过敏性鼻炎、荨麻诊或是过敏性皮炎、湿疹这一类的病人，尽量少去花草、树木茂盛的地方，更不要随便去闻花草；外出郊游时最好戴上帽子、口罩和穿长袖的衣物，尽量避免与花粉直接接触，带上脱敏药物，如苯海拉明、息斯敏等，若遇皮肤发痒、全身发热、咳嗽、气急时，应迅速离开此地，如症状较轻，可自行口服苯海拉明、息斯敏或扑尔敏。一旦出现哮喘症状时，则应及时到医院诊治。

专家指出，发生过敏症可能与基因有关，父母一方有过敏症的，孩子的患病率是48%；如果父母双方都有过敏症病史，孩子的患病率则高达70%。此外，过敏体质者与母亲怀孕期间是否频繁接触致敏源等因素有关。瑞典科学家研究发现，孕妇在临产前3个月过多地吸入花粉等致敏源，可能会影响胎儿的免疫系统，使他们在出生后罹患哮喘病的几率显著增加。

毛囊炎特效治疗方法——涂抹康炎宁膏

我国医学对毛囊炎早有记载。生于项后发际部位者称“发际疮”；生于下颌部者称“羊须疮”、“须疮”、“燕窝疮”；发于眉间者称“眉恋疮”；发于臀部者称“坐板疮”等。

毛囊炎系化脓性球菌侵犯毛囊口周围，局限于毛囊上部的炎症，分为化脓性与非化脓性两种。毛囊炎初起为红色充实性丘疹，以后迅速发展成丘疹性脓疮，继而干燥、结痂，痂脱不留痕迹。皮疹数目多，但不融合，自觉瘙痒或轻度疼痛。毛囊炎好发于成人的多毛部位；小儿则多发于头发部位，愈后可留下小片秃发。

中医学认为毛囊炎多由湿热内蕴，外受热邪，熏蒸肺系蕴结肌肤，郁久化热，热盛肉腐成脓脓毒流窜，相互贯通，发为本病或素体虚弱，卫外不固，外感热毒；或因皮肤不洁复遭风毒侵袭所致。现代医学认为毛囊炎的病原菌为葡萄球菌，主要发生于免疫力低下或糖尿病患者，多因抓搔皮肤受损，病原菌乘机入侵毛囊，而引起炎症。毛囊炎的发病或与职业，或与某些治疗因素有关。经常接触焦油类物质或长期应用焦油类物质或皮质类固醇激素药物，以及皮肤经常接受磨擦等刺激，均为毛囊炎的诱发因素。

治疗毛囊炎首先要讲究皮肤的清洁卫生，同时要避免搔抓等刺激。特别是头部，由于毛发多、皮脂腺和汗腺较丰富，排泄物也多，所以更应该保持清洁卫生。患者平时要尽量少食刺激性食物，要注意少吃酒类及酸、辣等刺激性食物，反复发作者平时应少吃油腻之物，多食蔬菜、水果，增加维生素，保持大便畅通。同时也要注重毛囊炎的药物治疗方法。

1. 全身疗法。在皮损广泛而有明显脓头时，应给广谱抗生素治疗。如有条件可送脓液培养，并作药敏试验，这样对选择更有效的药物有重要的指导意义。

2. 免疫疗法。慢性反复发作的患者，可用疖病菌苗注射，每周皮下注射一次，开始剂量为 0.5 毫升，第二次为 1 毫升，第三次为 1.5 毫升，以后每次为 2 毫升。一般注射后无不良反应，如有发热等不适，不要再增加剂量，必要时可减量或停用。

3. 局部疗法。皮损发作时局部忌用水洗，避免搔抓，皮损部位应将毛发剪短，局部可搽杀菌、止痒的药物如发水等。伴有渗液的患者可用 0.1%利凡诺溶液湿敷，每日 3~4 次，每次 20 分钟，炎症缓解后可以用 2%氯霉素乳剂、0.5%新霉素软膏以及 3%碘酊外搽。

4. 涂抹“康炎宁喜”。“康炎宁喜”的成分是蒲公英、紫花地丁、阿昔洛韦、冰片、薄荷脑、醋酸洗必泰、皮肤渗透剂等。主要用于脓疱疮、毛囊炎、化脓菌皮肤病炎症的治疗。“康炎宁喜”具体使用方法是拿棉棒蘸该品直接涂抹脓疱疮，毛囊炎患处，每日三次，症状部位全部涂抹。使用过程中，不可用手挠抓，以防继发感染。症状严重者或最好口服连翘败毒丸和清血解毒丸配合治疗。

【小病自助贴士】毛囊炎的预防

1. 生活规律，注意休息，放松心情，减少压力，努力提高睡眠质量。

2. 少吃辛辣、肥腻或含糖量过高的饮食；多食蔬菜、水果，增加维生素，保持大便畅通。

3. 注意清洁，对于头部毛囊炎，洗头时不要用力搔抓，洗头也不要过勤，每周 3~4 次为宜。

4. 积极锻炼身体，提高身体抵抗力。

战胜青春痘的小建议

青春痘可发展为炎性丘疹、脓疱、结节、囊肿、粉瘤、囊肿，形成色素沉着、毛孔粗大、甚至疤痕等皮肤损害。因此青春痘的预防和治疗都很重要。

青春痘是皮肤病的一种，大部分叫做痤疮，现在被年轻人叫做青春痘或者面疱，它是由于毛囊及皮脂腺阻塞、发炎所引发的一种皮肤病。青春期时，体内的荷尔蒙会刺激毛发生长，促进皮脂腺分泌更多油脂，毛发和皮脂腺因此堆积许多物质，使油脂和细菌附着，引发皮肤红肿的反应。由于这种症状常见于青年男女，所以才称它为青春痘。其实，青少年不一定都会长青春痘；而青春痘也不一定只长在青少年的身上。

青春痘是青年人群中最常见的影响美容的皮肤病，它的发病与遗传因素、激素分泌、胃肠障碍、使用外搽药物、化妆品不当等有关。青春痘可发展为炎性丘疹、脓疱、结节、囊肿、粉瘤、囊肿，形成色素沉着印、毛孔粗大、甚至疤痕等皮肤损害。从某种意义上来说，青春痘的预防则尤为重要，平常应注意以下几方面：

1. 讲究个人卫生。洗脸既不能太勤，也不能太少，每天 2~3 次即可。油性皮肤用偏碱性香皂；干性皮肤用碱性低的香皂如硼酸皂等。运动或外出回家后应该洗脸，将脸上的浮尘和油垢洗掉，保持脸部清洁、干爽，避免污物堵塞毛孔。没事不要用手去碰脸，因为手上不但容易携带细菌，还会因东西的触碰而刺激产生不必要的青春痘。

2. 良好的睡眠休息。青春痘的原因比较复杂，有可能是因为排泄、排毒不畅，也有可能是体内经血不调，但是从总体上来看根本原因就是体内平衡被打破。睡眠是治疗青春痘非常好的一个方法，当然我们也要改善体内平衡才行。睡眠作息很重要，越晚睡的人也越容易起痘痘。一般来说，超过十一点就是晚睡。十一点以后是肝胆经的时间：十一点到一点是胆经、一点到三点是肝经。睡觉的时候血液通过门脉、静脉回到肝脏，不睡觉、错过睡眠时机，当然就会影响到血液，同时又影响到造血机能，身体作用就会受到影响。

3. 合理的饮食。饮食尽量清淡，多喝水，多吃蔬菜和水果，少油、少甜、少刺激，避免食用过多含有色素及人工香料的食物，以及含有咖啡因的食品如浓茶、咖啡、可可、巧克力等也易激发油脂及内分泌不平衡，形成更严重的青春痘。

4. 注意防晒。脸上已有青春痘时也要注意防晒，尽量不要晒太阳，有的人以为将脸晒黑就可以掩饰脸上的红点，其实它不但遮盖不了，还会有反效果，就是让青春痘更恶化，如在海边或是游泳，不但紫外线强，海水对于有青春痘的皮肤也是一大刺激。

5. 选择适合的化妆品。如果油性皮肤的人选择具有油腻性质的化妆品无疑雪上加霜，很容易堵塞毛孔而产生粉刺和青春痘，所以皮肤油性较大的人适宜选用稀薄奶液状的化妆品或护肤品，并且每天都要卸妆。洗完脸可用收敛性化妆水或清爽性的柔软水擦拭，每周使用一次去角质的清洁面膜来清洁毛孔。

青春痘的正确处理方法是禁止挤压或用针剔除，保持患处清洁并请医生治疗，以免引起化脓发炎，脓疮破溃后形成疤痕和色素沉着，影响美观。未经消毒的皮肤和手指、器械、不专业的手法、不正确的清除痘痘等，很容易在挤压痘痘的时候伤及真皮层，留下的凹洞（永久性的）和色斑是终身消除不去的遗憾。青春痘的治疗可以内服药物，用维A酸类药物治疗，外涂药或者食用药膳。

1. 内服药物。内服的药物主要是抗生素，以抗菌消炎为主，但有些含有四环霉素的药物，长期服用药物无形中会加重肝、肾的负担，对孕妇尤其有禁忌。所以必须有医生的处方，并且在就医时必须跟医生沟通，自己是否曾服用过其他医生或其他医院开出的药方。

2. 维A酸类药物治疗。维A酸类药物治疗痤疮可直接或间接作用于痤疮发病的4个主要环节：抑制皮脂腺功能、抗毛囊皮脂导管角化、抑制毛囊皮脂导管内微生物的生长、抑制炎症。所以，维A酸类药物是治疗痤疮最为有效的药物种类之一。但由于维A酸类药物具有一些副作用，以下患者应禁服或慎服维A酸类药物：1年内打算怀孕的女性患者、育龄期未采取避孕措施的妇女、妊娠及哺乳期的女性、严重肝功能异常者、高血糖及高血脂患者应慎用。因此服用此类药物务必详细咨询皮肤科医生。

3. 外用药。市面上有些抗痘的外用药或抗痘贴布多半都含有A酸成份，如维胺酯维E软膏，可加速表皮角质的脱落，保持皮肤的干燥，从而治疗青春痘，但使用后会容易脱皮，并且不能接触到阳光，所以避免在白天使用，而且孕妇使用还会有造成畸形儿的危险，因此治疗时必须有医师处方才行。

4. 药膳。日常生活中人们用来治疗青春痘的药膳主要有海带生地绿豆瘦肉汤、桃仁山楂荷叶粥、杷叶菊花薏苡仁粥、黑豆益母草粥。

海带生地绿豆瘦肉汤：

取海带30克，生地18克，绿豆100克，陈皮3克，瘦猪肉100克。将海带洗净泡发切丝，猪肉、陈皮洗净切丝，与生地、绿豆同置砂锅内，加水适量用小火煲2小时，加食盐少许即可食用。此药膳具有清热解毒、凉血养阴之功效，常服可治疗青春痘反复发作。

桃仁山楂荷叶粥：

取桃仁、山楂、贝母各 8 克，荷叶半张，粳米 60 克。将前 4 味药切碎，加水煮沸 30 分钟，去渣，用药汁与粳米煮粥，每日 1 剂，连服 15 天为 1 个疗程。此药膳具有活血化淤、清热解毒之功效，适用于青春痘症状较重者。

杷叶菊花苡仁粥：

取枇杷叶 9 克，菊花 6 克，薏苡仁 30 克，粳米 50 克。先将前 2 味药加水 3 碗煎至 2 碗，去渣，加入薏苡仁、粳米和水适量。煮粥服食，每日 1 剂，连服 10 天为一个疗程。此药膳具有清热解毒、化痰止咳、除湿软坚之功效，适宜于青春痘初起者。

黑豆益母草粥：

取黑豆 100 克，益母草 50 克，苏木、桃仁各 9 克，粳米 150 克。先将益母草、苏木、桃仁切碎，加水适量煎 30 分钟，去渣取汁，再将药汁与黑豆加水适量煮熟后放入粳米和水煮粥，粥烂时加入红糖少许调服，早中晚各服 1 小碗，隔日服 1 剂。此药膳具有活血祛淤、补肾止痛之功效，适用于淤血型青春痘患者。

告诉你湿疹的防治及用药原则

湿疹可发生于任何年龄、任何部位、任何季节。湿疹发病后应及时隔离，卧床休息，多饮水，多吃营养丰富、易消化的食物，加强护理。

湿疹是一种常见的由多种内外因素引起的表皮及真皮浅层的炎症性皮肤病，是一种过敏性炎症性皮肤病，以皮疹多样性，对称分布、剧烈瘙痒反复发作、易演变成慢性为特征。湿疹可发生于任何年龄、任何部位、任何季节，但常在冬季复发或加剧有渗出倾向，慢性病程，易反复发作。有湿疹、异位性皮炎等皮肤病患儿，应避免接触单纯疱疹病人。发病后及时隔离，卧床休息，多饮水，多吃营养丰富、易消化的食物，加强护理。

西医对湿疹的治疗，医生一般会选择维C加地塞米松和一些临床药组合而成。但最好不要用药超过四天，超过容易加重病情，使病情由局部转为全身性。如继续用药，有对糖皮质激素依赖的情况发生，出现满月脸等病征。

中医在临床上将湿疹分：湿热症、血虚风燥症。中医认为慢性湿疹患者要注意"脾虚夹湿"的问题，病情日久，患者皮肤会呈现暗淡不红、渗液少、有淡黄色的脱屑或结痂的斑片，脸色也较苍白，胃口不好、腹胀、排便稀软，中医多采用除湿胃苓汤治疗。此外，也有部分慢性湿疹患者属于"血燥"型，皮肤会变得粗糙、肥厚，表面有抓痕、血痂，肤色暗淡甚至有色素沉淀。

中医治疗对湿疹有很好的效果，如百肤乐湿克、青黛膏、黑豆留油膏，但用药时间较长，三周左右。中药中一般会有的药物是防风、泽泻、半夏、地肤子、苍术、当归、生地、蝉蜕、苦参、荆芥、蛇床子、青黛、蒲公英、金银花、黄柏等。中医上说，祛风先理血，血行风自灭，所以治疗湿疹是在消风散上相加减。

中医建议，湿疹患者应避免喝酒、咖啡、辛辣刺激与油炸的食品，饮食应清淡，多吃水果蔬菜。榴莲、芒果、龙眼、荔枝等属热性水果少吃，以免病情"火上加油"。患者可多吃绿豆、冬瓜、莲子、苦瓜等清热利湿食品。

【小病自助贴士】湿疹用药原则

1. 祛除病因，避免各种外界刺激，就是避免过敏源。

2. 抗组织安药物，如敏迪、比特力（氯雷他定）。

3. 维生素类，选择针对性强的 VB_2 和 VB_6。

4. 皮损渗出明显可用3%硼酸溶液湿敷，感染局部及全身加用维生素治疗。

摆脱“桃花癣”，让你的皮肤更光滑

“桃花癣”是接触花粉引起的一种皮肤病，症状像“癣”。不少人滥用药治，越治越严重。其实，“桃花癣”不是“癣”，而是一种过敏性皮肤炎症，并非仅由接触桃花引起，接触其他花粉，甚至日晒、季节性温度变化都会生出“桃花癣”。

桃花癣是民间对春季常见的一种面部鳞屑性皮肤病的俗称。其实“桃花癣”并不是“癣”，而是单纯糠疹、脂溢性皮炎及春季性皮炎等皮肤病的总称。桃花癣主要表现为皮肤干燥、粗糙，有的人脸上还会长疙瘩或出现苔藓样变化。这些症状虽不明显，但如果发生在面部则影响美观。因为春天正是桃花开的季节，故这种现象被俗称“桃花癣”。

“桃花癣”的发生，主要是因为春天人们皮肤的新陈代谢变得十分活跃，皮脂腺和汗腺的分泌物日渐增多，在接触到各种过敏源后易发生过敏反应。春暖花开适宜于花粉、细菌、病毒等微生物的繁殖和传播，这些东西随着春风到处飞扬，飘落到了人们细嫩的皮肤上，就易引起过敏性皮炎和斑疹。据测定，春季阳光中紫外线含量最高，人对紫外线的敏感性也最高，尤其是在冬季深居简出的女性，长时间接触强烈紫外线照射后易引发单纯糠疹；各种家庭宠物身上的昆虫，如臭虫、跳虱、虱子、蠓虫等的叮咬、部分过敏体质人群吃鱼、虾、蛋后，均可造成过敏反应，引发湿疹；另外，消化不良、维生素摄入不足也会诱发“桃花癣”。

治疗“桃花癣”需要一定过程，免疫力和皮肤状况较好者有自我恢复的可能。如果经一两天观察没有好转或减轻迹象，可以适当服一些抗过敏药，如扑尔敏、赛庚啶、息斯敏等，同时外用5%硫磺软膏、维生素B_6软膏。用药宜少不宜多，用药后注意观察反应，一旦有不良反应立即停药就医。另外，易患“桃花癣”者春天不宜到花粉多处，不可过度晒太阳，少吃香菜、芹菜、油菜、芥菜、无花果、柠檬等。这些食物能增强皮肤对日光的敏感性。

【小病自助贴士】日常生活中注意防治桃花癣的小细节

1. 淋浴后，特别是用较热的水淋浴后，皮肤处于脱脂又脱水的状态，这时要尽快擦面霜，否则如遇阳光照射，皮肤就会出现红斑脱屑。

2. 护肤品要选择质量好一点的，如护肤品杂质比较多，经日光照射后会发生光化学反应生成大量的氧化自由基，引起皮肤炎症，诱发和加重“桃花癣”。

3. 外出回家后要立即洗脸，把皮肤上的有害物质清除干净。

4. 油性皮肤的人容易患脂溢性皮炎，有炎症、有损伤的皮肤容易受到不良因素的伤害而诱发“桃花癣”，因此要积极治疗原有的皮肤病。

5. 一旦患了“桃花癣”，不要用热水烫或蒸面等方法来解痒，也不能使用治疗癣的药物，否则会加重病情。轻症者可用些保湿性的护肤品或药品，反复发作者可在医生指导下用些内服药。

夏季防治痱子有妙招

痱子是夏天最多见的皮肤急性炎症。生了痱子不要用手抓，也不要用强碱性肥皂洗。更不要用热水烫，可用温水冲洗擦干，扑撒痱子粉。在人们的日常生活中，人们也用花椒、瓜汁、桃叶、马齿苋，以及甘草、滑石来防治痱子。

痱子即痱疮，指夏季因汗出不畅所生的一种皮肤病，是夏天最多见的皮肤急性炎症。初起时皮肤发红，然后出现针头大小的红色丘疹或丘疱疹，密集成片，其中有些丘疹呈脓性。生了痱子后剧痒、疼痛，有时还会有一阵阵热辣的灼痛等表现。

痱子是由汗孔阻塞引起的，多发生在颈、胸背、肘窝、腋窝等部位，小孩可发生在头部、前额等处。夏季气温高、湿度大，身体出汗过多，不易蒸发，汗液浸渍表皮角质层，致汗腺导管口闭塞，汗腺导管内汗液储留后，因内压增高而发生破裂，汗液渗入周围组织引起刺激，于汗孔处发生疱疹和丘疹，发生痱子。也有医家认为：汗孔的闭塞是一种汗孔的原发性葡萄球菌感染，此种感染与热和湿的环境有关。

生了痱子不要用手抓，也不要用强碱性肥皂洗。更不要用热水烫，可用温水冲洗擦干，扑撒痱子粉。在人们的日常生活中，人们也用花椒、瓜汁、桃叶、马齿苋，以及甘草、滑石来防治痱子。

1. 花椒水治痱子。将 10 克花椒放入搪瓷缸内，冲入 200 毫升开水，在小火上煮 5~6 分钟，煮后待稍凉不烫手时，用药棉蘸花椒水轻擦患处。12 小时后，痱子的脓尖一般可收缩干瘪。为巩固疗效，可将剩余的花椒水在小火上温一下，再重新擦洗患处，经这样处理后，痱子即可全部消失。

2. 瓜汁治痱子。用黄瓜切断面，或用捣烂的丝瓜叶涂擦痱子，每天 2~3 次，几天后可见疗效。也可用吃完西瓜的瓜皮擦拭患处，每次擦至微红，一天擦两三次。还可将苦瓜切片，用带汁的苦瓜肉涂擦痱子处，早晚各一次。

3. 桃叶水治痱子。取桃叶 50 克，加水 500 毫升，将其熬到只剩一半水量时，用煮过桃叶的水直接涂擦痱子。

4. 马齿苋水治痱子。将 100 克新鲜马齿苋放在约 1500 毫升水里烧开，用煮过马齿苋的水擦洗痱子，早晚各一次。

5. 甘草、滑石治痱子。较重的痱子，可取甘草研末1份，滑石粉2份，扑擦痱子。

身上起了大脓包(脓疱疮)怎么办

脓疱疮具有接触传染和自体接种感染的特性，易在儿童中流行。脓疱疮好发于颜面、四肢等暴露部位，主要症状是自觉瘙痒；皮损初为丘疹或水疱，迅速变为有炎性红晕的脓疱，散在分布。

脓疱疮俗称"黄水疮"，是一种常见的急性化脓性皮肤病。这主要是指皮肤软组织感染化脓后，在表皮形成的一个肿包，内含脓液。可出现在人或畜身上。皮肤软组织化脓性感染是由于细菌侵入人体皮肤而发生的炎症反应，局部可出现红、肿、热、痛和功能障碍，严重时细菌及毒素进入血液循环可引起毒血症或败血症，伤口感染是细菌在体内大量繁殖的结果，脓是机体组织炎症过程中形成的浓稠或稀薄的渗出物，其中包含变性、坏死的白细胞、细菌、坏死组织碎片和渗出的组织液。皮肤软组织感染包括毛囊炎、疖、痈、淋巴管炎、急性蜂窝组织炎、烧伤创面感染、手术后切口感染及褥疮感染等。

脓疱疮具有接触传染和自体接种感染的特性，易在儿童中流行。病原菌主要为凝固霉阳性的金黄色葡萄球菌或乙型溶血性链球菌单独或混合感染。夏、秋季节气温高、湿度大，皮肤浸湿等，都易使病菌侵入皮肤繁殖，为促发脓疱疮创造有利条件。脓疱疮好发于颜面、四肢等暴露部位，主要症状是自觉瘙痒；皮损初为丘疹或水疱，迅速变为有炎性红晕的脓疱，散在分布。

西医对于脓疱疮的治疗主要是从全身或者局部进行治疗的。对于皮损广泛伴有发热或淋巴结炎者,可给予磺胺药或抗生素制剂,进行全身治疗。局部治疗则以杀菌消炎、止痒、干燥为原则。对于疱壁未破者,可外搽1%樟脑、10%硫黄炉甘石洗剂;对于每日数次疱壁已破、形成糜烂面或结痂者,可先以0.1%利凡诺溶液湿敷,敷后外用0.5%新霉素软膏或百多邦软膏环丙沙星软膏等,亦可用2%龙胆紫溶液。

中医对于脓疱疮的治疗主要是从内和外两方面进行治疗。内治注重的是清热解毒利湿;外治则可用一些药物外涂。

1. 内治法。脓疱周围有炎性红晕破后糜烂结脓痂,可伴发热、口渴、便干尿黄、舌红苔薄黄、脉滑数的症状。这种脓疱疮属肺胃湿热外感毒邪。可用蒲公英10克、地丁10克、野菊花10克、金银花10克、黄芩10克、生地10克、泽泻10克、滑石30克(包煎)、生甘草6克。这种治法是通过清热解毒利湿来治疗脓疱疮的。

2. 外治法。中医对于脓疱疮的外治法可用如意金黄散以凉茶调后外搽患处;或者马齿苋30克、苦参30克,水煎湿敷患处;也可用颠倒散(大黄硫黄各等份)洗剂外搽。

寻常疣(千日疮)的预防治疗措施

只要自身免疫力比较弱的话就会很容易传染上寻常疣。传染上之后不及时治疗会继续传染。寻常疣虽不是什么大病,却会影响美观,并给工作生活带来很多不便,目前可用冷冻和激光治疗来治疗寻常疣,解决人们的烦恼。

千日疮,又名疣、疣疮,俗称瘊子。系因风邪搏于肌肤而生者,或因肝虚血燥,筋气不荣所致。其好发部位以手背、指背、头面以及颈项、背部为多见。动起小如粟粒，渐至大若黄豆，突出皮表，色灰白或污黄，表面呈现蓬松枯槁，状如花蕊。所发之数多少不一，少者独一，多则甚至数十者，或散在或群聚，并无一定规律。一般无自觉症状，若受挤压则局部有疼痛感，或碰撞、摩擦时易于出血。治疗多用外治，例如外用鸡肫皮擦之，或以鸦胆子仁捣烂涂敷布裹，亦有单用艾灸烧灼之法者，多能获效，易再发。赘疣多发者，除外治法治疗外，有用熟地、制首乌、红花、白芍、当归、杜仲、牛膝、川芎、川山甲等组方水煎内服以期取效者。即现代之寻常疣。

疣是由人类乳头瘤病毒所引起的表皮良性赘生物，常见的有寻常疣、跖疣、扁平疣及尖锐湿疣等，好发于手指、手背、甲缘及足部。患病部位一般无自觉症状，偶有压痛；皮损为针尖至豌豆大，半圆形或多角形丘疹，表面粗糙，角化明显。触之略硬，呈灰黄、污褐或正常肤色，乳头样增殖，表面多呈花蕊或刺状。初发为单个，可自身接种而增多，多无自觉症状，病程慢性。

寻常疣根本无法预防。因为只要自身免疫力比较弱的话就会很容易传染上。传染上之后不及时治疗会继续传染。寻常疣虽不是什么大病，却会影响美观，并给工作生活带来很多不便，患者多希望寻求简便而迅速的治疗方法。目前最受医生和患者青睐的要属冷冻和激光治疗，最方便最普遍的为液氮冷冻，最大可冷冻直径有 1CM 大小的瘊子。基本冷冻后两个星期就会脱落，有些人需要 3 个星期。然而比较顽固的瘊子在第一次脱落之后还需要立即再去冷冻一次，不过这次只用短短的几秒就好了，主要是为了除根。激光虽然也挺有效，但是只是面对面积比较小的瘊子，大了的话会不起效果，而且会复发。其它外敷内服方法均不可靠，因为外敷一但没搞好就会恶化，使瘊子增大。毕竟外敷是一点点，慢慢的腐蚀，效率很低，且会传染的。

青少年如何防治扁平疣

扁平疣具有传染性，疣体在患处进行扩张，当患者有意无意地搔抓患处，结果发现疣体越来越多，甚至沿抓痕呈串珠状排列或密集成片。对于扁平疣的患者来说，保持乐观的心情很重要，同时也要注意饮食，现有的一些治疗扁平疣的方法，主要有口服中药、激光疗法、注射激素等。

扁平疣是一种病毒性皮肤病，因其主要侵犯青少年，故又称青年扁平疣，中医称“扁瘊”，它的病原体和寻常疣一样，是由乳头状瘤病毒 HPV_3 和 HPV_5 感染引起的皮肤赘生物。

扁平疣表现为或分散分布、质地柔软、顶部光滑、粟粒至绿豆大、淡褐或的高出皮肤表面的扁平状丘疹，扁平疣多发于颜面、手背及前臂等处。扁平疣具有传染性，当局部被搔抓时，疣体表面和正常皮肤可产生轻微的破损，这时病毒很容易被接种到正常皮肤上而产生新的疣体。

发病时间越长，扁平疣越容易形成严重的色素沉着，且容易诱发其他严重后果，因此扁平疣治疗需及时。对于扁平疣的患者来说，保持乐观的心情很重要，同时也要注意饮食，现有的一些治疗扁平疣的方法，主要有口服中药、激光疗法、注射激素等。

1. 保持乐观的心情。扁平疣患者应保持愉快的心情，加强身体锻炼，扁平疣病程慢，最快治疗时间一般需要 2~3 个月，或者更长，但治疗后皮疹即可变平、消退，不留任何痕迹，因此治疗期间要乐观，有耐心、毅力。

2. 饮食应注意。扁平疣患者应忌烟酒、辛辣刺激性饮食，多吃蔬菜、水果，补充多种维生素。

3. 口服中药。由于从口服到内脏吸收到达皮肤，药力损耗大，这种口服中药运用扶正祛邪的原理，不是直接杀灭病毒，所以效果并不理想，并且要长期连续服用几十天，一般人很难坚持。

4. 慎用激光、电离子治疗法。扁平疣禁忌采用激光、电离子，疣体自身埋植等有创性治疗方案治疗，否则，会引起同型反应，导致病情变本加厉地加重，甚至会转化为严重的疣状表皮发育不良。

5. 注射激素转移因子。西医治疗扁平疣主要注射转移因子等激素来提高人体免疫功能。由于这一种间接性治疗不是直接能杀灭扁平疣病毒，所以治愈率也很低，特别是对一些年龄偏高的人。

【小病自助贴士】治疗扁平疣的小偏方

1. 用硫代硫酸钠+70%的医用酒精溶液，必须在最热的夏天涂抹。

2. 买白醋一瓶，鹌鹑蛋若干个，玻璃瓶一个，用白醋浸泡鹌鹑蛋两个星期，再用醋煮熟食用，一次两个鹌鹑蛋。

减少手对患病皮肤的抓挠

皮肤瘙痒时，人们正常的反应是搔抓皮肤，殊不知，使劲搔抓皮肤后反而瘙痒加重，加重了患病皮肤的病状。合理的止痒方法是降低皮肤温度，以皮肤冷觉来麻痹大脑皮层的痒觉。

春季是皮肤病的高发季节。春季皮肤病一般有 4 种情况，如病毒性疾病造成的皮肤病、皮肤过敏、皮肤瘙痒症、癣。按照中医说法，皮肤毛病是因为风邪乘隙侵袭，阻于肌肤之间，内不得逼，外不得泄，气血运行失常，肌肤失于濡润，导致皮肤病变。

春天潮湿，有些人的手和脚会因为汗腺发达分泌很多汗液，特别是脚，如果长期穿不透气的鞋子，脚就会脱皮、长水泡，很多人误认为这是脚气，这其实是湿疹，最好及早请专业医生诊断治疗。

容易被大家忽视的另外一种春季皮肤毛病源于咽喉炎，因为咽喉炎也能引发荨麻疹。因为春季容易出现的上呼吸道感染可能引起皮肤病，荨麻疹就是其中之一。咽喉炎往往是链球菌感染，这些细菌会在人体分泌毒素，通过血液吸收，毒素会引起皮肤过敏，从而导致荨麻疹。

皮肤瘙痒属于冬季延续症，一些瘙痒病人在初春也不会好转，特别是老年人，由于他们皮肤分泌油脂等保护物质的机能减退，所以更容易发病。皮肤瘙痒时，不要用力去搔抓，合理的止痒方法是降低皮肤温度，以皮肤冷觉来麻痹大脑皮层的痒觉。

1. 搔抓皮肤直接损伤了真皮层内细小的神经纤维，发生炎症反应，使神经纤维产生慢频率神经冲动，结果也使得大脑皮层感觉神经中枢产生痒觉，因此，使劲搔抓皮肤后反而瘙痒加重。

2. 脱落的表皮细胞、毛细血管壁细胞、血清等这些自体组织蛋白，与细菌结合后形成了抗原性物质。这种自体抗原通过真皮层毛细血管吸收入血液后，激发机体发生过敏反应，导致出现红色皮疹，瘙痒加重，此现象医学上称“自体敏感性反应”。自体敏感性反应也能使皮肤发生炎症反应，炎症反应刺激真皮内细小神经纤维，产生慢频率神经冲动，慢频率神经冲动使大脑皮层感觉神经中枢产生痒觉，因此，使劲搔抓皮肤后反而瘙痒加重。

3. 搔抓皮肤直接损伤了真皮层内细小的神经纤维，发生炎症反应，使神经纤维产生慢频率神经冲动，结果也使得大脑皮层感觉神经中枢产生痒觉，也加重了皮肤瘙痒。

4. 搔抓皮肤时，坚硬的手指甲就像锋利的铲刀，薄嫩的表皮层被剥脱掉，鲜红的真皮层裸露在外，真皮层的细小毛细血管破裂出血，此时不但皮肤的天然屏障功能消失，而且从真皮毛细血管内渗出的血清蛋白，成为了细菌、真菌等各种微生物的培养基，常导致各种化脓性细菌感染，使皮肤产生炎症反应，此类炎症反应刺激真皮内细小神经纤维，神经纤维产生慢频率神经冲动和快频率神经冲动，慢频率神经冲动能产生痒觉，快频率神经冲动能产生痛觉，这两种神经冲动通过神经传导通路而到达大脑皮层感觉神经中枢，形成痒觉和痛觉，因此使劲搔抓皮肤后，患处皮肤又痛又痒。

第七章

精神上恍恍惚惚——神经系统疾病

神经系统的病症如神经衰弱、失眠、焦虑、焦虑、躁郁、多疑、恐惧等症状，严重影响了我们的精神状态，给了带来了身心的双重伤害。对于患了神经系统疾病的人来说，治疗这些疾病，可以从内在的心理和外在的药物或者其他方法来治疗。

神经衰弱可以自我调养

神经衰弱是在各种复杂因素作用下产生的一种心理失衡状态，病程往往迁延日久，难以治愈。治疗神经衰弱不能简单依靠药物或某种单一疗法，可适当选择一两种方法综合治疗，并在日常生活中注意自我调理。

神经衰弱正如《灵枢·大惑论》所云："卫气不得入于阴，常留于阳。留于阳则阳气满，阳气满则阳跷盛；不得入于阴则阴气虚，故目不瞑矣。"可见，阴阳失和是神经衰弱的关键所在。

下面简单介绍几种日常生活中可以治疗神经衰弱的小动作，神经衰弱患者不妨尝试一下。

1. 用手抓头按摩。用手抓头按摩，对于消除疲劳、改善头皮营养状况、促进新陈代谢有较好的效果。此外，还可防治神经衰弱、高血压、动脉硬化、神经性头痛、脱发等。具体操作方法是：手心向内，手指张开如抓痒一样。抓时应闭眼，心神安定，身体放松。自前额上的头发抓起，由前向后，经头顶至后发际；再从后向前，循环往复。抓时主要用两小指头的螺纹面进行按摩，其他手指随着小指的按摩用指甲抓头皮，动作匀缓轻柔，以免损伤头皮。如果在抓摩头部某一穴位时，意念集中于这个穴位，并且在呼气时抓，吸气时停，使意念、气、形（抓摩）三者同时进行，效果更佳。每天早起、午休及晚睡前各做 1 次，每次 10 分钟左右，平时有空也可多做。

2. 散步治疗神经衰弱。研究显示，神经衰弱患者进行较长距离的散步（2~3 公里），有助于调整大脑皮层的兴奋和抑制过程，减轻血管活动失调的症状，如头痛、两太阳穴跳痛等。体力较好的患者可参加短距离的拉练或旅行参观，来转移注意力，改善情绪，锻炼体力；情绪较差、精神萎靡的患者适宜进行提高情绪的游戏或运动，如打乒乓球、打篮球、划船、跳绳、踢毽子等，也可在户外做轻量劳动。

3. 站桩治疗神经衰弱。站桩要求两脚开立与肩同宽，大腿屈膝蹲平，脚尖正对前方，挺胸、塌腰、落臂，身体重心落于两腿之间。每天坚持早晚各练习 5 至 10 分钟，不但能够培养元气，而且还可调节气息。

4. 呼吸控制法调节神经衰弱。呼吸法有深呼吸法、叹气法、拍打呼吸法、交替呼吸法。深呼吸法要求做到深长缓慢，腹部上下起伏，注意体会呼吸时的声音和躯体越来越松弛的感觉。叹气法是指站立或坐着深叹一口气，然后让新鲜空气自然地进入肺部。进行拍打呼吸法时，直立，两手自然垂直，慢吸气，后用两手指尖或手掌轻敲打胸部各部位，呼气时适当用力一点一点间歇地吐。交替呼吸法，即堵住一侧鼻孔吸气，换一侧堵住鼻孔呼气，反复 10~30 次。

5. 自我暗示调节神经衰弱。比如在睡前，主要通过言语暗示，放松身体各部位。注意切勿速度过快或漫不经心。催眠的暗示语可以是："我的全身轻松了，困乏了……我的全身都充满了倦意，手脚已无力动了，我很想睡了……我的眼睛已睁不开了，我真想闭上眼睡一觉了……我很快就会睡着了……浓浓的睡意笼罩了我，我要睡了，要深深地睡一觉了……我要睡了，我马上就要熟睡了……"注意千万别去想这暗示语是否有道理或有作用，只要跟着做就行了。

6. 音乐治疗神经衰弱。根据自己的症状情况和条件，选用一些古典式轻音乐曲，或清晨，或下午作业疲劳时，或入睡前，边休息边听听轻音乐（尽量不要用迪斯科之类乐曲），常有消除疲劳和紧张、减轻心理压力及娱乐身心等一举多得之效。需要提醒的是，听音乐时间要合理，不要过长，同时音量也不要过重；否则，将适得其反。

【小病自助贴士】神经衰弱自我调节不良情绪的六种方法

1. 不要斤斤计较。神经衰弱患者如果总是为一些微不足道的小事而斤斤计较、耿耿于怀，必定会终日长吁短叹、坐卧不安、愁眉苦脸，情绪自然好不起来。

2. 不要害怕失败。“胜败乃兵家常事”，生活中也不可能一帆风顺，总会遇到一些挫折和失败。神经衰弱患者不要害怕失败，不要垂头丧气、心灰意冷，要从失败中吸取教训，总结经验，为即将到来的成功做足准备。

3. 不要好高骛远。正所谓万丈高楼平地起，平凡的工作也能成就不平凡的事业。神经衰弱患者在日常的工作中不要怨天尤人，要有远大的志向，不要只着眼于眼前。

4. 要乐于助人。帮助别人的同时，你可以从中获得很多欢乐；而不愿意帮助别人的人，内心总是充满着不愉快的情绪。常言说，助人为快乐之本，一个人的价值，不在于他取得什么，而在于他贡献多少。

5. 要学会满足。如果总是这也不满足，那也不满足，就会一直忙于追求和对比，而忘了享受生活中的种种欢乐。因此，神经衰弱患者要学会知足常乐，将理想与客观现实相结合，在实现目标的过程中，体会一种成功感和满足感。

6. 神经衰弱自我调节不良情绪的方法是要完善性格。神经衰弱患者总是有一些不良的性格，如敏感、自卑、多疑等，容易引起情绪波动，产生不良情绪。患者要不断地塑造自己的性格，使之趋于完善，让自己更能控制自己的情绪，避免不良情绪的发生。

日光浴、森林浴治疗神经衰弱

日光浴具有温热作用和生物学作用，不仅能增强血液循环，促进新陈代谢，还能调整神经系统功能，镇静安神，对神经衰弱有很好的辅助治疗作用。森林浴具有调节机体功能、镇静镇痛、健身延寿等多种作用。森林浴能使人情绪稳定、心情舒畅，是促使神经衰弱康复的好办法。

日光浴是让人体直接暴露在日光下，并按一定的顺序和时间进行系统照射，利用太阳的辐射作用，增强体质、治疗疾病的一种方法。日光浴具有温热作用和生物学作用，不仅能增强血液循环，促进新陈代谢，还能调整神经系统功能，镇静安神，对神经衰弱有很好的辅助治疗作用。

1. 日光浴的具体作用。在日光浴时，红外线可产生温热作用，它能使血管扩张，促进血液循环，增强机体新陈代谢，具有消炎、镇痛等作用。紫外线虽然只占阳光的1%，但其对机体健康最为有益，它对皮肤表面的细菌、病毒有杀灭作用，能刺激机体免疫系统，提高免疫功能，并能使血管扩张、血液循环改善，有镇痛、止痒及促进创伤和溃疡愈合的功效。另外，日光借助皮肤感受器可作用于中枢神经系统，使人心情舒畅，缓解神经衰弱患者过于紧张的状况，从而改善睡眠，消除头晕、心烦等自觉症状。

2. 日光浴的方法。神经衰弱患者可以根据自己的条件选择日光浴的场地，简单的日光浴可在室外或阳台上进行，有条件的最好选择空气清新、靠近江河湖海的野外草地、沙滩及旷野林间。日光浴一年四季都可进行，要求天气晴朗、阳光充足，气温在20℃~22℃，不应低于18℃或高于30℃。夏季的日光浴可选择上午9~10时，下午3~5时，其他季节可延迟到上午10时以后。日光浴前应先行7~10日的空气浴，每次日光浴也应先进行空气浴10~15分钟。在进行日光浴时身体应尽量裸露，最好只穿背心和短裤，不看报，也不要睡着。最初进行日光浴的时间不要太长，以防日光浴过量，照射时间可由5~10分钟开始，逐渐增加到1~2小时。可根据情况选择背光浴、面光浴和全身日光浴等方法，酌情裸露身体皮肤及更换体位，使全身皮肤依次接受日光照射。

3. 日光浴的注意事项。首先要根据病情选择日光浴，神经衰弱患者如有肺结核、心动过速、发热、出血性疾病等，不宜进行日光浴。年老体弱者也不宜进行日光浴。其次饭前及饭后 1 小时之内不宜进行日光浴，日光浴时如出现头晕头痛、恶心呕吐等症状，应中止日光浴。再次日光浴应循序渐进，照射时间由短渐长，不能过量。要选择适宜的日光浴温度，夏季注意戴草帽和墨镜，防止中暑和日射病，冬季注意预防感冒。

森林浴是指在森林公园、森林疗养地或人造森林中，较多地裸露身体，尽情地呼吸，适当的功能锻炼，利用森林中洁净的空气和特有的芳香物质增进健康、防治疾病的一种方法。森林浴具有调节机体功能、镇静镇痛、健身延寿等多种作用。森林浴能使人情绪稳定、心情舒畅，是促使神经衰弱康复的好办法。

1. 森林浴的具体作用。唐代医学家孙思邈说："山林深处，最为佳境。"当人们置身于密林深处，与大自然进行无声的对话，自然会产生敬畏、神秘、喜悦等情感，心情为之舒畅，神经细胞过于紧张的状态便得以缓解。森林中的负氧离子较多，可提高心、肺、脑血氧含量，对缓解神经衰弱患者头晕耳鸣、心悸心烦、失眠健忘等症状也有一定作用。在森林中疗养，皮肤的温度可降低 1℃~2℃，脉搏每分钟减慢 4~8 次，呼吸均匀而慢，血流减缓使心脏负担减轻。另外，植物还可分泌大量的芳香气味，人吸入后可起到镇静、镇痛等作用，使大脑清醒、心情愉快，可消除神经紧张和疲劳，还可提高机体免疫功能。

2. 森林浴的方法。森林浴宜选择在多种常绿植物组成的混交林中进行，以风景秀丽、气候宜人之地为佳。虽然一年四季都可进行森林浴，但以每年 5~10 月的夏、秋季节最为理想。每天沐浴的时间，宜选择在上午 10 时至下午 4 时。沐浴时空气要凉爽，气温要适当，室外气温以 15℃~

25℃为好。森林浴的方法是在林中漫步游览，调节心情；也可有意识地穿短衣、短裤，让清新空气刺激皮肤，也可躺在躺椅上闭目养神，还可在林中放声歌唱或适当进行慢跑、做操、打太极拳等。森林浴运动要注意适当休息，休息时要作深呼吸，尽情欣赏森林的自然景色。通常每次森林浴60~90 分钟，每日 1~2 次。

3. 森林浴注意事项。首先，森林浴要选择适宜的场地和良好的天气。寒冷、大风、大雾的气候下不宜进行森林浴。其次，进行森林浴时要结伴而行或有专人陪护，不能单独 1 人进行森林浴，以避免发生意外。再次，在森林浴的过程中，要根据情况随时增减衣服，以免受凉感冒。最后，凡采用森林浴治疗者，应做到持之以恒才能获得明显疗效。

荔枝入口——睡个好觉，不失眠

荔枝有补脑健身、开胃益脾、促进食欲之功效。其味甘、酸、性温，入心、脾、肝经；果肉具有补脾益肝、理气补血、温中止痛、补心安神的功效；核具有理气、散结、止痛的功效。

失眠又称入睡和维持睡眠障碍，通常指患者对睡眠时间或质量不满足并影响白天社会功能的一种主观体验。我国医学又称其为“不寐”、“不得眠”、“不得卧”、“目不瞑”，是以经常不能获得正常睡眠为特征的一种病症，为各种原因引起入睡困难、睡眠深度或频度过短（浅睡性失眠）、早醒及睡眠时间不足或质量差等。临床以不易入睡，睡后易醒，醒后不能再寐，时寐时醒，或彻夜不寐为其特点，并常伴有日间精神不振，反应迟钝，体倦乏力，甚则心烦懊恼，严重影响身心健康及工作、学习和生活。

失眠按病程可分为一次性失眠，短期失眠，长期失眠。其中一次性或急性失眠，病程小于4周；短期或亚急性失眠，病程大于4周小于3~6个月；长期或慢性失眠，病程大于6个月。失眠按严重程度可分为轻度失眠、中度失眠和重度失眠。其中轻度失眠，具体表现为失眠是偶尔发生的，对生活质量影响小；中度失眠表现为失眠每晚都发生，但中度影响生活质量，伴一定症状（易怒、焦虑、疲乏等）；重度失眠表现为失眠每晚都发生，且严重影响生活质量，临床症状表现突出。

荔枝，别名丹荔、丽枝。因果肉晶莹剔透如白玉，果形如荷包，俗称“玉荷包”。原产于我国南部，以广东、广西、福建、四川、台湾、云南等地栽培最多。每年6~7月间果实成熟时采收，剥去外壳，取假种皮（荔枝肉）鲜用或干燥后备用。荔枝果实为心脏形或球形，果皮具多数鳞斑状突起，呈鲜红、紫红、青绿或青白色，假种皮新鲜时呈半透明凝脂状，多汁，味甘甜。

荔枝含有丰富的糖分、蛋白质、多种维生素、脂肪、柠檬酸、果胶以及磷、铁等，是对人体有益的水果。研究证明，荔枝对大脑组织有补养作用，能明显改善失眠、健忘、神疲等症。荔枝味甘、酸、性温，入心、脾、肝经；果肉含丰富的维生素C和蛋白质，有助于增强机体免疫功能，提高抗病能力，具有补脾益肝、理气补血、温中止痛、补心安神的功效；核具有理气、散结、止痛的功效。总的说来，荔枝可止呃逆，止腹泻，是顽固性呃逆及五更泻者的食疗佳品，同时有补脑健身、开胃益脾、促进食欲之功效。

按摩能治疗失眠的烦恼

按摩三阴交穴可以治疗神经衰弱和失眠；掐揉神门穴可以治疗失眠、健忘等症；掐揉百会穴和风池穴可以治疗失眠、惊悸等在症。拍打涌泉穴可以防病治病；按摩印堂穴和百会穴可以治疗失眠以及前额头痛。

很多人都经历过失眠。长期失眠会让人记忆力减退，精力不集中，疲惫，会不同程度地影响人们的学习与生活。现代医学认为：失眠多见于某些神经官能症，一些慢性疾病也可伴有失眠症。中医认为：失眠的发病原因很多，如：气血脏腑功能的失调或痰浊食滞等均可影响心神而导致失眠。失眠的症状表现为入睡困难、睡眠不深和易醒等。

事实上，很多患有失眠症的人在入睡前心里都怕失眠，害怕失眠这种不良的心理反应本身就会使大脑紧张，结果是越怕越睡不着，越睡不着也越怕，这种恶性循环往往会加重失眠。所以，患有失眠症的人调整自己入睡前的心态是非常重要的。有些人也意识到了这一点，于是在睡觉时强迫自己：什么也不想！什么也不想！其实你什么也不想，就是在想。只有把意念转移到既不强迫，也不放弃的，顺乎自然的方面来，才能跳出"强迫"自己睡眠的怪圈。

按摩三阴交穴可以治疗神经衰弱和失眠；掐揉神门穴可以治疗失眠、健忘等症；掐揉百会穴和风池穴可以治疗失眠、惊悸等在症。拍打涌泉穴可以防病治病；按摩印堂穴和百会穴可以治疗失眠以及前额头痛。重要的是按摩时需要找着具体的穴位所在，然后再进行按摩。

1. 掐揉三阴交穴。三阴交穴位于小腿内侧，足内踝上缘三寸处，踝尖正上方胫骨边缘凹陷中。三阴交是肝脾肾三经交会穴，可用于治疗神经衰弱、眩晕、失眠。《针灸甲乙经》中说："惊不得眠……水气上下，五脏游气，三阴交主之。"按摩手法是：用两手拇指指端压在两侧三阴交穴上，先按后揉，按摩时间为 3 分钟，以局部有酸胀感为宜。

2. 掐揉神门穴。神门穴在腕横纹尺侧端，尺侧腕屈肌腱的桡侧凹陷处。神门穴是手少阴心经的原穴，可用于治疗心痛、心烦、惊悸、怔仲、健忘、失眠、痴呆、癫狂痫等心与神志病证，也可以用来治疗高血压、胸胁痛等。具体按摩手法是：用两手拇指端交替按揉对侧的神门穴各 1 分钟，以局部有酸胀感为宜。

3. 掐揉百会穴、风池穴。“头为精明之府”、“诸阳之会”。对头部进行按摩，能够直接刺激连接大脑皮层的血管系统，促进脑部血液循环，疏通经络，升清阳之气，对失眠有较好的疗效。

百会穴位于人体头顶正中心，可以通过两耳角直上连线中点来简易取此穴。百会穴位居颠顶部，其深处即为脑之所在，且百会为督脉经穴，督脉又归属于脑。可见，百会穴与脑密切联系，是调节大脑功能的要穴。头为诸阳之会、百脉之宗，而百会穴则为各经脉气会聚之处。百会穴性属阳，又阳中寓阴，故能通达阴阳脉络，连贯周身经穴，对于调节机体的阴阳平衡起到非常重要的作用。百会穴可以治疗失眠、健忘、惊悸等症。

风池穴位于后颈部，枕骨下两条大筋外缘陷窝中，相当于耳垂齐平处。风池穴的主治疾病为：头痛、头重脚轻、眼睛疲劳、颈部酸痛、落枕、失眠。具体按摩方法是：用拇指在百会穴上旋转按揉1分钟，或进行点压按摩，然后两拇指按揉风池穴1分钟，最后用屈曲的食指桡侧在眉棱、前额处各点压10次。

4. 拍打涌泉穴。涌泉穴为人体足底穴位，位于足前部凹陷处第2、3趾趾缝纹头端与足跟连线的前三分之一处，为肾经的首穴。我国现存最早的医学著作《黄帝内经》中说：“肾出于涌泉，涌泉者足心也。”意思是说：肾经之气犹如源泉之水，来源于足下，涌出灌溉周身四肢各处。所以，涌泉穴在人体养生保健、防病治病方面有着非常重要的作用。具体按摩方法是：每晚睡前洗脚后，端坐在床上，先用右手掌拍打左脚涌泉穴120次，再用左手掌拍打右脚涌泉穴120次，力度均以感到微微胀痛为宜。

5. 按摩印堂穴和百会穴。印堂穴在额部，当两眉之间，位于督脉上，可用于治疗头痛、头重、鼻衄、鼻渊、小儿惊风、前额疼痛、失眠。现多用于神经性头痛、急性结膜炎、鼻炎、面神经麻痹、三叉神经痛、高血压、失眠等病症。操作方法是：以前额及头顶前半部的印堂穴至百会穴为一线，双侧眉中至百会穴为二线。双手拇指指腹先点按一线，然后点按二线。每线反复进行3遍，要点点相连，不留空隙，用力由轻到重，每线点按时间为1分钟左右。

除了上面所说的按摩穴位来治疗失眠的方法之外，我们也可以用推擦腰肾、仰卧揉腹、踏豆按摩、推擦胸部按摩方法来治疗失眠。

1. 推擦腰肾。肾主收藏，肾的功能正常对于保持良好的睡眠具有非常重要的用。将两手掌面相对搓热，用两手掌根及掌面贴附在腰的两侧，自肾俞穴至大肠俞穴进行上下往返推摩，以腰部有温热感为宜。这种按摩方法通过对腰肾进行按摩，能有效改善肾脏功能，从而间接起到改善睡眠的作用。

2. 仰卧揉腹。揉腹被古代养生家称为摩生门、摩脐腹。现代医学认为，揉腹能强健腹部肌肉，促进血液及淋巴液循环，增强胃肠蠕动，加强消化液分泌，改善消化吸收功能，防止习惯性便秘和慢性胃肠炎。由于揉腹还能刺激末梢神经，使毛细血管开放，促进机体代谢，因此，揉腹还能减肥健美，改善睡眠，防止肾炎、高血压、冠心病、糖尿病等疾患，尤其对于因为“胃不和”而造成的“卧不安”有较好的治疗效果。具体操作方法是：每晚睡前，仰卧床上，意守丹田，先用右手按顺时针方向绕脐稍用力揉腹，一边揉一边默念计数，共计120次，再换用左手逆时针方向同样绕脐揉120次。

3. 踏豆按摩。脚和人体是息息相关的，人体的12条正经中有6条都和脚有关。另外，人的一只脚上就有33个穴位，还有60多个反射区，代表着人体的各个部位。在足底反射区中对失眠有治疗效果的有这样几个，它们分别是前额、三叉神经、脑垂体、失眠点。在进行踏豆时，就分别刺激了这些穴位和反射区，因此，踏豆按摩能够很好地治疗失眠。具体操作方法是：取绿豆500克，置铁锅中用文火炒热，倒入脸盆中，双脚洗净擦干，借盆中绿豆余温，用双脚蹂踏绿豆，边踩边揉。每晚睡前1个小时开始蹂踏，每次踩踏30分钟左右。

4. 推擦胸部。推擦胸部的主要目的在于通过推擦来刺激巨阙穴。巨阙穴属任脉，位于脐上六寸，前正中线上，具有和中降逆、宁心安神的功能，可以治疗心烦失眠、嗳腐吞酸、胸闷腹胀、胃痛腹泻等病症。另外，胸腺是淋巴系统的中心器官，位于胸部正中的上纵隔和前纵隔内，胸腺中间部分的前面紧贴胸骨。据报道，推擦胸部还可以调节胸腺的功能，而胸腺分泌的激素能增强人体的免疫功能，因此，推擦胸部又有助于抗感染、防癌和延缓衰老。具体操作方法是：用一手的手掌平放在同侧胸部的乳头上方，斜行向下推擦，途经前胸正中两乳头之间，推向对侧的胁肋部。也可以用右手按在左乳部上方用力擦到右大腿根处，再用左手按在右乳部上方用力擦到左大腿胯根处。此动作以左右各推擦12~24次为宜。

【小病自助贴士】自我治疗失眠的方法

1. 举手法。举手的方法是：侧卧，全身尽量放松，以肘为支点，将前臂抬起，手腕自然伸直，不要用力。前臂不要有依靠，有依靠效果就不好。这是因为侧卧时举起一只手的前臂，使其无所依靠，注意力就会有意无意的集中在这只手臂上，在一定意义上对大脑起到了放松作用。另外，手臂相对自然的放松也会对相应的经络有一个调整作用。举手能够促进睡眠，可能就是这个原因。但举手法促进睡眠也有其局限性，天冷时就不能把手伸在外面了。

在大学实习期间，在一个难以入睡的夜晚，王某动用了数数儿、“意守”等方法都无法入睡。无意中王某举起了靠墙的一只手，轻轻地敲打床边的墙壁，竟然慢慢地让心情平静下来，渐渐地进入了梦乡。因为敲墙的响声会影响他人休息，后来王某在入睡时就试着举起一只手，这个方法也起到了较好的催眠效果。

2. 回忆法。利用回忆法诱导睡眠时要掌握一个原则，就是：顺其自然，对回忆的细节尽量做到“不追求、不克制”。否则如果在回忆时对一个问题绞尽脑汁地去想，就会使你更加难以入睡。

我们每个人都有过这样的体验：当你从事一项非常疲劳的活动后，入睡时头脑里就会出现入睡前所从事活动的画面，往往在这个时候就容易入睡。王某本人在入睡前常有这种感受，就是在觉醒状态下，每当想到或提到一个非常熟悉的人或事时，大脑里就会出现相应的较清楚的画面，这个画面是稳定的。在入睡前，在无主观意识活动时，大脑里常会闪现出一些熟悉或不熟悉的人或事的画面，这些画面是不稳定的，他们会慢慢地变化。当这种情况出现时，很快就能入睡。

受到以上现象的启发，王某就想：主观地回放当天的经历，是否也有助于入睡？实践是检验真理的标准，于是，再遇到失眠的时候就主动地逆向回忆当天的经历。果然，随着回忆，王某的心情就会慢慢地平静下来，渐渐地就会进入睡眠。

使用回忆法诱导睡眠，是根据自己入睡前的体会想到的，其机理虽不清楚，但可以确定的是，这种不离不弃的诱导回忆，也在一定意义上对大脑起到了放松的作用。模仿自然过程，会收到与自然过程相近的效果。

焦虑症的家庭治疗措施

焦虑症是一种具有持久性焦虑、恐惧、紧张情绪和植物神经活动障碍的脑机能失调，对于焦虑症的治疗应以各人心理自我治疗为主，也可采用按摩、芳香疗法、音乐疗法、催眠疗法、生物反馈疗法、指压疗法等。

焦虑症即通常所称的焦虑状态，全称为焦虑性神经官能症。它是一种具有持久性焦虑、恐惧、紧张情绪和植物神经活动障碍的脑机能失调，是以广泛性焦虑症（慢性焦虑症）和发作性惊恐状态（急性焦虑症）为主要临床表现，常伴有头晕、胸闷、心悸、呼吸困难、口干、尿频、尿急、出汗、震颤和运动性不安等症，其焦虑并非由实际威胁所引起，或其紧张惊恐程度与现实情况很不相称。焦虑症发病于青壮年期，男女两性发病率无明显差异。

焦虑症与正常焦虑情绪反应不同：首先焦虑症是无缘无故的、没有明确对象和内容的焦急、紧张和恐惧；其次焦虑症是指向未来，似乎某些威胁即将来临，但是病人自己说不出究竟存在何种威胁或危险；再次焦虑症持续时间很长，如不进行积极有效的治疗，几周、几月甚至数年迁延难愈。最后焦虑症除了呈现持续性或发作性惊恐状态外，同时伴多种躯体症状。简而言之，病理性焦虑是一种无根据的惊慌和紧张，心理上体验为泛化的、无固定目标的担心惊恐，生理上伴有警觉增高的躯体症状。

不只单纯的焦虑症才有上述的症状，一些精神病症也可能产生焦虑症状，如精神分裂症、强迫症等精神疾患。这类疾病的焦虑症状只是其症状之一，这类焦虑症状在临床上的症状和精神病学上与单纯的焦虑症没有本质的区别，在治疗上也许比单纯的焦虑症要复杂，因为在治疗其焦虑症状的同时，还要治疗此类患者的其他症状，所以，在此需要与单纯的焦虑症有所区分。

对于焦虑性神经症的治疗主要是以心理治疗为主，当然也可以适当配合药物进行综合治疗。患者不妨按以下几种方法进行自我治疗：

1. 增加自信。自信是治愈神经性焦虑的必要前提。一些对自己没有自信心的人，对自己完成和应付事物的能力是怀疑的，夸大自己失败的可能性，从而忧虑、紧张和恐惧。因此，作为一个神经性焦虑症的患者，你必须首先自信，减少自卑感。应该相信自己每增加一次自信，焦虑程度就会降低一点，恢复自信，也就是最终驱逐焦虑。

2. 自我松弛。自我松弛也就是从紧张情绪中解脱出来。比如：你在精神稍好的情况下，去想象种种可能的危险情景，让最弱的情景首先出现。并重复出现，你慢慢便会想到任何危险情景或整个过程都不再体验到焦虑，此时便算终止。

3. 自我反省。有些神经性焦虑是由于患者对某些情绪体验或欲望进行压抑，压抑到无意中去了，但它并没有消失，仍潜伏于无意识中，因此便产生了病症。发病时你只知道痛苦焦虑，而不知其因。因此在此种情况下，你必须进行自我反省，把潜意识中引起痛苦的事情诉说出来。必要时可以发泄，发泄后症状一般可消失。

4. 自我刺激。焦虑性神经症患者发病后，脑中总是胡思乱想，坐立不安，百思不得其解，痛苦异常。此时，患者可采用自我刺激法，转移自己的注意力。如在胡思乱想时，找一本有趣的能吸引人的书读，或从事紧张的体力劳动，忘却痛苦的事情。这样就可以防止胡思乱想再产生其他病症，同时也可增强你的适应能力。

5. 自我催眠。焦虑症患者大多数有睡眠障碍，很难入睡或突然从梦中惊醒，此时你可以进行自我暗示催眠。如：可以数数儿，或用手举书本读等促使自己入睡。

6. 自我幻想。这是缓解紧张与焦虑的好方法。幻想自己躺在阳光普照的沙滩上，凉爽的海风徐徐吹拂。试试看，也许会有意想不到的效果。

在自我采取以上方法的同时，还必须使用抗焦虑药。常用的有安定、利眠宁等，可以口服也可以肌肉或静脉注射。如果焦虑伴有抑郁，服用多虑平、阿米替林等三环类抗抑郁药有良好效果。焦虑性神经症患者，如果能够严格遵照医嘱，并进行密切配合性的自我治疗，不长时间一定能摆脱焦虑。紧张时还可以采取深呼吸和活动四肢、转移注意力的方法进行自我放松,缓解焦虑症状。除此之外,焦虑症患者还需要保持充足的睡眠,注意饮食,避免刺激物。

1. 深呼吸。当你面临情绪紧张时,不妨作深呼吸,有助于舒解压力,消除焦虑与紧张。当你感到焦虑时,你的脉搏加速,呼吸也加快。而深呼吸可以迫使你减缓呼吸速率,使身体相信焦虑已过去。正确的腹部呼吸是,当你一吸一呼时,腹部将随之一起一伏。

2. 活动你的下颚和四肢。当一个人面临压力时,容易咬紧牙关。此时不妨放松下颚,左右摆动一会儿,以松弛肌肉,纾解压力。你还可以做扩胸运动,因为许多人在焦虑时会出现肌肉紧绷的现象,引起呼吸困难。而呼吸不顺可能使原有的焦虑更严重。欲恢复舒坦的呼吸,不妨上下转动双肩,并配合深呼吸。举肩时,吸气;松肩时,呼气。如此反复数回。

3. 转移注意力。假使眼前的工作让你心烦紧张,你可以暂时转移注意力,把视线转向窗外,使眼睛及身体其他部位适时地获得松弛,从而暂时缓解眼前的压力。你甚至可以起身走动,暂时避开低潮的工作气氛。

4. 保持睡眠充足。多休息及睡眠充足是减轻焦虑的一剂良方。这可能不易办到,因为紧张常使人难以入眠。但睡眠愈少,情绪将愈紧绷,更有可能发病,因为此时免疫系统已变弱。

5. 饮食宜忌。饮食相当重要,避免可乐、油炸食物、垃圾食物、糖、白麦粉制品、洋芋片等易刺激身体的食品;饮食需含50%~75%的生菜。三周内勿食乳品,之后,陆续加入饮食中,并观察是否有什么不适症状。

6. 避免咖啡因、香烟、酒精、药物、茶碱。酒精、药物可能提供暂时的解脱,但隔天紧张又来袭,而且这些物质本身也损害健康。因此,应该学习如何调适,而不是光靠逃避。在身心面临紧张及焦虑的迫害时,很重要的一点是饮食正当。除了避开咖啡因及酒精,还需远离糖、白面粉制品、腌肉、辛辣刺激的调味料等。勿吃垃圾食物！正确的饮食将强化身体，使免疫系统及神经系统状况俱佳。

除了上述的自我治疗焦虑症的方法之外，常用的治疗焦虑症的方法有按摩、芳香疗法、音乐疗法、催眠疗法、生物反馈疗法、指压疗法。

1. 按摩。大部分人在处于焦虑时，会发生某部位肌肉紧绷的现象。这有点类似恶性循环：焦虑产生肾上腺素，使肌肉紧缩，结果导致更多肾上腺素生成，使肌肉更收缩。改变之道是找出受害的肌肉——通常是颈背肌肉及上半部背肌，然后按摩数分钟，按摩太阳穴也可纾解疼痛及治疗各种疾病（间接地）。按摩太阳穴里的神经，将松弛其他部位的肌肉——主要是颈部。

2. 芳香疗法。芳香疗法被认为对治疗焦虑症很有效。可试用熏衣草油、茉莉或蓝菊，在织物上滴上 1~2 滴，然后吸入或将这些油放入蒸气吸入器或蒸气浴缸中。也可以涂一滴在太阳穴处。

3. "迪普音"音乐疗法。迪普音是一种对频率、相位都进行过特殊处理的声音，它的频率与人耳固有频率相同，能够在耳蜗、耳前庭狭窄的空域内引起共振，并通过共振对中耳、内耳进行按摩理疗，对耳神经能起到调剂的作用，减轻耳前庭功能紊乱状态，反馈到人的大脑、中枢神经和脑垂体，帮助内啡肽生成，降低、平抚焦虑不安的情绪，最近在美国和香港的实验证明效果确定，复发率低。

4. 催眠疗法。催眠疗法推荐用于特殊的恐惧症，如飞行恐惧、舞台恐惧或考试和体育竞赛恐惧症。对广泛性焦虑症亦有帮助。所有的催眠都是自我进行催眠，催眠师仅仅是教你如何运用技巧以达到最佳效果。与生物反馈疗法合作常可加强催眠疗法的作用。

5. 生物反馈疗法。脑电图主物反馈，用于再训练思维方式，对那些同时有躯体和精神症状的患者有帮助。在治疗师的一系列治疗过程中，病人观看自己的脑电图的波形并逐渐学会控制波形。医师预计经过十二次练习后，病人可以在没有治疗师或监测仪器的情况下控制自己的精神活动。

6. 指压疗法。按压位于手腕内侧正对小指皱褶处的神门穴位，可能对焦虑所致的睡眠障碍有益。具体做法是紧压拇指和食指间部位 1 分钟，然后重复另一只手。或者按压间使穴位，这有助于镇静和减少忧虑。具体做法是将拇指放在你的手腕内侧，距离皱褶 2 指宽的前臂两骨中间处。紧压 1 分钟，重复 3~5 次，然后重复另一臂。

【小病自助贴士】焦虑症保健药膳

1. 玫瑰花烤羊心。鲜玫瑰花 50 克（或干品 15 克），羊心 50 克，精盐适量。将鲜玫瑰花放入小铝锅中，加精盐、水煎煮 10 分钟，待冷备用。将羊心洗净，切成块状，穿在烤签上边烤边蘸玫瑰花盐水，反复在明火上炙烤，烤熟即成，可边烤边食。其功效补心安神，适用于心血亏虚所致的惊悸失眠及郁闷不乐等症。

2. 枣麦粥。枣仁 30 克，小麦 30~60 克，粳米 100 克，大枣 6 枚。将枣仁、小麦、大枣洗净，加水煮至 10 沸，取汁去渣，加入粳米同煮成粥。每日 2~3 次，温热食。其功效养心安神，适用于妇女烦躁、神志不宁、精神恍惚、多呵欠、喜悲伤欲哭，及心悸、失眠、自汗。

家庭治疗躁郁症的妙方

躁郁症是一种周期性情绪过度高昂或低落的疾病。这种情绪波动因起伏较正常人大，持续时间亦长，且会影响一个人的社会生活与生理功能。躁郁症在有效持续的药物及心理治疗下，是能有效治愈的。症状发生时家人应协助躁郁症者。

躁郁症又称两极情绪违常，属于情绪病的一种，一般而言是指个体有时出现忧郁的症状，有时又出现狂躁的症状，此两种特征不断地交互出现之情形，因此又称之为双相情感障碍或心境障碍。躁郁症是一种双极性的情感疾患。当个体在狂躁阶段，其出现的特征为情绪异常兴奋、自我膨胀，睡眠时数减少，非常健谈、多话，常常是滔滔不绝讲个没完，另外他们的思考或想法也经常跳来跳去，称之为跳跃性思考，易分心，在行为上，我们可以看到其常常疯狂购物，而不管价钱多少等失控行为特征。当个体处于忧郁的阶段，其特征又显示出心情沮丧低沉、对任何事缺乏反应或兴趣、体重改变、产生睡眠困扰、缺乏活力、负向的认知或看法等等的特征。

躁郁症是一种周期性情绪过度高昂或低落的疾病。这种情绪波动因起伏较正常人大，持续时间亦长，且会影响一个人的社会生活与生理功能。躁郁症在有效持续的药物及心理治疗下，是能有效治愈的。症状发生时家人应协助躁郁症者。

当察觉到病人突然显得过分兴奋，精力充沛，好争论，易与人起冲突，过分慷慨、热心，就要认识到这就是患者情绪高昂的开始。此时病人会变得敏感，容易受周遭环境的影响，斤斤计较，爱批评人、易怒又固执，甚至会出现不合理的要求及行为，家人必须了解这些是症状，对于可行的要求，可以同意，不合理的部分要用接受的态度，诚恳地倾听，但不立即给予答复，来暂缓患者不合理的要求。躁郁症者活动量过大，注意力不集中，而易疏忽照顾本身的安全、起居，所以家人必须要布置一个简单、安全的环境。将剪刀、烟灰缸收起来，防止作为功击的武器；协助患者注意营养的摄取，因为躁郁症者耗费大量体力，须少量多餐以补充所须的营养。提醒患者注意个人卫生的处理，躁郁症者因注意力不集中，容易忽略漱洗、沐浴及衣服的更换，须定期提醒。

当病人呈现出忧郁情绪对周围事物漠不关心，不说一句话，不做任何事，活动减少而缓慢，食欲不振，睡眠状态是易惊醒或早醒时，家人就应该注意用简单、直接、重复的语句来接近病人，以了解、尊重的态度来鼓励他；注意患者营养的摄取，少量多餐，在旁陪伴，食物的准备，要易咀嚼消化且高热量、高蛋白质的食品，同时病人大多不会主动要求，不要因病人拒绝，就把食物取走；给患者按摩，促进血液循环协助病人按摩四肢，做被动运动；注意周围的环境减少嘈杂声音，以避免刺激，但仍可安排病人活动，并鼓励与人接触；为预防病人因忧郁而产生的自杀行为，故须避免让病人自己保管药物或单独居住，多留意病人情绪与言行举止，并应遵从医师指示，按时给药，必要时须接受住院治疗。

自己战胜多疑症的方法

多疑是指神经过敏、疑神疑鬼的消极心态。多疑心态一旦形成，相对就比较顽固，它是导致偏执性人格障碍的温床，需要警惕。多疑症的治疗，可以通过自我的心理调适来进行治疗。

多疑是指神经过敏、疑神疑鬼的消极心态。具有多疑心态的人往往带着固有的成见，通过“想象”把生活中发生的无关事件凑合在一起，或者无中生有地制造出某些事件来证实自己的成见，于是就把别人无意的行为表现，误解为对自己怀有敌意，没有足够根据就怀疑别人对自己进行欺骗、伤害、暗算、耍弄阴谋诡计，甚至把别人的善意曲解为恶意，以致与人隔阂，在人际交往中自筑藩篱，严重时还有可能反目成仇。

多疑心态一旦形成，相对就比较顽固，它是导致偏执性人格障碍的温床，需要警惕。但单纯的多疑，即在成为一个人的行为模式之前，则通常在误会或有人搬弄是非的情况下才会发生。例如妻子因社交需要与异性接触就怀疑妻子不忠，听到别人的善意批评就怀疑别人存有敌意等等，即只有在一定的情景下，具有多疑心态的人才会“疑心生暗鬼”，以主观想象代替客观事实，才会产生忿恨甚至报复心理。而在其他没有诱发情景的时间里，则一般不会产生多疑心态，完全能像常人一样心态平静地生活。

一个人会多疑，心理因素起了很大的作用，因此多疑症的治疗，可以通过自我的心理调适来进行治疗。这就需要我们了解多疑心理产生的原因，认识到多疑的危害，加强自身的修养，同时进行自我暗示，厌恶猜疑，坦率地与别人交换意见，不要在心里进行无端的猜忌。

1.了解多疑心理产生原因。多疑心理产生的原因，往往和消极的暗示有关。我们要想消除多疑症，就必须要了解多疑心理的产生往往和消极的暗示有关，进而消除消极的暗示。

2. 认识危害，加强修养。要认识到无端猜疑的危害及不良后果。英国哲学家培根说过：“猜疑之心犹如蝙蝠，它总是在黑暗中起飞。这种心情是迷陷人的，又是乱人心智的。它能使人陷入迷惘，混淆敌友，从而破坏人的事业。”我们认识了多疑的危害，就要果断地克服多疑，要用高度的理智、宽阔的胸怀、友善的态度对待他人，只要我们的心广大如天地，虚旷如日月，就不会为这些小事而斤斤计较，无端猜疑了。

3. 自我暗示，厌恶猜疑。当你猜疑别人看不起你，在背后说你坏话，对你撒谎的时候，你心里可以不断地反复地默念“我和他是好朋友”，“他不会看不起我”，“他不会说我坏话”，“他不会对我撒谎”，“我不该猜疑他”，“猜疑人是有害的”，“我讨厌猜疑”等等。这样反复多次地默念，就能克服多疑的毛病。心理学家证明，从心理上厌恶它，在观念和行动上也就随心理的变化而放弃它。

4. 坦率交换意见。坦率地、诚恳地把猜疑问题提出来,心平气和地谈一谈,只要我们以诚相见,襟怀坦白,相信疑团是会解开的。

【小病自助贴士】多疑症自我检测法

如果看见两个同学在窃窃私语,就以为在说自己的坏话;别人无意之中看自己一眼,以为别人不怀好意,别有用心;每当自己做错了事,即使别人不知道,也怀疑别人早就知道,好像正盯着自己似的;别人无意之中说了一句笑话也以为在讥讽自己;怀疑别人对自己的真诚,认为这些都是虚假的,整个世界都是罪恶的,自己没有一个可以与之谈心的朋友;经常地感到孤独、寂寞、心慌、焦虑。凡此种种,都可视为多疑症。

恐惧症的自我应对策略

恐惧症是以恐惧症状为主要临床表现的神经症,是患者对某种物体或某种环境的一种无理性的、不适当的恐惧感。只要正确认识了恐惧症,并下决心要改变,运用科学的心理学原理和方法技巧,一定能使自己走出这个心理怪圈。

恐惧症患者对某些特定的对象产生强烈和不必要的恐惧,伴有回避行为。所害怕的特定事物或处境是外在的,尽管当时并无危险。病人知道这种害怕是过分、不应该、不合理的,但这种认识仍不能防止恐惧发作。

恐惧症的病因不是单一性的。一般认为有生物学上的因素,即遗传性的性格脆弱,天生紧张而显神经质,这类人最易产生恐惧感。另一因素是无力解决自身承受的精神压力。在生理上,恐惧症的紧张表现为面部肌肉僵直、不自然,身体的某些部位不由自主地发抖、心跳加快、手心冒汗等症状;在心理上,恐惧症的紧张在主观上感到别人都在盯着自己,看到自己的紧张表现，甚至别人还在心里嘲笑自己，同时，他们的心里就会产生一种逃避心理，在公共场合，尽量逃到不被别人注意的角落，而且尽量不发言，来减轻自己的紧张状况。但只要正确认识了它，并下决心要改变，运用科学的心理学原理和方法技巧，一定能使自己走出这个心理怪圈的。

1. 放松入静训练。找一个安静没有人打扰的地方，舒适地坐下来，闭上眼睛，想像自己来到一个青山环绕、绿树成荫的幽静地方，心境变得平和起来。现在开始放松，从头部、颈部、手臂、胸部、腹部、背部、臀部、大腿、小腿、脚部依次想像变松变软……每天至少一次，通过经常这样的练习，能帮助我们控制自己的身体，有助于克服紧张的反应。

2. 阅读伟人传记。尝试着看一些名人伟人的传记，用他们的成长和成功经历来激励自己，使自己树立起愿意改变的勇气和信心，同时，看过这些伟人的事迹后，还能起到偶像的作用，我们可能会潜在地模仿他们的一些积极的思想和行为。

3. 积极的自我暗示。每天晚上睡觉前和早上起床后，对自己说20遍：我接纳自己，我相信自己！通过这种积极的自我心理暗示，逐步改变我们以前对自己的否定观念，学会悦纳自己，培养自己的信心。

4. 系统脱敏训练。改变是不大可能一步就到位的，它是一个渐进的过程，我们需要一步一步地来战胜自己的紧张心理。先为自己设立一系列的行为目标，比如说10个自己以往紧张的交际场景，然后再根据自己的情况，将其按由易到难的顺序来排列。这样由易到难地去进行一项一项的社交实践训练，每一项练到很轻松自如了，就可以进入下一项的练习。

【小病自助贴士】克服社交恐惧症的心理妙招

1. 悦纳自己、树立自信。很多社交紧张者就是因为不悦纳自己、对自己不自信造成的，所以，要改变首先就得在心里接受和悦纳自己，树立起对自我的信心。

2. 勿对自己要求过高。过于追求完美，对自己要求过高，就容易患得患失，太在意别人对自己的看法，一心想要得到别人的承认，从而迷失自己。接受自己的现况，不要去管别人怎么看，你越害怕出错，就越会感到手足无措。

3. 别太在意自己的身体反应。紧张总是伴随着一系列的身体上的不适，根据强化理论，如果紧张时我们太在意自己的身体某些部位的紧张反应，就相当于在强化自己的紧张行为，使其一步一步地加重。而当我们不去管自己的紧张反应后，由于紧张得不到注意和强化，紧张反应就会随着时间的推移而逐渐消退。

4. 勇敢地去面对。有紧张现象的人，在社交场合下，往往会表现出逃避心理，害怕自己会出丑而不去面对。其实，逃避并不能消除紧张，相反，它会使你感到自己的懦弱，使你责备自己，以致下次会更加紧张。而且，我们也不可能逃避一辈子，我们生活在这个社会上，是必须与人交往的，早晚有一天，我们都必须去面对。

第八章

家长忙得团团转——孩子生病

孩子是父母的心头肉，是块宝，孩子的每一次生病都拉扯着父母的心。偏偏幼儿抵抗力低下，容易感染上各种各样的疾病，这可愁煞了许多父母。本章主要介绍了夜啼、遗尿、红臀、脐炎、肺热哮喘、黄疸、急性肺炎、角膜软化症、多动症、腮腺炎这些幼儿常见病的症状及其治疗措施，希望为父母们解决一些困惑。

幼儿夜里哭不停，聪明父母巧应对

幼儿夜啼的内在因素主要是指幼儿本身的疾病因素。首先要请医生确诊是否由疾病引起及何种疾病引起，然后给予正确治疗，只要治好了原发病，幼儿就会安然入睡了。

夜啼，主要见于初生婴儿，指小儿白天如常，入夜则啼哭不安，或每夜定时啼哭，甚则通宵达旦，故曰夜啼。引起幼儿夜啼的原因很多，既有外在的因素，又有幼儿本身内在的因素。

幼儿夜啼外在的因素主要是指幼儿受到惊吓、饥饿、尿憋以及周边环境的不适，如室内温度过高、尿布浸湿、光线过强、睡眠环境不安静等等。

1. 惊吓。有的幼儿受到惊吓后，晚上常会从睡梦中惊醒并啼哭，并常伴有恐惧或尖叫表现。其对策是：不要让幼儿直接接触使他害怕的物体或人，施之以轻抚和安慰，让幼儿慢慢地安稳入睡。

2. 睡眠环境不适。被子盖得太厚会使幼儿因热而烦躁，出现啼哭；被子盖得太少，冷的刺激也会使幼儿啼哭。褥子铺得不平或衣服过紧或衣服的系带硌了幼儿，也会使幼儿哭闹。此外，过于吵闹、空气污浊及烟雾刺激，也会使幼儿哭闹不安。因此父母应尽可能为幼儿营造一个安静舒适的睡眠环境。

3. 饥饿。定时的哭闹大多同饥饿有关，如果是躺在妈妈身边睡觉，这类宝宝常常会边哭边往妈妈怀里凑。对于母乳喂养者，母亲不必拘泥喂奶的时间间隔，幼儿饿时就让他吃，若幼儿在吃奶中睡着了，可以拍拍他的屁股让他吃饱再睡。对于人工喂养的幼儿，应考虑适当增加喂奶量，并注意检查奶粉的质量，看是否加水过多等。

4. 尿憋。大一些的幼儿经过训练，多已知道控制小便，但在夜间他们还是不会自己起来尿尿。更多时候，幼儿是用哭来表示尿意的。睡眠规律紊乱。有些幼儿白天睡得太多，以致夜里精神十足，当父母因疲倦不理会他时，幼儿就会用哭来表示抗议。因此减少幼儿白天的睡眠时间，多逗他玩乐或参加户外活动，幼儿晚上的睡眠就会有所改善。经过一段时间的训练后，幼儿的生活有了规律，就会习惯晚上安眠。

幼儿夜啼的内在因素主要是指幼儿本身的疾病因素。幼儿患病后，第一表现就是哭闹。譬如在感冒及各种急性传染性疾病的患病期间，幼儿都会在睡后哭闹。一些慢性疾病，如贫血、结核等，也会使幼儿因为难受而在睡梦中哭闹。此外，幼儿鼻塞不通气、患了蛲虫病、皮肤病和疼痛性疾病时，也常常夜间啼哭。因此对于疾病引起的夜啼，首先要请医生确诊是否由疾病引起及何种疾病引起，然后给予正确治疗，只要治好了原发病，幼儿就会安然入睡了。中医根据幼儿夜啼的内在因素把夜啼分为虚寒型夜啼、肝热型夜啼、心火上炎型夜啼、缺钙型夜啼。

1. 虚寒型夜啼。虚寒型夜啼多见于先天不足的小儿，症状是体弱多病，面色青白，四肢发凉，食欲差，哭声低微，哭时无泪，大便时干时稀，小便清长，治宜补益脾肾，中药可选六味地黄丸，每服 1/4 丸，日服两次，温开水化汁送服。

2. 肝热型夜啼。肝热型夜啼的主要症状有面色发红，鼻周发青，入睡后惊动易醒，醒后啼哭不止，治疗原则应以镇惊安神为主，用药可选琥珀抱龙丸，每服半丸，日服两次，温开水化汁送服。

3. 心火上炎型夜啼。心火上炎型夜啼的主要症状是小儿面红、身热，白天烦躁不安，夜间啼哭不止，哭声大，泪多，眼屎多，小便黄。治疗应清泻心火，用药选导赤丸，每服 1/3 丸，日服两次，温开水化汁送服；或用灯芯草 1.5 克，淡竹叶 6 克煎汤送服。

4. 缺钙型夜啼。近年来的临床研究表明，缺钙的幼儿往往在夜间哭闹。这主要是由于血钙的浓度对抑制神经兴奋有着重要的作用，机体缺钙会使神经兴奋性增强，从而导致幼儿烦躁不安。在这种情况下，可给幼儿做血钙检测，为幼儿补充些维生素D和钙剂，并让幼儿多晒太阳，多摄取些含钙丰富的食物如牛奶、动物肝脏及豆制品等。缺钙型夜啼的主要症状是小儿肢体软弱，筋骨不固，囟门不闭，头发稀疏萎黄，伴烦躁，发育迟缓等症状，治则以补肾丸，每服5~10粒，日服两次，温开水化汁送服（周岁以内小儿酌减）。

[小病自助贴士]治愈“小儿夜啼”的秘方

1. 用一小撮干的绿茶放于口内捣碎，每晚睡前敷小儿肚脐，用布包好，次日晨揭去，连用3天。

2. 取生姜10~30克、红糖适量。将生姜切片，加红糖水煎服。

3. 用朱砂0.5克、五倍子1.5克、陈细茶适量。前2味研末，将细茶捣烂与之混合，加水少许捏成小饼，敷于脐中，包扎固定，每晚换药1次。

4. 取百合15~30克、蜂蜜适量。煮食。

5. 用葱白3段、生姜5片。水煎服。

幼儿经常遗尿，聪明父母有对策

尿床主要与小儿神经系统发育不健全，膀胱容量较小以及睡前多饮或玩耍过度等有关，只有极少数的患儿因患某些器质性病变如泌尿道畸形等而遗尿。对遗尿患儿要区别对待：器质性遗尿者应及早就医，而功能性遗尿可采用饮食疗法。

小儿不自觉地排尿，睡中自出者，俗称尿床，常见于三岁以上的小儿。多因肾气不足，膀胱寒冷，下元虚寒，或病后体质虚弱，脾肺气虚，或不良习惯所致。对于夜遗症的治疗可采取一般治疗，行为治疗，西医和中医药物治疗，物理治疗和食物疗法。

一般说来，宝宝在 1 岁或 1 岁半时，就能在夜间控制排尿了，尿床现象已大大减少。但有些孩子到了 2 岁甚至 2 岁半后，还只能在白天控制排尿，晚上仍常常尿床，这依然是一种正常现象。大多数孩子 3 岁后夜间不再遗尿。但是如果 3 岁以上还在尿床，次数达到一个月两次以上，就不正常了。尿床在医学上称为“夜遗症”、“夜遗尿”。夜遗症轻者数日 1 次，重者每日均遗。它的形成主要与小儿神经系统发育不健全，膀胱容量较小以及睡前多饮或玩耍过度等有关，只有极少数的患儿因患某些器质性病变如泌尿道畸形等而遗尿。对遗尿患儿要区别对待，器质性遗尿者应及早就医，而功能性遗尿可采用饮食疗法。

1. 一般治疗方法。对于夜遗症的一般治疗方法是让幼儿养成良好的作息制度和卫生习惯，避免过劳，掌握尿床时间和规律，夜间用闹钟唤醒患儿起床排尿 1~2 次。白天让患儿睡 1~2 小时，同时避免过度兴奋或剧烈运动，以防夜间睡眠过深。在整个疗程中，要树立患儿的信心。逐渐纠正患儿害羞、焦虑、恐惧及畏缩等情绪或行为，照顾到他们的自尊心，多劝慰鼓励，少斥责、惩罚，减轻他们的心理负担，这是治疗成功的关键。父母要正确处理好引起遗尿的精神因素，通过病史了解导致遗尿的精神诱因及可能存在的心理矛盾，对于可以解决的精神刺激因素，应尽快予以解决，对原来已经发生或现实客观存在、主观无法解决的矛盾和问题，要着重耐心地进行教育、解释，以消除精神紧张，以免引起情绪不安。晚饭后避免饮水，睡觉前排空膀胱内的尿液，可减少尿床的次数。

2. 行为疗法。对于患儿的行为的疗法主要有排尿中断训练、忍尿训练和定时训练。

排尿中断训练：鼓励孩子在每次排尿中间中断排尿，自己从 1 数到 10，然后再把尿排尽，这样能训练并提高膀胱括约肌控制排尿的能力。

忍尿训练：白天让孩子多饮水，当有尿意时，让他忍住尿，每次忍尿不超过 30 分钟，每天训练 1~2 次，使膀胱扩张，增加容量，从而减少夜间排尿的次数。

定时训练：在以往晚间经常尿床的时间提前半小时用闹钟结合人为叫醒，让患儿在室内来回走动，或者用冷水洗脸，使在神志清醒状态下把尿排尽，目的也是有助于建立条件反射。

3. 西医药物治疗。西医常用药物有丙咪嗪、奥昔布宁、麻黄素、去氨加压素。其中丙咪嗪，为中枢兴奋剂，可减轻睡眠深度，每晚口服 25~50mg，适用于觉醒障碍型；奥昔布宁，别名尿多灵，能降低膀胱内压，增加容量，减少不自主性的膀胱收缩，入睡前口服 2.5~5mg，适用于昼夜尿频型；麻黄素，睡前口服 25mg，可增加膀胱颈部和后尿道的收缩力，同时有兴奋中枢作用，可用于混合型；去氨加压素，是一种人工合成的抗利尿激素，别名弥凝，睡前口服 0.2mg~0.4mg/次，适用于夜间多尿型。

4. 中医药物治疗。丁桂暖脐贴敷于肚脐神阙上，每夜一贴；或者麻黄 3~10 克，水煎服，短期效果尚可，不宜久服；补骨脂 10 克粉碎后炒鸡蛋，连吃 10 天，中药补骨脂补肾温脾，主治肾阳不足引起的尿频、遗尿，药物副作用为食欲减退、贫血、白血细胞减少及中毒性肝炎，但糖尿病、SLE、卟啉病及肝功能不良者忌用。户外活动时间较长时，于活动前 3 日停止内服。治疗时间忌食酸橙、芹菜、芥菜、胡萝卜等；熟白果每日 5~7 枚，连吃 10 天，白果有小毒，不宜久服；五倍子 3 克，研末，醋调外敷脐部，10 天为一疗程。

5. 物理疗法。可采用闹钟定时促醒、针灸、按摩、电针、器械校正等方法。物理疗法无药物的副作用，不易复发，是联合国卫生组织倡导的首选方法。器械校正尿床目前国内尚未广泛应用，在美国有应用夜尿警报器校正的。它是通过长时期的“尿床即被叫醒”，形成一种条件反射，来达到治疗的目的。一般治疗约需半年以上。2006 年开始，我国有了自己的知识产权相关产品，如：相当于美国夜尿警报器的尿床提醒器、用于成年人的穴位按摩型遗尿治疗仪、用于儿童的 TENS 低频脉冲型遗尿治疗仪。

6. 食物疗法。根据引起夜遗症的不同原因，食物疗法主要针对肾气不足引起的夜遗症和肺脾两虚引起的夜遗症。

肾气不足型：肾气不足引起的夜遗症表现为睡中尿床，遇寒冷天气尿床次数增多，小便清长，面色苍白，精神不振，平素怕冷，甚至肢冷畏寒，舌淡苔白。治宜温肾固涩，其食疗方法主要有：韭菜根汁、狗肉黑豆煲、芡实山药粥、益智茯苓散、覆盆子猪肉煲等。

（1）韭菜根 15 克，绞汁炖熟，温服，每日 2 次。

（2）狗肉黑豆煲：狗肉 150 克，黑豆 50 克，文火炖烂，加少许食盐及佐料，分次食用。

（3）芡实山药粥：大米 100 克，山药 50 克，芡实 20 克，胡桃肉 20 克，煮粥，常食。

（4）益智茯苓散：益智仁、茯苓各等份，研为细末。每服 3 克，空腹以米汤送下。

（5）羊肉羹：羊肺 1 具（细切），羊肉 120 克（细切）。调味作羹，空腹食之。

（6）桑螵蛸、益智仁各 30 克，水煎去滓取汁，大米 100 克洗净，入药汁共煮成粥，随食。

（7）猪膀胱 1 具洗净，补骨脂 5 克，五味子 4 克，熟肉蔻 5 克，吴茱萸 5 克，益智仁 5 克，将药装入猪膀胱内，并将其口扎好，用粗针头将猪膀胱刺数孔，放入盆或瓦罐内，加水 1500 毫升，煮沸后炖 1 小时左右，去渣及汤液，取猪膀胱切片，分2~3次食之。

（8）覆盆子猪肉煲：覆盆子30克，加水两碗，文火煎至一碗，去渣取汤；再用药液煮瘦猪肉100~150克，不加调料，文火煮熟，肉和汤同时吃下，每日服1次，一般2~3次可愈。

肺脾两虚型：肺脾两虚引起的夜遗症的特点是面色苍黄少华，肢倦乏力，短气自汗，大便稀不成形或食后即如厕，部分患儿体虚易感冒，兼见白天尿频，动则加重。治宜益气固涩。

（1）高粱米粥：高粱米50克，桑螵蛸10克。将桑螵蛸装入纱布袋中，放水中煮沸数分钟后取出，再将高粱米放入此汁中，慢火将米煮烂即可。每日1次饮服。

（2）鸡肠煎：小公鸡肠子1条，洗净，装入碾碎的泽泻，6岁以下每次2~6克，7~15岁每次10克。用水炖煮，熟后吃鸡肠喝汤，数次可愈。

（3）猪膀胱煲：猪膀胱切丌洗丌，装入白果15克，或薏米60克，或莲子60克，或白胡椒15克，炖烂后分数次食用。

（4）生鸡蛋数个，将一端打个小口，每个鸡蛋内塞进白胡椒3粒，用蛋壳盖上小口，蒸熟后，早晚食1个。

（5）龟凤煲：龟肉150克，小公鸡150克，共炖烂，加盐调味食用。

（6）荔枝肉30克，糯米适量，塞入猪膀胱内煮熟，分次食用。

（7）香酥山药：鲜山药500克，白糖125克，豆粉100克。将鲜山药洗净，蒸熟，去皮，切成寸段，再一剖为二，用刀拍扁；菜油适量，烧至七成熟时入山药，炸至黄色时捞出备用；另烧热锅放入炸好的山药，入糖和水，文火烧5~6分钟后，即转武火，加醋、味精，用淀粉勾芡，淋上熟油起锅装盘即成。

[小病自助贴士]遗尿外治法

1. 取二寸长连须葱白3支，硫磺30克，共捣如泥。临睡前，将药敷肚脐上，外用纱布及胶布覆盖固定，8~10 小时后除掉。

2. 硫磺 90 克，大葱根 7 棵，共捣如泥。临睡前，用酒精棉球将肚脐及其周围腹壁消毒，然后将药泥敷在脐周，再用绷带绕腰缠紧固定，次晨取下，存放在洁净的器皿中，以备再用，一齐药量可连用两晚。

幼儿出现红臀，聪明父母有办法

幼儿的红臀多因小儿血热之体，皮肉娇嫩，尿布潮湿浸渍过久，湿热之气交蒸，致皮肤湮尻(局限性皮炎)而成。既然红臀的产生是由湿尿布引起的，那么家长在护理新生儿红臀时，要格外注意尿布问题。

红臀指发生于婴儿尿布包裹部位的局限性片状红斑或生水泡的病症，为新生婴儿多见的皮肤炎症，多因小儿血热之体，皮肉娇嫩，尿布潮湿浸渍过久，湿热之气交蒸，致皮肤湮尻而成。该病主要在尿布覆盖部位，如会阴、阴囊、大腿内侧、臀部等处。出生可见片状红斑，与尿布覆盖面积相吻合，边缘清楚，因尿液浸渍，红斑上亦可生小水泡，或糜烂、渗液，日久红斑干燥，脱皮，皮肤粗糙，婴儿因患部常潮湿不舒，故易啼哭吵闹，一般无需服药，只做局部治疗，加强护理即可。

既然红臀的产生是由湿尿布引起的，那么家长在护理新生儿红臀时，要格外注意尿布问题。首先尿布要选用特别细软、吸收性强的纯棉布，切忌用深色粗糙布料做尿布，以免加重红臀。其次要勤洗勤换尿布，尿湿后立刻更换干净的。换下的尿布再放洗盆里，用肥皂和开水烫洗，并冲洗净肥皂，在太阳下晒干后再用，不要乱扔在地上；在阴雨天，可用熨斗熨干，这样可避免细菌感染。婴儿每次大便后，应用温水洗净屁股，并坚持每次都要这样做，洗完擦干后再涂一层熬过的食用油保护皮肤。同时尿布外面最好不用塑料、橡皮布衬垫，这样利于散湿散热，并减少对皮肤的刺激。

已发生红臀的新生儿，切勿用肥皂水洗患部。若皮肤局部有渗出液时可作湿敷，干后可涂含有0.5%新霉素的炉甘石搽剂或0.5新霉素氧化锌糊剂。若见皮损潮红，渗液时，可以马齿苋、车前草、蒲公英煎水清洗。也可把香油加热后放入紫草浸泡后加冰片外涂或用黄柏、滑石、甘草等分，晒干研碎，筛细末，麻油调敷等。具体做法如下：

1. 紫草4.5克，冰片0.5克，香油150毫升。香油加热至略冒烟后，放置10分钟冷却，加入紫草浸泡4小时，再放入冰片。用此药外涂，1日4次。用2天即明显好转，用3~4天即可痊愈。

2. 黄柏1份，滑石1份，甘草1份。上药晒干碾碎，筛取细末，瓶贮备用。用时以温开水将患部洗净，然后再用适量麻油或菜油和上药调成稀糊状，敷于患部，每日涂药2次。

3. 马勃1个，破去外壳，取出褐色子粉备用。每次换尿布时，先洗净婴儿臀部、阴部及大腿内侧，用消毒棉球或纱布折成方块蘸粉末涂患处。

4. 滑石5份，青黛1份。将上药研末，外扑臀部。每次换尿布时，臀部用温水洗净拭干，扑粉1次。对脓汁渗液的，以黄连6克煎水久洗。切勿用肥皂水洗，以免刺激皮肤。

新生儿得脐炎，云南白药有奇效

新生儿脐炎是新生儿脐带结扎时污染所引起的一种炎症。其主要临床症状有：早期脐部有少量的黏液或脓性分泌物，脐部伤口未愈合。患儿有着不同程度的发热、不愿意吃奶、吐奶、哭闹不安、腹泻等。脐部周围红肿，严重的会形成脓肿、蜂窝组织炎，甚至败血症。

刚出生的小宝宝身体娇嫩，尤其是肚脐部，若护理不周，受到粪尿浸渍，极易使肚脐因感染而发炎。有的家长认为孩子脐炎是小毛病，不及时看医生，致使病情加重而祸及健康和生命。

正常情况下，宝宝出生3~7天，脐带残端逐渐干枯变细，成为黑色而脱落。但有的新生儿在断脐时或断脐后，如果消毒不严或稍有护理不当，很容易造成感染而引发脐炎。引起脐部发炎的多为金黄色葡萄球菌、大肠杆菌，其次为溶血性链球菌，或混合细菌感染等。

宝宝得了脐炎后，一是病情发展快。初起时脐带根部发红，脐窝湿润、流水，随后很快脐周围皮肤出现红肿，脐窝流出带臭味的浆液脓性分泌物。二是易引发败血症。如不及时治疗，脐周皮肤红肿加重，或形成局部脓肿，细菌及其毒素极易从脐血管的断口处进入血循环引起菌血症，并很快地由菌血症发展为败血症甚至脓毒血症，抢救不及时可危及生命。三是易引起腹膜炎。患儿出现发热、不吃奶、精神不好、烦躁不安等全身中毒症状。四是并发化脓性脑膜炎。在临床上，约有30%~50%的败血症患儿并发化脓性脑膜炎，这是因为新生儿血脑屏障功能不完善，细菌会随血液长驱直入，进入脑子而引发化脓性脑膜炎，病势凶险，死亡率高，幸存者也常有合并硬脑膜下积液、低钠综合征、失明、失聪、癫痫或痴呆等。五是变成慢性脐炎。有的患儿会变成慢性脐炎，局部形成像小樱桃样肿物的脐部肉芽肿，常常流黏性分泌物，经久不愈。

预防新生儿脐炎，关键是做到：孕妇在产前要防止感染性疾病，加强围产期保健；普及新法接生，分娩过程中严格执行无菌操作；断脐后的一周内要护理好脐部，保持局部干燥和清洁卫生。同时孩子出生后要勤给孩子换消过毒的尿布，并防止粪便尿液污染，不要让尿布覆盖住脐部，以免厌氧菌生长繁殖。为母婴卧室创造一个洁净的环境，所用的床上物品、内裤、毛巾及婴儿尿布等，以抗菌织物制成的为好。婴儿脐炎可用云南白药治疗。具体方法是：先用生理盐水或新洁尔灭清洗局部分泌物，然后于患处撒上白药粉1克，再用消毒纱布覆盖，包扎即可。

芦根水治疗孩子肺热哮喘有奇效

芦根有清热，生津，除烦，止呕，解鱼蟹毒，清热解表的功效。使用芦苇根祛除肺热之前，需要先看看孩子的舌尖，如果舌尖鲜红，那么就可以使用，来治疗咳嗽、哮喘，或者其他明显的肺部问题，当孩子舌尖红色消退时，就要停止服用。

芦根虽是根，但却像粗粗的茎，一节一节地连着，中间是圆圆的通道，边上细孔密布，与肺特别相像，正因为如此，我们祖先用它来治疗一切与肺有关的的疾病。古代医案中曾有用芦根治小孩顽固高烧的例子。芦根主治：清热，生津，除烦，止呕，解鱼蟹毒，清热解表。芦根可治热病烦渴，胃热呕吐，噎嗝，反胃，肺痿，肺痈，表热证。芦根还可解河豚鱼毒。《本草纲目》记载："芦根，甘、寒、无毒。疗反胃、不下食、胃中热、伤寒内热，解大热。"《雷公炮制药性解》："入肺、胃二经。"

王某的女儿1岁10个月时患了咳嗽，当时王某正在外地出差，王某的老公赶紧带女儿去看专家门诊。治疗第二天，王某的女儿咳嗽还是没有停，而且还开始发烧了。第三天，医生说王某的女儿是肺炎，要求住院治疗。住院两天后，王某的女儿的高烧终于退去，因为情况好转了，王某的老公非常高兴，就带女儿出去玩，还给她吃了烤鸡。结果第三天王某的女儿出现了哮喘症状，医院诊断为喘息性肺炎，虽然一直在治疗，但王某的女儿的症状却没有丝毫减轻。20多天后，王某从几千里外赶了回来，当晚就把孩子接回了家。

王某从家中的抽屉里翻出清开灵冲剂，给女儿冲服了一袋……当晚，王某发现孩子的哮喘平息了不少。很多医生都认为，孩子的这种哮喘无法治愈，有的到青春期后自然好了，有的则转为成人哮喘，伴随终生。平平安安地过了一年，这时，王某和老公都认为女儿的哮喘已经完全治愈了。

有一年秋天，王某的老公带女儿外出游玩时给她买了几次烤肉串吃——这真是很错误的行为。一个月后，王某女儿的哮喘再度发作，还伴有高烧。王某女儿的舌尖红，根据中医理论，王某判断是肺热。既然是肺热，那么用芦苇根祛除肺热一定有效果。于是王某买了一把铁锹，去郊外的水塘边挖芦苇根。回来后把芦苇根洗净，切碎，煮水。煮好之后的芦根水是淡黄的、透明的，有一种清香甘甜的味道，很好喝，王某每日给女儿喝一小碗。大约 10 多天后，王某女儿的喘消失得无影无踪，从那以后，即使高烧至 40℃时，王某的女儿也没有再出现过哮喘，或者说再未出现过喘息性肺炎。后来，王某还用芦苇根治好了几个孩子长久不愈的咳嗽和哮喘。

使用芦苇根祛除肺热之前，需要先看看孩子的舌尖，如果舌尖鲜红，那么就可以使用，来治疗咳嗽、哮喘，或者其他明显的肺部问题，当孩子舌尖红色消退时，就要停止服用。具体做法是将新鲜芦苇根洗净，切碎，加入清水煮 30 分钟。煎服时芦根干品 15~30g；鲜品加倍。煮好之后的水是淡黄透明的，有清香甘甜的味道，每天给孩子喝一小碗，大约 10 多天后，孩子的哮喘便可治疗。

茵陈、西洋芹，巧治新生儿黄疸

新生儿黄疸病因病机复杂多变，应随证辨治，用药不可雷同。湿热发黄，应以清利湿热为主。瘀阻发黄，应以活血化瘀、清积清热为主。

新生儿黄疸，又称胎黄或胎疸，是指新生儿出生后，全身皮肤、面目及小便发黄为主要特征的疾病。临床上分为生理性和病理性新生儿黄疸。前者病程较短、后者病程较长。生理性黄疸是新生儿出生24小时后血清胆红素由出生时的17~51μmol/L（1~3mg/dl）逐步上升到86μmol/L（5mg/dl）或临床上出现黄疸而无其他症状，1~2周内消退。生理性黄疸的血清胆红素足月儿不超过204μmol/L（12mg/dl），早产儿不超过255μmol/L（15mg/dl）。但个别早产儿血清胆红素不到204μmol/L（12mg/dl）也可发生胆红素脑病，对生理性黄疸应有警惕以防对病理性黄疸的误诊或漏诊。黄疸的主要症状如下：

1. 生理性黄疸，轻者呈浅黄色，局限于面颈部，或波及躯干，巩膜亦可黄染，2~3日后消退，至第5~6日皮色恢复正常；重者黄疸同样是先头后足可遍及全身，呕吐物及脑脊液等也是黄色的，时间长达1周以上，特别是个别早产儿可持续至4周，其粪仍系黄色，尿中无胆红素。

2. 黄疸色泽轻者呈浅花色，重者颜色较深，但皮肤红润黄里透红。

3. 黄疸部位多见于躯干、巩膜及四肢近端，一般不过肘膝。

4. 新生儿一般情况好，无贫血，肝脾不肿大，肝功能正常，不发生核黄疸。

5. 早产儿生理性黄疸较足月儿多见，可略延迟1~2天出现，黄疸程度较重，消退也较迟，可延至2~4周。

新生儿黄疸，病因病机复杂多变，应随证辨治，用药不可雷同。湿热发黄，应以清利湿热为主。瘀阻发黄，应以活血化瘀，清积清热为主，其他证候，也应随证加减，方有奇效。西洋芹，色碧，为茎，气味芳香，故而可入肝胆经，通肝胆经络，促肝胆湿热早日消散。茵陈蒿汤也可用来治疗新生儿黄疸。

【小病自助贴士】茵陈可治疗新生儿黄疸

王某出生3天后发病。症状表现为全身皮肤、面目发黄，小便黄短，高烧不退（体温：39.5°C），烦躁不宁，腹胀呕吐。舌苔黄腻，质红。观王某的指纹红紫。王某母亲身体健康，无其他家族遗传病史。经诊断为新生儿湿热型黄疸。对于这种病的治疗应当清热利胆，祛湿退黄。王某的母亲用茵陈15g，栀子、大黄、黄连、黄柏各6g，半夏3g，竹茹、厚朴、枳壳各6g，神曲、麦芽各10g。服了3剂后，王某的体温下降，黄疸渐退。继服3剂，黄疸退尽，王某康复如常。

谢某出生时羸弱，4天后全身出现黄疸症状，其色紫暗，腹胀满，肋下痞硬有块，小便黄，唇舌紫暗有少许瘀斑。谢某的指纹瘀滞紫暗，经诊断为瘀阻型新生儿黄疸。对于这种病的治疗应当活血化瘀，祛湿退黄。于是，谢某的家人用茵陈15g，栀子、大黄、生地各10g，桃仁、红花、川芎、桔梗、赤芍、当归、党参、白术各6g，柴胡30g，红枣7枚。谢某服10余剂而愈。

幼儿急性肺炎的防治措施

不断地增强婴幼儿的抗病能力是预防急性肺炎病的关键。对患肺炎的孩子，家长要仔细注意孩子的体温和呼吸的情况；肺炎痊愈后也不要掉以轻心，特别要注意预防上呼吸道感染，否则易反复感染。

急性肺炎是小儿时期常见的疾病，重症肺炎是婴幼儿死亡的主要原因之一，近年来采用中西医结合治疗，其病死率已有明显下降。临床常以病理、病原、病情及病程分类，婴幼儿以急性支气管肺炎为多见。引起小儿肺炎的病原体是病毒细菌支原体霉菌等。小儿肺炎的诱发因素是营养不良、佝偻病、贫血、先天性心脏病、脑发育不全等机体抵抗力、免疫力低下等。环境因素：如气温骤变、居室通风不良、空气污浊等也可引起小儿肺炎。

1. 肺炎的家庭预防。不断地增强婴幼儿的抗病能力是预防急性肺炎病的关键。肺炎的家庭预防主要是要让小儿坚持锻炼身体，增强抗病能力。同时注意气候的变化，随时给小儿增减衣服防止伤风感冒；合理喂养防止营养不良；教育小儿养成良好的卫生习惯，让婴幼儿多晒太阳。

2. 肺炎患儿的护理。对患肺炎的孩子，家长要仔细注意孩子的体温和呼吸的情况，要保持室内空气新鲜，让孩子休息好，在饮食上要让患儿吃易消化和富有维生素的食物；咳嗽时拍拍孩子的背部有利于痰液的排出，拍背时从下往上拍；房间内不要太干燥；孩子要适当地饮水以稀释痰液，以有利于痰的排出。

3. 肺炎痊愈后的护理。肺炎痊愈后也不要掉以轻心，特别要注意预防上呼吸道感染，否则易反复感染；注意加强锻炼，可根据年龄选择适当的锻炼方法；到户外活动时注意适当增加衣服；当社会上感冒流行时，不要带孩子到公共场所去；家里患感冒的人不要与孩子接触。

4. 儿童急性肺炎抗感染药物的应用。肺炎的治疗原则是应用消炎药物杀灭病原菌，根据不同的病原菌选用敏感的药物。早期治疗疗程可根据病情选择治疗方案，同时还应对症治疗，如发热时给予服用退热剂；咳嗽应给予化痰止咳药物；对重症肺炎应及时到医院进行相应的住院治疗。因此我们应根据年龄、病情轻重及以往用药情况，参考药物敏感试验，选择适当的抗感染药物。

合理喂养，预防幼儿角膜软化症

角膜软化症是由于缺乏维生素 A 的高度营养障碍造成的早期角膜、结膜上皮干燥、变质，晚期出现角膜基质层的坏死、崩溃。多见于 3 岁以下儿童，常为双眼受累。角膜软化症的治疗以改善全身营养和防止角膜继发感染为主。

维生素A的缺乏，不但引起结膜、角膜的上皮变质，身体其他上皮组织系统诸如皮肤、消化道、呼吸道、泌尿道的黏膜上皮以至由于上皮演变百来的睑板腺、泪腺等组织亦均发生或多或少的组织变化。其中最重要的是呼吸道与消化道黏膜方面，可发生肺炎、支气管、肠炎，而出现全身皮肤干燥、瘦弱、四肢无力，声音嘶哑、腹泻等。其眼部症状主要为结膜特别是睑裂部分的特殊干燥状态，以及角膜基质的坏死变化，病态过程分四个阶段。

1. 夜盲期。患者最早的主要症状是在黑暗环境下，病人失去健康眼所具有的对适应功能，因此患者晚间视物要比白天模糊得多，俗称“鸡盲”或“雀盲”。主要为维生素A缺乏，致使视网膜神经上皮细胞层杆状体视紫红质缺乏原料，使眼睛在黑暗中的适应功能下降。婴幼儿因年龄小而难以表达。

2. 干燥前期。球结膜表面失去正常光泽，角膜表面变为暗淡无光，结膜下血管呈现特殊的紫蓝色调，如把下睑撑开，使眼暴露10秒钟，则结膜及角膜表面的模糊状态迅速加剧。结膜失去弹性，眼球转动时，球结膜显示向心性皱纹，角膜感觉显著下降，瞬间反应不灵，从而加速干燥症状的发展。此时作球结膜上皮细胞刮屑涂片检查可以发现上皮细胞的角化颗粒及无数的干燥杆菌。对于此期症状的发现具有重大意义，如能早期诊断及早期治疗，便可迅速治愈。

3. 干燥期。球结膜明显干燥，在睑裂部结膜上可有特殊的银白色泡沫状三角形斑，基底朝向角膜，称为毕脱氏。形态上，干燥斑易用凝结的矿蜡油，眼泪不能湿润其表面，通常对称出现于两眼的颞侧睑裂部球结膜，日后鼻侧亦可出现，在下睑部及穹窿部，结膜及半月形皱壁上，呈灰蓝色调色素变化，为上皮层内黑色素生长所造成，也是缺乏维生素 A 所独有的眼部特征。角膜表面，光泽消失，好像热气呵在玻璃上，呈雾状混浊，如毛玻璃状。在睑裂部的角膜缘与结膜的干燥斑相接。角膜周围的混浊，可伴色素性变化。角膜的知觉可完全丧失，羞明现象明显。

4. 角膜软化期。球结膜粗糙肥厚，皱褶明显，角膜浸润混浊加重，呈灰黄色或黄白色。角膜迅速自溶成溃疡，前房积脓，一般在 1~2 天内可使整个角膜组织溶化穿孔，最终形成角膜粘连白斑，或完全性角膜葡萄肿，或扁平角膜，眼球萎缩而导致完全性失明。

角膜软化症的治疗以改善全身营养和防止角膜继发感染为主，同时抓住最有效的治疗时机，即干燥前期，对于角膜软化症的治疗是很重要的。

1. 改善营养状况。平时的食物应选含维生素 A 高的，如肝类、鸡蛋、鱼、乳类等，口服维生素 A，复合维生素 B、C 等，消化道疾病口服不能吸收者可给维生素 A 注射。肌内注射维生素 A，每次 1 毫升，每天 1 次。

2. 加强妇幼卫生保健，普及卫生知识，提倡科学喂养。角膜软化症预防方面，要注意的是婴幼儿、孕妇和哺乳期的妇女，饮食要合理，防止出现营养不良。当婴幼儿患慢性腹泻等消耗性疾病时，要适当及时补充营养丰富的食品，不要无原则地忌口。

3. 注意眼部护理。为了预防感染，应同时滴用抗生素滴眼剂或涂眼膏，也可用维生素 A 油剂滴眼。若出现角膜溃疡及前房积脓，必须及时充分散瞳。眼部症状严重者，检查或用药时，动作应轻柔，并防止患儿用手揉擦眼部，以防穿孔。

中医认为角膜软化症，常因饮食不节，喂养不当或偏嗜食物，以致脾胃受伤，精微失运，肝血不足，目失濡养所致。

1. 肝血不足者，治宜滋补肝血。方用猪肝散加减：蛤粉 3g，夜明砂

3g，谷精草 3g，共为末，用猪肝 70~100g 切片，掺药末于内，以线扎定，煎煮，稍凉取肝同药细嚼之，汤同服。脐周疼痛者，加使君子 3g，研末空腹服以杀虫消积。

2. 脾气不足，治宜补脾益气。方用参苓白术散加减：党参 10g，茯苓 10g，白术 10g，炙甘草 6g，山药 10g，白扁豆 10g，薏苡仁 10g，桔梗 10g，砂仁 3g，莲子肉 10g，陈皮 3g。脘腹胀满者，加厚朴 5g，以理气健脾；完谷不化，四肢不温者，加熟附片（先煎、久煎）5g，以温阳健脾；虚热者，加胡黄连 3g，以退虚热；不思饮食者，加神曲 6g，山楂 6g，炒麦芽 6g，鸡内金 3g，以健脾化食；出汗多者，加浮小麦 10g，以止汗。中医的针刺四缝、捏脊疗法等均可使用。

治疗儿童多动症的感觉统合训练

对于多动症的儿童患者，应采取药物治疗和精神治疗结合的原则来治疗。

儿童多动症、多动综合征是一种常见的儿童行为异常问题，又称脑功能轻微失调或轻微脑功能障碍综合征或注意缺陷障碍。这类患儿的智能正常或基本正常，但学习、行为及情绪方面有缺陷，表现为注意力不易集中，注意短暂，活动过多，情绪易冲动以致影响学习成绩。在家庭及学校均难与人相处，日常生活中使家长和老师感到困难。有人把这种失调比喻为一个交响乐失去协调性及和谐性。因此资料报告患病率约为 5%~10%。国内也认为学龄儿童发病者相当多，约占全体小学生 1%~10%。男孩远较女孩多，早产儿童患此病较多。对于多动症的患者，应采取药物治疗和精神治疗结合的原则来治疗。

1. 药物治疗。治疗此病的药物可分为中枢神经兴奋剂、抗忧郁剂、抗精神病药及抗癫痫剂等，但一般以中枢神经兴奋剂哌醋甲酯或右旋苯丙胺为常用药品。哌醋甲酯即利地林，目前是常用药物。其每次剂量为5~10mg，每日2次，于早、午服用。傍晚不用，避免引起失眠。多数患儿每日剂量为20mg以内。由于精神振奋剂可影响身体发育，故主张患儿在学习期间服用，周末及假日停服。6岁以下一般不用。

右旋苯丙胺也是常用药物，剂量为每次2.5~5mg，每日2次，早、午服用。多数患儿每日用量在10mg以内。应注意观察脉搏及血压的变化。副作用为失眠、头晕、食欲不振和体重减轻。也应在星期日及假日停服，以减少其抑制生长的副作用。3岁以下一般不用。

精神振奋剂苯异妥英药物作用时间长，早晨上学之前服1次即可。副作用少，较右旋苯丙胺和哌醋甲酯更少引起厌食和失眠。6岁以下儿童最好不用。开始剂量为10mg，如疗效不满意可增加20~40mg。此药显效较慢，假若有不适亦应停止观察。曾有肝脏迟发性过敏反应的报告，故用药期间应定期检查肝功能。

咖啡因对儿童的多动症也有效，每次服用100~150mg，每日2次，但疗效不如哌醋与右旋苯丙胺。

丙米嗪属于抗抑郁性药物，对多动症也有较好疗效。常用剂量为每日25~50mg，视儿童年龄、体重而定。此药导致的白细胞减少常为暂时性，停药后可恢复正常。在开始服药4周后，应检查白细胞计数1次，以后每半月验血1次。此外，还可致食欲减退、尿潴留或过敏反应。12岁以下小儿不宜应用。抗精神药物如氯丙嗪、甲硫达嗪，适用于有破坏性行为的患儿。抗癫痫药如苯妥英钠、扑痫酮，适用于伴发惊厥的患者，忌用巴比妥类的镇静剂，因有时反可使症状加重。

2. 精神治疗。药物治疗是对症的，动作过多往往经药物治疗而得到控制。同时，不可忽视家庭和学校方面的适当教育和管理，对患儿的态度要以耐心、关怀和爱护的态度加以处理，对患儿的不良行为及违法举动要正面地给以纪律教育，多予启发和鼓励，遇到行为治疗有成绩时给予奖励，不应在精神上施加压力更不能责骂或体罚。对有不良习惯和学习困难的患儿，应多给具体指导，执行有规律的生活制度，培养良好习惯，帮助他们克服学习的困难，不断增强信心。

孩子得了腮腺炎，聪明父母会应付

一旦发现腮腺炎，患儿应立即隔离，饮食宜软、易消化，避免酸辣等刺激性食物。病毒性腮腺炎没有特效疗法，可以使用中药治疗，如果有并发细菌感染的可以使用抗菌素。

腮腺炎是由腮腺炎病毒侵犯腮腺引起的急性呼吸传染病，病人是传染源，飞沫的吸入是主要传播途径，接触病人后2~3周发病。腮腺炎主要表现为一侧或两侧耳垂下肿大，肿大的腮腺常呈半球形，以耳垂为中心边缘不清，表面发热有角痛，张口或咀嚼时局部感到疼痛。腮腺肿胀在发病1~3天最明显，以后逐渐消退，约2周肿胀完全退尽。在发病初期的3~5天，可有发热、乏力、不愿吃东西等全身症状。

一旦发现腮腺炎，患儿应立即隔离，卧床休息。饮食宜软、易消化，避免酸辣等刺激性食物。因为这些食物易刺激唾液腺分泌，导致局部疼痛加剧。要多饮开水，保持口腔清洁，也可用复方硼砂溶液漱口。肿胀部位可用中药外敷，取青黛15克，或中成药如意金黄散15克，用水调匀即可，外敷后可减少局部疼痛，帮助消肿。同时还可服板蓝根冲剂。

急性化脓性腮腺炎早期以药物治疗为主，可用中药荆防败毒散、五味消毒饮；同时采用刺激分泌的方法以保持唾液分泌畅通。如果病程超过一周，进入化脓期，则应进行切开排脓手术。病毒性腮腺炎没有特效疗法，可以使用中药治疗，如果有并发细菌感染的可以使用抗菌素。下面是一些治疗腮腺炎的偏方。

1. 青黛 3~5g，紫金锭一片（研末）加醋调成稀糊状涂患处，干后再涂，约一日 6~8 次，涂至疼痛减轻，约 4~5 日。

2. 以靛青或嫩柳叶膏敷局部，每日 1~2 次至消肿。

3. 10ml 食醋于砚台内用香墨磨成黑汁，以毛笔涂肿处，每日 3~4 次，共 2~5 日。

4. 鲜天花粉、车前草各 50g，洗净捣烂加少许食盐敷患处，每日 1~2 次，共涂 2~5 日。

5. 鲜仙人掌除去表面绒毛芒刺洗净捣烂敷之，每日 2 次，共 4~6 日。

6. 冰片粉加冷米汤半匙调匀敷之，每日 2~4 次，共 1~3 日。

7. 六神丸 5~10 粒，以食醋或白酒调敷，每日 2 次，共 2~4 日。

8. 黄柏粉与生石膏以 3∶7 比例混匀后，用醋或酒调敷，每日 1 次，共 2~3 日。

9. 榆、桃、柳、桑、槐于春天发芽时采枝混合煎煮两次，把两次煎汁一起浓缩成膏，敷局部，每日 1 次，共 3~4 日。

10. 赤小豆 50~70 粒捣成粉，以温水或鸡蛋清或蜂蜜调成糊状，摊布上贴敷患处，每日 1~2 次，共 2~4 日。

11. 鲜蓍草 30~60g，分 2~3 次捣烂取汁加冷开水口服，渣加少许盐敷患处。

12. 明矾 50g，雄黄 45g，冰片 3~5g 研成细末密封存用，取 3~5g 以 75%酒精调敷患处，每日 2~3 次，共 1~3 日。

13. 以醋将纱布浸湿，敷患处，30 分钟至 1 小时，每日 2 次，共 2~3

日。

14. 鲜鱼腥草连根洗净捣烂敷患处，每日 2 次，共 2~4 日。

15. 如意金黄散以醋调成糊状，每日 1 次敷至肿消。

16. 以金不摸根块捣烂外敷，及注射液(每 ml 含 8g 生药)每天 1 次肌注至消肿，疗效也比较显著。

第九章

女人那些事儿——女性疾病

月经不调、痛经、更年期综合征、外阴炎、外阴瘙痒、阴道炎、盆腔炎、白带异常、产后腹痛、产后缺乳等都是女人一不小心就会患上的疾病，这些疾病折磨着女人的身心健康，如花似玉的美女因此也会花容失色。

面对月经不调，女性如何应对

女性月经不调已经成为社会和医学界关注的一个热点。尤其是近年来，这种现象更为普遍，由于生活压力、生育、流产等原因，很多女性刚过30岁，就开始月经不调。

月经失调也称月经不调，妇科常见病。表现为月经周期或出血量的异常，或是月经前、经期时的腹痛及全身症状。月经正常来潮是成熟女性身体健康的重要标志。许多妇女发生月经失调后，只是从子宫发育不全、急慢性盆腔炎、子宫肌瘤等妇科疾病去考虑，而忽视了到子宫之外去找原因。殊不知，许多不良习惯因素也可能导致月经失调。月经过多和过少都属月经不调。月经不调会导致缺铁性贫血，为妇科常见病。许多全身性疾病如血液病、高血压病、肝病、内分泌病、流产、宫外孕、葡萄胎、生殖道感染、肿瘤（如卵巢肿瘤、子宫肌瘤）等均可引起月经失调。因此对于月经不调的治疗即需要预防也需要采取必要的西医和中医及外治法。同时食疗也可以治疗月经不调。

1. 月经不调的预防和调理。熬夜、过度劳累、生活不规律都会导致月经不调。因此保持有规律的生活对于预防月经不调是重要的。一定要注意经期勿冒雨涉水，无论何时都要避免使小腹受寒。饮食上要补充足够的铁质，以免发生缺铁性贫血。多吃乌骨鸡、羊肉、鱼子、青虾、对虾、猪羊肾脏、淡菜、黑豆、海参、胡桃仁等滋补性的食物。如果已经月经不调，保持良好的心态也是非常必要的。最后必要时去看医生，如果持续出血24小时后没有减少，而且出血量大，或者月经少到没有，也应马上去看医生。

2. 月经不调的西医治疗。西医治疗主要是物理治疗、药物治疗和手术治疗。其中物理疗法包括电熨、冷冻、激光、红外线等，适用于糜烂面大，炎症浸润较深者，一般治疗一次即可治愈。药物治疗中急性宫颈炎可口服广谱抗生素，如头孢类抗生素加灭滴灵治疗。手术治疗主要是指宫颈息肉者可行宫颈息肉摘除术，宫颈腺体囊肿可穿刺放液；宫颈陈旧裂伤及黏膜外翻，可行子宫颈修补术。

3. 月经不调的中医治疗。中医根据月经不调的原因湿热下注或脾肾两虚采取不同的治疗方法。其中湿热下注引起的月经不调症状表现是带下量多，色黄或夹血丝，质稠如脓，臭秽，阴中灼痛肿胀，小便短黄，舌质红、苔黄腻，脉滑数。这种原因引起的月经不调需清热利湿止带。具体方药是：猪苓、土茯苓、赤芍、丹皮、败酱草各15克，栀子、择泻、车前子（包）、川牛膝各10克，生甘草6克。脾肾两虚引起的月经不调的症状是带下量多，色白质稀，有腥味，腰膝酸软，小腹坠痛，尿频，舌质淡、苔白滑，脉沉缓。这种原因引起的月经不调治宜健脾温肾，化湿止带。具体方药是：党参、白术、茯苓、生苡仁、骨脂、乌贼骨各15克，巴戟天、芡实各10克，炙甘草6克。

4. 月经不调的外治法。外治法主要包括宫颈敷药法，阴道灌洗法。宫颈敷药法可用蒲公英、地丁、蚤休、黄柏各15克，黄连、黄芩、生甘草各l0克，冰片0.4克，儿茶1克。研成细末，敷于宫颈患处，隔日1次。阴道灌洗法可用野菊花、苍术、苦参、艾叶、蛇床子各15克，百部、黄柏各10克。浓煎20ml，进行阴道灌洗，每日1次，10次为一疗程。

5. 月经不调的食疗法。妇女要调经究竟应怎样补才好呢?其实，应视体质的不同来选择不同的药膳食用，黑木耳红枣茶主治气虚型月经出血过多；浓茶红糖饮主治月经先期量多；山楂红枣饮主治经期错乱；茴香主治经期乳房及小腹胀痛；山楂红花酒主治月经量少，紫黑有块，腹痛。

黑木耳红枣茶：黑木耳30克，红枣20枚，黑木耳、红枣共煮汤服之。

每日1次，连服。功能补中益气，养血止血。主治气虚型月经出血过多。

浓茶红糖饮：茶叶、红糖各适量。煮浓茶一碗，去渣，放红糖溶化后饮。每日一次。功能清热、调经。主治月经先期量多。

山楂红糖饮：生山楂肉50克，红糖40克。山楂水煎去渣，冲入红糖，热饮。非妊娠者多服几次，经血亦可自下。功能活血调经，主治妇女有经期错乱。

茴香酒：小茴香、青皮各15克，黄酒250克，将小茴香、青皮洗净，入酒内浸泡3天，即可饮用。每次15~30克，每日2次，如不耐酒者，可以醋代之。功能疏肝理气。主治经期先期先后不定、经色正常、无块行而不畅、乳房及小腹胀痛等症。

山楂红花酒：山楂30克，红花15克，白酒250克，将上药入酒中浸泡1周。每次45~30克，每日2次，视酒量大小，不醉为度。功能活血化瘀。主治经来量少、紫黑有块、腹痛、血块排出后痛减。注意忌食生冷，勿受寒凉。

[小病自助贴士]治疗月经不调的偏方

1. 大枣20枚，益母草10克，红糖10克，加水炖饮汤，每日早晚各1次。适宜于经期受寒所致月经后延，月经过少等症。

2. 鸡蛋2个，益母草30克，将鸡蛋洗净，同益母草加水共炖，蛋熟后去壳再煮20分钟，吃蛋饮汤。适宜于瘀血阻滞所致的月经过少，月经后延症。

3. 红高粱花、红糖各适量，水煎，分2次饮服。适宜于月经提前、经量多而鲜红者。

4. 当归、生姜各10克，羊肉片100克，加水同煮，熟后加盐，饮汤食肉。适宜于月经后延、量少、腹冷痛等症。

5. 米醋200克，豆腐250克，同煮熟，饭前吃，1次吃完。适宜于经期过短、血色深红、量多的壮实女性。

6. 龙眼肉 50 克，鸡蛋 1 个，先煎龙眼，30 分钟后打入鸡蛋，共炖至熟，早晚各 1 次，连服 10 天。适用于虚证月经不调。

7. 雄鸡冠 2 个，食盐少许，鸡冠煮熟，蘸盐吃，每日 1 次，每月 3~5 次。适宜于虚寒月经不调。

8. 鲤鱼 500 克，黄酒 260 克，取鱼肉与黄酒同煮吃，鱼骨焙干研末，早晨用黄酒冲服。适用于经多不净者。

对待痛经，聪明的女人有绝招

痛经以青年妇女较为常见，其发病之高、范围之广、周期之近、痛苦之大，严重影响了广大妇女的工作和学习，降低了生活的质量。

痛经是指经期前后或行经期间，出现下腹部痉挛性疼痛，并有全身不适，严重影响日常生活者。痛经分原发性和继发性两种。经过详细妇科临床检查未能发现盆腔器官有明显异常者，称原发性痛经，也称功能性痛经。继发性痛经则指生殖器官有明显病变者，如子宫内膜异位症、盆腔炎、肿瘤等。

痛经是妇科常见病和多发病，病因多，病机复杂，反复性大，治疗棘手，尤其是未婚女青年及月经初期少女更为普遍，表现为妇女经期或行经前后，周期性发生下腹部胀痛、冷痛、灼痛、刺痛、隐痛、坠痛、绞痛、痉挛性疼痛、撕裂性疼痛，疼痛延至骶腰背部，甚至涉及大腿及足部，常伴有全身症状：乳房胀痛、肛门坠胀、胸闷烦躁、悲伤易怒、心惊失眠、头痛头晕、恶心呕吐、胃痛腹泻、倦怠乏力、面色苍白、四肢冰凉、冷汗淋漓、虚脱昏厥等症状。痛经常持续数小时或 1~2 天，一般经血畅流后，腹痛便可缓解。

引起原发性痛经的原因多为精神紧张、感觉过敏，经医师劝说即能改善；体质较弱也易产生痛经，提高体质后能缓解症状；由于子宫位置不良、盲目细小造成经血潴留也是痛经的常见原因，怀孕后能使症状消失。但也有部分痛经是由生殖器病变引起的，尤其是生殖道的畸形，所以较严重且顽固的痛经要及时诊治。

1. 痛经的饮食调养。中医认为痛经多因气血运行不畅或气血亏虚所致。临床常见有气滞血瘀、寒凝胞宫、气血虚弱、湿热下注等症。饮食疗法能起到较好的防治作用。

痛经患者在月经来潮前 3~5 天内饮食宜以清淡易消化为主。应进食易于消化吸收的食物，不宜吃得过饱，尤其应避免进食生冷之食品，因生冷食品能刺激子宫、输卵管收缩，从而诱发或加重痛经。月经已来潮，则更应避免一切生冷及不易消化和刺激性食物，如辣椒、生葱、生蒜、胡椒、烈性酒等。此期间病人可适当吃些有酸味的食品，如酸菜、食醋等，酸味食品有缓解疼痛作用。

痛经患者平时饮食应多样化，不可偏食，应经常食用些具有理气活血作用的蔬菜水果，如荠菜、洋兰根、香菜、胡萝卜、橘子、佛手、生姜等。身体虚弱、气血不足者，宜常吃补气、补血、补肝肾的食物，如鸡、鸭、鱼、鸡蛋、牛奶、动物肝肾、鱼类、豆类等。

2. 减轻痛经的方法。减少痛经的方法主要是从日常生活中注意饮食的均衡，补充矿物质，避免咖啡因，保持身体温暖，泡矿物澡，以指按压脚部。虽然健康的饮食无法消除经痛，但对改善全身的健康状况却有神奇功效。避免过甜或过咸的垃圾食物，它们会使你胀气及行动迟缓，多吃蔬菜、水果、鸡肉、鱼肉，并尽量少量多餐。钙、钾及镁矿物质，也能帮助缓解经痛。咖啡、茶、可乐、巧克力中所含的咖啡因，使人神经紧张，可能促成月经期间的不适，因此，应避免咖啡因，此外，咖啡所含的油脂也可能刺激小肠。保持身体暖和将加速血液循环，并松弛你的肌肉，尤其是痉挛及充血的骨盆部位，多喝热的药草茶或热柠檬汁。也可在腹部放置热敷垫或热水瓶，一次数分钟。在温水缸里加入 1 杯海盐及 1 杯碳酸氢钠，泡 20 分钟，有助于松弛肌肉及缓和经痛。足部含有一些指压点，被认为与骨盆部位的气路相连。在脚踝双边的凹陷处，皆有指压点。轻轻地用拇指与其他指尖捏后，沿着跟腱而上，直至小腿肌。右脚作完，换左脚，各指压数分钟。

[小病自助贴士]痛经注意事项

痛经者无论在经前或经后，都应保持大便通畅。尽可能多吃些蜂蜜、香蕉、芹菜、白薯等。因便秘可诱发痛经和增加疼痛感。有人认为，痛经病人适量饮点酒能通经活络，扩张血管，使平滑肌松弛，对痛经的预防和治疗有作用。如经血量不多可适量地饮些葡萄酒，能缓解症状，在一定程度上还能起到治疗作用。葡萄酒由于含有乙醇而对人体有兴奋作用。情绪抑郁引起痛经者适当喝点儿葡萄酒，能够起到舒畅情绪、疏肝开胸的作用，使气机和利。另外，葡萄酒味辛甘性温，辛能散能行，对寒湿凝滞的痛经症，可以散寒祛湿，活血通经；甘温能补能缓，对气血虚弱而致的痛经，又能起到温阳补血、缓急止痛的效果。

女人如何应对更年期综合证

更年期综合征的病因主要是卵巢功能衰退，雌激素水平降低所致，且与体质、营养、社会环境、文化素养等因素有关。

更年期是妇女卵巢功能逐渐衰退，到最后消失的一个过渡时期，最突出的征象是月经不规律渐至绝经，一般发生在 45~55 岁之间。更年期综合征是指在绝经前后出现的月经紊乱，潮热汗出，易激动、烦躁、忧郁、疲倦、失眠、头痛等一系列症状。

更年期综合征是由雌激素水平下降而引起的一系列症状。更年期妇女，由于卵巢功能减退，垂体功能亢进，分泌过多的促性腺激素，引起植物神经功能紊乱，从而出现一系列程度不同的症状，如月经变化、面色潮红、心悸、失眠、乏力、抑郁、多虑、情绪不稳定，易激动，注意力难于集中等，称为"更年期综合征"。我国医学认为更年期综合征是由肾气渐衰，冲任亏虚，天癸将竭，精血不足，阴阳平衡失调，脏腑气血不相协调所致。强调调养以固肾为主，兼以疏肝健脾。

大多数妇女由于卵巢功能减退比较缓慢，机体自身调节和代偿足以适应这种变化，或仅有轻微症状。少数妇女由于机体不能很快适应，症状比较明显，但一般并不需特殊治疗。极少数症状严重，甚至影响生活和工作者，则需要药物治疗。

1. 更年期综合征的起居调养法。更年期综合征患者的生活应有规律，注意劳逸结合，保证充足的睡眠，但不宜过多卧床休息。身体尚好时应主动从事力所能及的工作和家务，或参加一些有益的文体活动和社会活动，如练气功和太极拳等，以丰富精神生活，增强身体素质。同时也要注意保持和谐的性生活。

2. 更年期综合征的心理调养法。更年期综合征系指由于更年期精神心理、神经内分泌和代谢变化，所引起的各器官系统的症状和一系列身心变化的统称。

一般认为，妇女进入更年期后，家庭和社会环境的变化都可加重其身体和精神负担，使更年期综合征易于发生或使原来已有的某些症状加重。有些本身精神状态不稳定的妇女，更年期综合征就更为明显，甚至喜怒无常。更年期综合征虽然是由于性生理变化所致，但发病率高低与个人经历和心理负担有直接关系。对心理比较敏感的更年期妇女来说，生理上的不适更易引起心理的变化，于是出现了各种更年期症状。因此，注意心理调适十分重要。

患者首先要明确，更年期是一个正常的生理变化过程，可持续几个月甚至几年，因此出现一些症状是不可避免的，不必过分焦虑，要解除思想负担，保持豁达、乐观的情绪。多参加一些娱乐活动，以丰富生活乐趣。注意改进人际关系，及时疏导新发生的心理障碍，以保持精神愉快，稳定情绪。另外，亲属应在精神及生活上多给些安慰和照顾，避免精神刺激和过分激动。这样常可使症状减轻，甚至不治而愈。

3. 更年期综合征的饮食调养法。更年期综合征在饮食方面应适当限制高脂肪食物及糖类食物，少吃盐，不吸烟，不喝酒，多食富含蛋白质的食物及瓜果蔬菜等。此外，尚可配合食疗方法。

肾阴虚者引起的更年期综合征的食疗：肾阴虚者引起的更年期综合征的主要症状是头晕目眩耳鸣，头部脸颊阵发性烘热，汗出，五心烦热，腰膝酸痛，多梦少寐，口干心悸，潮热，甚则血压增高，舌红少苔，脉细数。可用黄精 30 克，山药 60 克，鸡肉 500 克，切块同放入碗中，加水适量，隔水炖熟，调味后分 2 次食用，隔天一剂。或用猪瘦肉 200 克，切块，百合 30 克，共煮烂，加盐调味，服食。

肾阳虚者引起的更年期综合征的食疗方法：肾阳虚者引起的更年期综合征的主要症状是头晕，目眩，腰痛，肢寒，口淡，食量少，神疲乏力，浮肿，便溏，夜尿多，舌淡苔薄白，脉沉细无力。可用当归 30 克，羊肉 250 克，炖熟服食。或用黄芪 10 克，冬虫夏草 10 克，虾肉 50 克，加米少许，煮粥食用。

4. 针灸调养法。更年期综合征也可用针刺法来进行治疗。针刺穴位是肾俞、三阴交、神门、足三里。烦躁易怒者加太冲穴；精神疲乏者加关元穴;心悸失眠者加内关穴;头晕耳鸣者加风池、听会穴;五心烦热者加太溪穴;汗出者加合谷、复溜穴。

中草药配方治疗女性外阴炎

当外阴发生炎症时,无论什么原因引起,患者都主要表现为外阴瘙痒、外阴红肿、灼热疼痛等症状。从中医理论讲,用清热解毒、除湿止痒的中草药煎水坐浴,可以明显缓解外阴的痒痛不适,治疗外阴炎症。

外阴是指女性的外生殖器,也即生殖器的外露部分,包括耻骨联合至会阴以及两股内侧之间的组织。外阴炎就是外阴的皮肤或黏膜所发生的炎症病变,如红、肿、痛、痒、糜烂等。外阴会因各种细菌感染而产生多种疾病,如外阴白斑、外阴瘙痒。所以,注重外阴的卫生是十分必要的。

我们知道,女性外阴炎可以由许多原因引起,常见的有单纯性外阴炎、霉菌性外阴炎、婴幼儿外阴炎、滴虫感染引起的外阴炎症。当外阴发生炎症时,无论什么原因引起,患者都主要表现为外阴瘙痒、外阴红肿、灼热疼痛等症状。从中医理论讲,用清热解毒、除湿止痒的中草药煎水洗熏,可以明显缓解外阴的痒痛不适,治疗外阴炎症。下面介绍治疗外阴炎的六大中医良方:

外阴炎中草药方1:

[配方]蚤休、土茯苓、苦参各90克,黄柏、大黄各45克,龙胆草、萆薢各30克,枯矾15克。

[用法]每日1剂。上药加清水适量,煎沸5~10分钟,将药液倒入盆内,趁热先熏后洗外阴。每日早、午、晚各1次,适用于外阴炎。

外阴炎中草药方 2：

[配方]蛇床子、百部、苦参、川黄柏各等量。

[用法]上药加清水适量，煮沸 5~10 分钟，将药液倒入盆内，趁热先熏后洗外阴、阴道。每日熏洗 1~2 次。

[功效]清热燥湿、杀虫止痒。适用于外阴炎、阴道炎。

外阴炎中草药方 3：

[配方]金银花、红花、五倍子、蒲公英、鱼腥草各 30 克，生黄柏、川黄连各 15 克。

[用法]上药水煎后过滤取汁，倒入盆内先熏后洗局部。每次 20 分钟，每日 2 次。

[功效]清热解毒，适用于热毒较盛的外阴炎，如脓肿、湿疹。

外阴炎中草药方 4：

[配方]鹤虱 30 克，苦参、狼毒、蛇床子、归尾、威灵仙各 15 克。

[用法]上药放入清水煮煎后，过滤去渣取汁，倒入盆内，先熏后洗外阴部。每日 2 次，每次 20 分钟。

[功效]杀虫解毒。适用于外阴炎。

外阴炎中草药方 5：

[配方]艾叶 15 克，白矾 6 克。

[用法]上药水煎，熏洗患部。每日 1–2 次，每次 20 分钟。

[功效]祛湿止痒。适用于外阴炎。

外阴炎中草药方 6：

[配方]苦参、生百部、蛇床子、白头翁、土茯苓、黄柏各 30 克。

[用法]上药煎水先熏后洗。每日 2 次，每次 20 分钟。

[功效]祛湿止痒。用于外阴炎、外阴湿疹、皮炎。

让女人远离外阴瘙痒的烦恼

外阴瘙痒是外阴各种不同病变所引起的一种症状，但也可发生于外阴完全正常者，一般多见于中年妇女，当瘙痒加重时，患者多坐卧不安，以致影响生活和工作。应对外阴瘙痒需要在平时注意经期卫生，也可以采取西药或中药来治疗外阴瘙痒。

外阴瘙痒是外阴各种不同病变所引起的一种症状，但也可发生于外阴完全正常者，一般多见于中年妇女，当瘙痒加重时，患者多坐卧不安，以致影响生活和工作。

1. 应对外阴瘙痒的注意事项。注意经期卫生，行经期间勤换卫生巾，勤清洗；保持外阴清洁干燥，不用热水烫洗，不用肥皂擦洗；忌乱用、滥用药物，忌抓搔及局部摩擦；忌酒及辛辣食物，不吃海鲜等及易引起过敏的药物；不穿紧身兜裆裤，内裤更须宽松、透气，并以棉制品为宜；局部如有破损、感染，可用 1:5000 高锰酸钾液（在温开水内加入微量高锰酸钾粉末，使呈淡红色即可，不可过浓）浸洗，每日 2 次，每次 20~30 分钟。最好看过医生后遵医嘱；就医检查是否有霉菌或滴虫，如有应及时治疗，而不要自己应用“止痒水”治疗；久治不愈者应作血糖检查，如果瘙痒症状严重，且伴有白带异常、腹痛等其他症状，就很有可能是炎症感染，需及时去医院妇科进行相关检查，针对性治疗。

2. 外阴瘙痒的西药治疗。外用药急性炎症时可用 1%雷锁辛加 1%利凡诺溶液，或用洁尔阴或络合碘洗外阴，洗后可涂 40%氧化锌油膏。慢性瘙痒可用地塞米松乳剂外擦。内服药可适当补充维生素 B、C、A、E、扑尔敏 4mg，每天 3 次。更年期患者口服乙萌粉 0.25~0.5mg，每天 1 次，连服 10 天。同时，外阴瘙痒要对症治疗。滴虫性阴道炎可用醋酸铅溶液或 3%的硼酸液外洗，然后口服或阴道用药。治疗期间应禁房事，经期不可以上药。霉菌性阴道炎可用 4%苏打水或用 1/2000 新洁尔灭液洗外阴，然后再上药。

3. 外阴瘙痒的中药治疗。从中医理论讲，用清热解毒、除湿止痒的中草药煎水洗熏，可以明显缓解外阴瘙痒症。

外阴瘙痒中药方一：苦参 10 克，蛇床子 15 克，地肤子 15 克，白鲜皮 15 克，川椒 6 克，青盐 2 撮。将药装入布袋放入水中，煮沸 20 分钟。温液坐浴，每日 2~3 次，每次 15~20 分钟。本方清热祛湿，杀虫止痒，可用于糖尿病外阴瘙痒，以及滴虫、霉菌等感染引起的外阴瘙痒。

外阴瘙痒中药方二：苦参 30 克，煮水频洗，每日 3~5 次。

外阴瘙痒中药方三：蛇床子，土槿皮，百部，川椒，枯矾各等分。药加水浓煎后熏洗阴部。早、晚各 1 次。

外阴瘙痒中药方四：虎杖 100 克，苦参 50 克，木槿皮 50 克，上药加水 4500 毫升，煎取 4000 毫升，过滤待温，取 2000 毫升，坐浴 10~15 分钟，每天 2 次，7 天为 1 疗程。

外阴瘙痒中药方五：苦参 30 克，土茯苓 30 克 ，蛇床子 30 克，生百部 50 克，龙胆草 15 克，黄柏 15 克，紫槿皮 15 克，川椒 15 克，苍术 15 克，地肤子 24 克。上药加水 2000~3000 毫升，煮沸 10~15 分钟后去渣取汁、热熏，待药汁温和时坐浴并洗外阴。每日 1 剂，早晚各洗 1 次，每次 20~30 分钟。10 天为 1 疗程。最多使用 3 个疗程。

女性阴道炎的几点防治措施

阴道炎是阴道黏膜及黏膜下结缔组织的炎症，是妇科门诊常见的疾病。对于阴道炎的防治可以从生活、饮食和精神上进行调理，也可以用碱性溶液改变阴道的酸碱度。

阴道炎是阴道黏膜及黏膜下结缔组织的炎症，是妇科门诊常见的疾病。正常健康妇女，由于解剖学及生物化学特点，阴道对病原体的侵入有自然防御功能，当阴道的自然防御功能遭到破坏，则病原体易于侵入，导致阴道炎症，幼女及绝经后妇女由于雌激素缺乏，阴道上皮薄，细胞内糖原含量减少，阴道 pH 高达 7 左右，故阴道抵抗力低下，比青春期及育龄妇女易受感染。

由于阴道炎的发病主要与个人卫生以及相互感染等因素有关，故平时要注意清洁，防止致病菌的侵袭，杜绝传染源，并增强体质，预防复发。

生活调理：注意个人卫生、保持外阴清洁干燥；勤洗换内裤，不与他人共用浴巾、浴盆，不穿尼龙或类似织品的内裤，患病期间用过的浴巾、内裤等均应煮沸消毒；治疗期间禁止性交，或采用避孕套以防止交叉感染；月经期间宜避免阴道用药及坐浴；反复发作者应检查丈夫的小便及前列腺液，必要时应反复检查，如为阳性应一并治疗。

饮食调理：平时饮食宜清淡，忌辛辣刺激，以免酿生湿热或耗伤阴血。注意饮食营养，增强体质，以驱邪外出。

精神调理：阴道炎患者应稳定情绪，颐养性情，并根据患者的性格和发病诱因进行心理治疗，加强锻炼，增强体质，提高自身免疫功能。积极消除诱发因素，及时治疗生殖器官各种炎症。

改变阴道酸碱度。念珠菌生长最适宜的 pH 值为 5.5，因此采用碱性溶液冲洗外阴、阴道，改变阴道的酸碱度，对霉菌的生长繁殖会有抑制作用。可使用 2%~4%的小苏打水冲洗阴道，每日 1~2 次，2 周为 1 疗程。冲洗后要拭干外阴，保持外阴干燥，以抑制念珠菌的生长。

阴道炎临床上以白带的性状发生改变以及外阴瘙痒灼痛为主要临床特点，性交痛也常见，感染累及尿道时，可有尿痛、尿急等症状。常见的阴道炎有细菌性阴道病、滴虫性阴道炎、霉菌性阴道炎、老年性阴道炎。

滴虫性阴道炎防治措施：毛滴虫能在冰冻及干燥过程中维持一定的生活力，同时在不同浓度的肥皂水中亦具有相当顽强的抵抗力，很容易被传播。第一必须消灭传染源。定期普查普治，对毛滴虫患者的性伴侣也要进行诊治；第二杜绝传染途径。提倡淋浴，改坐式便器为蹲式，不租用游泳衣裤及毛巾等。

霉菌性阴道炎防治措施：注意合理应用广谱抗生素及激素。糖尿病患者应特别注意皮肤及外阴清洁。阴道霉菌常与其他部位的霉菌病菌并存或交叉感染，如皮肤瘙痒而用手搔抓则使指甲带有霉菌；肛门周围瘙痒的患者，可能有肠道感染霉菌。本病还可通过性生活感染，故在治疗期间应避免性生活，必要时夫妇同时进行诊治。

老年性阴道炎防治措施：增强阴道的防御功能，常用酸性或产生酸性的药物清洗。

盆腔炎不可怕，聪明女人有办法

盆腔炎是妇科常见病，是女性盆腔生殖器官炎症的简称，包括子宫炎、盆腔腹膜炎、盆腔结蒂组织炎和输卵管卵巢炎。女性生殖系统，任何一方面的疾病都可能引发盆腔炎，这个问题可大可小，容易导致不孕不育，一定要及时治疗。

盆腔炎是妇科常见病，炎症可局限于一个部位，也可几个部位同时发病。盆腔积液就是盆腔存在炎性渗出物，可发生在子宫内膜发炎后，内膜组织肿胀的细胞中渗出的略黏稠的液体，被周围组织包裹所渐渐形成的囊性包块。

盆腔炎常见致病体有链球菌、淋球菌、支、衣原体、葡萄球菌、大肠杆菌、厌氧菌、性传播等的病原体（如淋菌、沙眼衣原体、支原体、疱疹病毒）。盆腔炎按其发病过程、临床表现可分为急性盆腔炎与慢性盆腔炎两种。

1. 慢性盆腔炎。慢性盆腔炎的症状特点是：其发病慢，病程长。全身症状多不明显，可有低热，易感疲乏，伴下腹坠、腰痛等。检查时发现，子宫常呈后位，活动受限，或粘连固定。慢性盆腔炎常为急性盆腔炎未能彻底治疗，或患者体质较差，病程迁延所致，但亦可无急性炎症病史。病情较顽固，当机体抵抗力较差时，可有急性发作。

2. 急性盆腔炎。急性盆腔炎的症状特点是：其病急，病情重，可出现下腹疼痛、发烧、寒战、头痛、食欲不振。检查时发现病人呈急性病容，体温高，心率快，下腹部有肌紧张、压痛及反跳痛。盆腔检查时阴道有大量的脓性分泌物，穹窿有明显触痛，子宫及双附件有压痛、反跳痛（在痛处轻按，然后迅速抬手，在抬手的一瞬间，有明显的痛感，便称之为反跳痛），或一侧附件增厚。

女性生殖系统，任何一方面的疾病都可能引发盆腔炎，这个问题可大可小，容易导致不孕不育，一定要及时治疗。

1. 盆腔炎的饮食调护。盆腔炎患者要注意饮食调护，要加强营养。发热期间宜食清淡易消化饮食，对高热伤津的患者可给予梨汁、苹果汁、西瓜汁等饮用，但不可冰镇后饮用。白带色黄、量多、质稠的患者属湿热证，忌食煎烤油腻、辛辣之物。小腹冷痛、怕凉，腰酸疼的患者，属寒凝气滞型，则在饮食上可给予姜汤、红糖水、桂元肉等温热性食物。五心烦热、腰痛者多属肾阴虚，可食肉蛋类以滋补，使身体强壮。

2. 盆腔炎的物理疗法。温热的良性刺激可促进盆腔局部血液循环，改善组织的营养状态，提高新陈代谢，以利炎症的消退。常用的物理疗法有短波、超短波、离子透入（可加入各种药物如青霉素、链霉素等）、蜡疗等。

3. 盆腔炎的手术治疗。有肿块如输卵管积水或输卵管卵巢囊肿可行手术治疗；存在小的感染灶，反复引起炎症发作者可进行手术治疗。

4. 盆腔炎的西药治疗。在用抗炎药物时，也可同时采用 α-糜蛋白酶 5mg 或透明质酸酶 1500U，肌肉注射，隔日 1 次，5~10 次为一疗程，以利粘连和炎症的吸收。个别患者局部或全身出现过敏反应时应停药。在某些情况下，抗生素与地塞米松同时应用，口服地塞米松 0.75mg，每日 3 次，停药时注意逐渐减量。

5. 盆腔炎的中药治疗。中药治疗慢性盆腔炎以湿热型居多，治则以清热利湿、活血化瘀为主，方药用：丹参 18g、赤芍 15g、木香 12g、桃仁 9g、金银花 30g、蒲公英 30g、茯苓 12g、丹皮 9g、生地 9g。痛重时加延胡索 9g。有些患者寒凝气滞型，则为了温经散寒、行气活血，常用桂枝茯苓汤加减；气虚者加党参 15g、白术 9g、黄芪 15g。

[小病自助贴士]盆腔炎五种类型及其治疗方法

1. 热毒型：症状是高热，寒战，头痛，小腹疼痛，带下量多如脓，臭秽，尿黄便秘，舌质红，苔黄，脉滑数或弦数。妙方：野菊花栓，外用，每次 1 粒，肛门给药，一日 12 次。

2. 湿热型：症状是低热，小腹疼痛灼热感，口干不欲饮，带下量多色黄质稠，或赤黄相兼，舌质红、苔黄腻，脉滑数。妙方：金鸡胶囊：每次 4 粒，一日 3 次，温开水送服。

3. 湿热淤滞型：症状是小腹胀痛，口苦口干，带下黄而稠，小便混浊，大便干结，舌黯红，苔黄或白，脉弦或弦数。妙方：妇宝冲剂：每次 20g，一日 2 次，开水冲服。

4. 淤血阻滞型：症状是下腹持续疼痛拒按，或行经不畅，或量多有块，舌紫黯，或有淤斑淤点，苔薄，脉沉弦或涩。妙方：妇女痛经丸，每次9g，一日2次，温开水送服。

5. 冲任虚寒型：症状是小腹冷痛，喜暖喜按，带下量多色白质稀，畏寒肢冷，舌质淡，苔薄白，脉沉细。妙方：温经丸，每次1丸，一日2次，温开水送服。

女性白带异常的应对策略

白带是女性的一种生理现象，正常白带为少量乳白色、无气味、稀糊状液体。白带异常是女性内生殖器疾病的信号，应引起重视。在生殖道出现炎症或肿瘤继发感染时，白带在量、色、性状及气味方面则发生变化。

白带是由阴道黏膜分泌物、宫颈腺体子宫内膜的分泌物混合而成，其分泌与雌激素的水平有关。白带是女性的一种生理现象，正常白带为少量乳白色、无气味、稀糊状液体。白带异常是女性内生殖器疾病的信号，应引起重视。不同疾病引起的白带异常其性状各不相同，在生殖道出现炎症或肿瘤继发感染时，白带在量、色、性状及气味方面发生变化，为白带异常。白带异常的症状可以分为非炎症性白带异常症状和炎症性白带异常症状。

1. 非炎症性白带异常症状。白带有黏性、量多，见于应用雌激素药物之后；育龄期女性白带过少，致使不能满足自身的生理需要，使女性经常感到外阴干涩不适，常因卵巢功能减退、性激素分泌过少引起，也是一种病态；精神因素刺激，使外阴、阴道及子宫颈分泌物增多，呈无色透明；白带呈乳白色水样，可出现在盆腔肿瘤、子宫后屈、慢性全身性疾病（心力衰竭、糖尿病、贫血、肺结核等）患者，是因为盆腔及子宫充血、阴道分泌物增多所致。

2. 炎症性白带异常症状。白带呈乳白或淡黄色，脓性，量较多，有臭味，多伴有腹痛，一般由慢性子宫颈炎或子宫颈内膜炎等引起。白带黄色或黄绿色，稀薄有泡沫状，或如淘米泔水样，色灰白，白带有臭味，大多是阴道滴虫所致；患有淋病的白带则为黄脓样；阿米巴原虫感染后所分泌的白带多半呈现为带血的浆液性或黄色黏性分泌物，有时其中混有细小的烂肉样物(看似黄色酱汤)；白带色黄白，多数质地黏稠，有时也可质地稀薄，典型的呈乳白色，像豆渣样，或像凝乳状白色的片状或块状，多数是因为霉菌感染所造成；若白带内带血，常见于子宫颈息肉、宫内节育器引起的副作用、黏膜下子宫肌瘤、重度慢性宫颈炎等；患输卵管癌时，由于肿瘤刺激输卵管上皮渗液及病变组织坏死，白带呈间歇性、清澈、黄红色液体，一阵一阵地从阴道向外流出，绵绵不断；女性患了子宫颈癌、阴道癌、子宫体癌等病症后，其所分泌时的白带，多数表现为：白带量多，呈淘米水样，浑浊而有恶臭，有时混有血液呈淡粉色，量多。

女性朋友正常白带的成分是由阴道黏膜渗出物、宫颈分泌物及部分子宫内膜的分泌物混合而成，无异味，个体之间排出量多少不等，这与体内雌激素水平及生殖器充血的程度有关。除了生理性原因或体质下降易致白带增多外，还有由感染性疾病造成的白带异常，那么中药治疗白带异常是怎么样的呢？下面介绍了4种方法：

1. 脾虚湿盛型带下症。可用白术15g、茯苓9g、车前子3g、鸡冠花9g，水煎服。

2. 脾肾虚损型带下症。可用菟丝子25g、白术15g、炙甘草10g、白芍10g、海螵蛸15g、白芷10g、岗念根30g，水煎服。

3. 虚寒型带下症。中药治疗白带异常，可用党参15g、白术9g、茯苓9g、炙甘草6g、当归9g、川芎6g、白芍9g、熟地9g、山药9g、杜仲9g、艾叶

9g、煅龙骨15g、煅牡蛎15g，水煎服。

4. 久年白带的治疗。可用胡椒0.9g，硫磺0.9g，共为细面，鸡蛋一个，打一小孔，将药末装入蛋内搅匀，用纸封好，蒸熟食之，连服3~4次，治疗久年白带异常有效。

白带带血应警惕妇科疾病

血性白带，白带中混有血，应警惕宫颈癌、子宫内膜癌等恶性肿瘤的可能性。但宫颈息肉、宫颈糜烂、黏膜下肌瘤、功能失调性子宫出血病、尿道肉阜、老年性阴道炎等良性病变也可导致血性白带，宫内节育器引起的少量血性白带也较多见。

白带带血在医学上称为血性白带。白带带血有可能是宫颈癌，但是这个概率并不高，也有可能是妇科炎症等问题引起的。根据临床不同的症状需要进一步诊断方能确诊。所以，如感不适，切忌自行服药，到专业医疗机构进行白带检查，以免延误病情。

一般来说，女性在排卵期有的人会出现排卵期出血，即月经中期出血，是指两次正常量月经之间的少量出血，可伴有不同程度的小腹痛，这都属于生理性白带带血原因。

但是疾病性白带带血原因可能就是宫颈息肉、急性阴道炎、重度宫颈糜烂、子宫黏膜下肌瘤、子宫颈癌等妇科疾病引起的。另外，有时因宫内放置节育环，在白带中也混有一些血丝。一旦发现白带带血，特别是性交后白带混有血丝，应警惕生殖器有恶性肿瘤的可能。建议到医院检查以明确病情性质。

白带带血如果伴有上阴瘙痒，多自小阴唇内侧开始，逐渐蔓延到整个外阴部。瘙痒严重时可使患者坐卧不安，影响工作、学习和睡眠。此外，还有外阴烧灼感，白带增多，呈豆腐渣样或水样。那么，白带带血治疗方法是什么呢?

1. 局部用制霉菌素。可将制霉菌素片塞入阴道深处，每晚 1 次，7~10 天为一疗程。有条件时可配事制霉菌素冷霜(5 万单位/克)涂擦外阴部皮肤。也可口服制霉菌素。

2. 苏打水冲洗外阴部和阴道。每晚或隔天，在临睡前用 2%~4%的苏打水冲洗外阴部和阴道，冲洗后用 0.5%~1%龙胆紫溶液涂抹阴道壁和外阴部，5 次为一个疗程。

3. 中药疗法。用艾叶(或茎)或大蒜茎 3~5 棵，煎汤外洗，7 天为一个疗程；或用黄柏、蒲公英、蛇床子、苦参各 15 克，煎汤先熏后洗擦外阴和阴道，每日 2 次。

[小病自助贴士]治疗白带带血期间注意事项

1. 洗脚盆、洗外阴的盆要分开，不乱用，不借用，用完经常用沸水消毒；

2. 勤换内裤，每天洗净后应煮沸消毒晾干；

3. 外阴与阴道用药要同时进行；

4. 龙胆紫药水浓度不宜过高，也不宜涂得过勤，以免引起外阴或阴道溃疡。

女人产后腹痛怎么办

产后腹痛包括腹痛和小腹痛，以小腹部疼痛最为常见。大多由于血瘀、气血虚，或感受风寒所致。

产妇分娩以后，产后1~2天内由于子宫收缩，而引起下腹疼痛为主症的妇科常见病，西医妇产科学称为产后宫缩痛。中医称为产后腹痛。产后腹痛指产后伤血，冲任空虚，胞脉失养，或因血少气虚，运行压力，以致血流不畅，迟滞而痛。症见产后小腹隐隐作痛，喜热按恶露量少、色淡、头晕耳鸣、脉虚细。

产后腹痛包括腹痛和小腹痛，以小腹部疼痛最为常见。大多由于血瘀，气血虚，或感受风寒所致。以产后瘀血凝滞（或风冷挟瘀血）为主的称为"儿枕痛"，小腹部可摸到硬块，有明显压痛，常兼见恶露不畅或不下，胸腹胀满，脉多弦濇（脉博较紧且跳动有力）有力，有偏寒、偏热的不同。气血虚的每易外感风寒，多见腹痛，喜热按，往往摸不到硬块，头昏目眩，体倦畏冷，甚则心悸、气短、舌质淡，脉虚细或弦濇；如挟瘀血，则少腹硬痛，舌质多紫黯；兼气滞的则有胸闷腹胀、大便溏薄等症。临床上常用的治疗偏方如下：

方一：当归、续断、肉桂、川芎、干姜、麦冬各40克，芍药60克，吴茱萸、干地黄各100克，甘草、白芷各30克，黄芪40克，大枣20个，酒2000毫升。将上药共研细，以布包之，用酒浸于净器中，经一宿，加水1000毫升煮取150毫升，备用。每饭前温饮15~20毫升，日3次。本方适用于治疗产后虚损、腹部疼痛。

方二：党参、白术、茯苓、炙甘草、熟地、白芍各10克，当归15克，川穹7.5克，肥母鸡1只，猪肉、杂骨各500克，葱、姜少许。用常规整理鸡，猪肉切碎，杂骨打碎，余药洗净用干净纱布包裹，并浸湿，将鸡、猪肉、骨、药包放入锅中，加水适量，用武火烧开，打去浮沫，加入姜、葱，再用文火烧至鸡肉烂熟，去药包，食肉及汤。本方适用于血虚气弱之产后腹痛。

方三：鲤鱼鳞200克。将鱼鳞洗净，加水适量，文火熬成胶冻状。每次60克，黄酒冲化，温服，日2次。本方适用于产后之瘀血腹痛。

方四：螃蟹数只，洗净，盛碗内，隔水蒸将熟时加入米酒1~2汤匙，再蒸片刻。饮汤，食蟹肉（可蘸熟植物油、酱油、味精等调味品）。本方适用于产后瘀血腹痛。

方五：生牛膝200克，酒3000毫升。用酒煮取生牛膝1200毫升，去渣。若用干牛膝根，酒渍一宿之后再煮，随个人酒量分次服。本方适用于产后腹中苦痛。

方六：当归、益母草各30克，川芎、桃仁、甘草、丹皮各10克，炮姜5克，白蜜50毫升。前7味加水500毫升，煮取300毫升，去渣，加白蜜收膏，每服30毫升，日3次。本方适用于产后血虚受寒所致的小腹冷痛。

方七：泽兰30克，粳米50克。先煎泽兰，去渣取汁，入米煮粥，空腹食。本方适用于产后瘀滞腹痛。

方八：红兰花30克，酒2000毫升。将药入酒内，煎至减半，顿服一半，未止再服。本方适用于妇女产后，风邪入腹所致腹中刺痛。

方九：当归、山药、续断、熟地各15克，阿胶9克，人参6~9克，麦冬9~15克，肉桂3克，甘草3~6克。水煎服，每日1剂，1日2次。本方适用于气血虚弱所致腹痛。

方十：野鸡1只，面粉适量。将野鸡去毛及内脏，洗净，取其肉，剁成鸡茸作馅，调味。面粉和面作皮，包成馄饨，煮熟，空腹食。本方适用于妇女产后体虚所致腹痛。

方十一：精羊肉100克，生山药50克，粳米100克。将羊肉与生山药分别煮至极烂，剁如泥状，后于羊肉汤内相和，并下米煮粥，空腹食。本方适用于产后寒疝腹痛。

方十二：山楂糕300克，淀粉、精白面粉各50克，白糖150克，蜂蜜30克，植物油500克（实耗50克）。淀粉、面粉加水调成糊，山楂糕切成手指粗条放入糊中抓匀，将其逐个下入油锅，烧至六七成熟的植物油中（不能粘连），炸至金黄色时捞出，另锅内放水少许，入白糖、蜂蜜，文火熬至水尽将成块时，与山楂条倒入，翻炒匀，待冷装瓶，日服 2~3 次。本方适用于产后瘀血腹痛。

方十三：桂皮 6~9 克，红糖适量。水煎服，1 日 1 剂，分 2 次服。本方适用于妇女产后血瘀腹痛。

方十四：猪肝 200 克，芜荑末 20 克，面适量。将猪肝洗净后，顺其肝叶切成薄片，掺芜荑末于肝叶中，将面加水和后，裹于肝之表面，其外再裹以湿纸，置于塘灰中炮熟，去纸及面，空腹服。本方适用于产后腰及脐腹痛。

女人产后缺乳怎么办

中医认为女性产后缺乳有虚实之分。虚者多为气血虚弱，乳汁化源不足所致，一般以乳房柔软而无胀痛为辨证要点。实者则因肝气郁结，或气滞血凝，乳汁不行所致，一般以乳房胀硬或痛，或伴身热为辨证要点。缺乳的治疗大法，虚者宜补而行之，实者宜疏而通之。

产后乳汁少或完全无乳，称为缺乳。乳汁的分泌与乳母的精神、情绪、营养状况、休息和劳动都有关系。任何精神上的刺激如忧虑、惊恐、烦恼、悲伤，都会减少乳汁分泌。乳汁过少也可能是由乳腺发育较差，产后出血过多或情绪欠佳等因素引起，感染、腹泻、便溏等也可使乳汁缺少，或因乳汁不能畅流所致。对前者西医尚无特殊处理方法，对后者可用催产素肌肉注射，以促使乳汁流出。也可以用吸奶器等方法。

1. 过早添加配方奶或其他食品。这是造成奶水不足的主要原因之一。由于宝宝已经吃了其他食物，并不感觉饥饿，便自动减少吸奶的时间，如此一来，乳汁便会自动调节减少产量。

2. 喂食时间过短。有些妈妈限制婴儿哺乳的次数，或者每次喂食时间过短等，都会造成母奶产量的减少。事实上，哺喂母奶不必有固定的时间表，宝宝饿了就可以吃；婴儿每次哺乳的时间也应由宝宝自己来决定。有时候宝宝的嘴离开妈妈的乳头，可能只是想休息一下、喘一口气，或是因为好奇心想要观察周围的环境等。

3. 婴儿快速生长期。大约二至三周、六周以及三个月左右，是婴儿较为快速的生长阶段，此时宝宝会频频要求吸奶，这可说是宝宝本能地在增加妈妈的奶水产量，若在此时添加其他食物，反而会妨碍奶水的增加。

4. 授乳妇营养不良。妈妈平日应该多注意营养，不宜刻意减轻体重，以免影响乳汁的分泌；最好多食用富含蛋白质的食物，进食适量的液体，并注意营养是否均衡。

5. 人工挤乳器损坏或不会使用。有时妈妈已经恢复上班，便用挤乳器挤出母乳，来喂食宝宝，没想到却越挤越少；此时请先检查人工挤乳器是否损坏，不过由于大多数人工挤乳器，并不像宝宝的嘴那般具有增加母乳产量的能力，因此在挤的时候千万保持耐心，要慢慢来。

6. 药物影响。妈妈若吃含雌性激素的避孕药，或因疾病正接受某些药物治疗，有时会影响泌乳量，此时应避免使用这些药物，在就诊时，应让医师知道你正在给婴儿喂母乳。

7. 母亲睡眠不足、压力过大。为人母是十分耗费精神以及体力的，建议妈妈们应放松心情，多找时间休息，就可以解决暂时奶水不足的现象。

中医认为女性产后缺乳有虚实之分。虚者多为气血虚弱，乳汁化源不足所致，一般以乳房柔软而无胀痛为辨证要点。实者则因肝气郁结，或气滞血凝，乳汁不行所致，一般以乳房胀硬或痛，或伴身热为辨证要点。临床需结合全身症状全面观察，以辨虚实，不可单以乳房有无胀痛一症来断定。缺乳的治疗大法，虚者宜补而行之，实者宜疏而通之。

1. 中药方剂催乳。可用人参3克，茯苓10克，甘草3克，芍药6克，川芎3克，当归6克，枳壳6克，桔梗4.5克。水煎服，每日1剂，日服2次。主治补气活血，通络下乳。

2. 山甲炖母鸡。材料：老母鸡1只、穿山甲(炮制)60克，葱、姜、蒜、五香粉、精盐等适量。做法：母鸡去毛及内脏，穿山甲砸成小块，填入鸡腹内。入锅，加水及调味料，炖至肉烂脱骨即可食用。功效：通草性味甘淡凉，入肺胃经，能泻肺、利小便、下乳汁。王不留行是石竹科植物麦蓝菜的种子，性味苦平，二药合用治疗乳汁不足，疗效更佳。

3. 乌鸡白凤尾菇汤催乳。材料：乌鸡500克，白凤尾菇50克，料酒、大葱、食盐、生姜片各适量。做法：乌鸡宰杀后，去毛，去内脏及爪，洗净。沙锅添入清水，加生姜片煮沸，放入已剔好的乌鸡，加料酒、大葱，用文火炖煮至酥，放入白凤尾菇，加食盐调味后煮沸3分钟即可起锅。功效：补益肝肾，生精养血，养益精髓，下乳。适用于产后缺乳、无乳或女子乳房扁平不丰、发育不良等。

5. 猪蹄黄豆汤催乳材料。材料：猪蹄1只，黄豆60克，黄花菜30克。做法：猪蹄1只洗净剁成碎块，与黄豆60克，黄花菜30克共煮烂，入油、盐等调味，分数次吃完。2~3日一剂，连服3剂。功效：滋补阴血，化生乳汁。

6. 归芪鲫鱼汤。材料：鲫鱼1尾（半斤），当归10克，黄芪15克。做法：将鲫鱼洗净，去内脏和鱼鳞，与当归、黄芪同煮至熟即可。饮汤食鱼，每日服一剂。功效：产后气血不足，食欲不振，乳汁量少。

7. 猪骨西红柿粥催乳。材料：西红柿3个（重约300克）或山楂50克，猪骨头500克，粳米200克，精盐适量。做法：将猪骨头砸碎，用开水焯一下捞出，与西红柿（或山楂）一起放入锅内，倒入适量清水，置旺火上熬煮，沸后转小火继续熬半小时至1小时，端锅离火，把汤滗出备用。粳米洗净，放入沙锅内，倒入西红柿骨头汤，置旺火上，沸后转小火，煮至米烂汤稠，放适量精盐，调好味，离火即成。功效：有通利行乳、散结止痛、清热除淤的作用。

8. 猪蹄茭白汤催乳。材料：猪蹄250克，白茭(切片)100克，生姜2片，料酒、大葱、食盐各适量。做法：猪蹄于沸水烫后刮去浮皮，拔去毛，洗净，放净锅内，加清水、料酒、生姜片及大葱，旺火煮沸，撇去浮沫，改用小火炖至猪蹄酥烂，最后投入茭白片，再煮5分钟，加入食盐即可。功效：益髓健骨，强筋养体，生精养血，催乳。可有效地增强乳汁的分泌，促进乳房发育。适用于妇女产后乳汁不足或无乳等。

9. 蒸酿豆腐角催乳。材料：豆腐、虾肉、鸡蛋、盐、糖、生粉、葱姜等调味料。做法：先将豆腐切1~2厘米厚的片，炸熟后剖开一侧，挖出少许瓤，做成酿豆腐；虾肉切碎，用蛋清、生粉、盐、糖等调制后塞入豆腐中；将酿豆腐蒸10分钟，而后勾芡汁淋在上面。功效：虾肉具有通乳功效，是因为它和豆腐一样含有大量的蛋白质和钙。蒸酿豆腐角口味软嫩、鲜香，还含有适量脂肪，非常适合妈咪产后的补养。

调整内分泌来预防黄褐斑

中医认为，肝失调达，气机郁结，郁久化火，灼伤阴血，血行不畅，可导致颜面气血失和；脾气虚弱，运化失健，不能化生精微，则气血不能润泽于颜面；肾阳不足，肾精亏虚等病理变化均可导致颜面发生黄褐斑。

黄褐斑也称为肝斑，是面部黑变病的一种，是发生在颜面的色素沉着斑。黄褐斑对女性的危害最广。黄褐斑主要因女性内分泌失调，精神压力大，各种疾病等以及体内缺少维生素及外用化学药物刺激引起。

对于皮肤的黄褐斑，主要本着预防与治疗结合的方法。要想从根本上去除黄褐斑，必须从调整内分泌入手。导致内分泌失调的原因有很多种，比如情绪、情怀不畅，肝气不得正常疏泄，气滞血淤等，加上每月例假，造成气血流失，也容易引起内分泌失调；失眠、饮食不规律、劳累等生活中的很多因素也都会引起内分泌失调。针对这些原因，最有效的途径是，通过服用一些调整内分泌的纯中药保健品来调理，通过化淤通络、改善循环，从而调整内分泌，消除体内淤积，使人体机能恢复到良好的生理状态。当然，还要养成好的生活习惯，保持良好的情绪；科学饮食，多吃水果，饮食以新鲜蔬菜及高蛋白、低脂肪的食物为主。另应注意降温、多喝开水，以补充体内水分；面部发生各种皮炎及时治疗，防止炎症性色素沉着发生；不滥用化妆品，尤其是不用劣质化妆品；注意劳逸结合，豁达大度，避免长期、过度的精神紧张。

中医称本病为“面上杂病”、“黧黑斑”、“面尘”、“蝴蝶斑”等。其机制为邪犯肌肤，气血不和，肝郁气滞，气滞血瘀所致。黄褐斑较常见的可分为三型：肝气郁结型、脾土亏虚型、肾水不足型。按照中医理论对黄褐斑除用中药内服进行治疗外，还可采取针灸、刮痧、食疗、敷脐等方法进行治疗。

1. 针灸治疗。肝郁型选择肝俞、太冲、血海、足三里，脾虚型选择胃俞、脾俞、足三里、血海，肾虚型选择肾俞、照海、足三里、血海。

2. 刮痧治疗。使用水牛角板，沾取红花油，按针刺穴位取穴。

3. 食疗。应经常食用维生素 C 含量较多的食品如大枣、韭菜、菠菜、橘子、萝卜、白菜、冬瓜、西红柿、大葱、柿子、芹菜、黄瓜、梨、香蕉、西瓜、荔枝、核桃等。

4. 敷脐疗法。用红花、柴胡、生地等药贴脐。

[小病自助贴士]女性朋友要注意内分泌失调

女性朋友从 18 岁以后一直到更年期，要经历许多关键的人生转折，从脱离父母的庇护到独自面对社会——工作——恋爱——结婚——为人妻——为人母……要经历多次生理和心理上的角色变化。此外，还要面对数不清的日常琐事和生活挫折，特别是情感方面的挫折，尤其对女性的伤害最深，所以作为成年女性，要想保持一个平常的快乐之心，谈何容易?

正因为如此，焦虑、烦躁、失眠、心神不宁不时地光顾女性生活，忽然有一天就发现原本年轻的自己，鱼尾纹、黄褐斑已悄然爬上了眼角眉梢……压抑、痛苦、超负荷运转，缺少必要的排解和有效的疏导，是导致内分泌失调和紊乱而引起黄褐斑、色素沉着的根源。要想常葆青春，需要学会心理上的自我调节：正面积极地看待问题，放松心情，保持开朗乐观的心态。生活上，均衡饮食，多吃蔬菜水果，坚持适当的户外运动等。

果蔬汁是女性排毒的佳品

在我们的生活当中，排毒的方法有很多种，任何一种排毒方式都离不开健康的生活方式和饮食方法，只有养成良好的生活习惯，排毒才可以从根本上改变。但是一些很健康的排毒方法，可以帮助人体进行有效的排毒，充分发挥人体潜在的自愈力，做好排毒工作。

人人都希望自己有红润而光洁的面容，因为它不仅给人美感，而且也使自己精神愉快，有益于身心健康。果蔬汁容易消化，被人体吸收利用率比蔬菜、水果更高。蔬菜水果在经过胃进入肠道，再进入器官和组织的过程中，其营养物质已经丧失很大比例，只有很少一部分被当做细胞建设物质来使用。而如果服用蔬菜水果汁，饮用10~15分钟后就会进入血液中，被机体全部用作营养物质，能够修复清理和建设细胞、组织和分泌腺。此外果蔬汁还能够加速食物的消化。果蔬汁中含有一种酶，它有水解、氧化还原与分解的作用，能够净化细胞，抑制肠内异常发酵。果蔬汁中含有叶绿素，能够清除人体的杂乱废物、残留的药物和毒素，可以改善血糖指标。当饮用一段果蔬汁之后，身体就会出现疼痛感，这就是开始排毒的标志。

1. 西红柿汁。医学专家认为，每人每天吃上2个番茄，就可以满足体内一天维生素C的需求。番茄含有大量柠檬酸和苹果酸，对整个机体的新陈代谢过程大有裨益，可促进胃液生成，加强对油腻食物的消化。番茄汁中还含有丰富的番茄红素，能预防癌症的发生。每日喝1杯西红柿汁或经常吃西红柿，对防治雀斑有较好的作用。因为西红柿中含丰富的维生素C，被誉为“维生素C的仓库”。维生素C可抑制皮肤内酪氨酸酶的活性，有效减少黑色素的形成，从而使皮肤白嫩，黑斑消退。

2. 柠檬冰糖汁。将柠檬搅汁，加冰糖适量饮用。柠檬中含有丰富的维生素C，100克柠檬汁中含维生素C可高达50毫克。此外，还含有钙、磷、铁和B族维生素等。常饮柠檬汁，不仅可以白嫩皮肤，防止皮肤血管老化，消除面部色素斑，而且还具有防治动脉硬化的作用。

3. 胡萝卜汁。胡萝卜中含有丰富的胡萝卜素，有抗氧化的功能，能消除身体内对人体有害的自由基。早晨每天喝上一定数量的鲜胡萝卜汁，能改善整个机体的状况。胡萝卜汁还能提高人的食欲和对感染的抵抗力。研究结果证明，哺乳期的母亲每天多喝胡萝卜汁，分泌出的奶汁质量要比不喝的母亲高得多；患有溃疡的人，经常饮用胡萝卜汁可以显著减轻症状。

4.苹果汁。西方俗话说，每天一个苹果，医生不用上门。苹果内含半乳醣荃酸，对排毒很有帮助作用，其果胶也能避免食物在肠内腐化。苹果汁，还能预防胆结石的生成。而且，苹果性平，不热不凉，适合各种体质的人食用。

5. 葡萄汁。深紫色葡萄汁，也是具有排毒的效果，而且能帮助肠内黏液的组成，清除肝、肠、胃、肾脏内的垃圾。葡萄汁还有较强的抗氧化功能。

6. 黄瓜汁。在医学家排列的黄瓜汁医用价值表上，其利尿功效名列前茅。黄瓜汁在强健心脏和血管方面也有重要作用，黄瓜汁还可使神经系统镇静，并能增强记忆力。此外，黄瓜汁对牙龈损坏及对牙周病的防治也有一定功效。让我们感到高兴的是，黄瓜汁还有减肥的功效。

7. 樱桃汁。樱桃是目前被公认具有为人体去清除毒素及不洁体液的水果，同时对肾脏的排毒具有不错的功效，而且它还有通便的功用。我们可以将樱桃榨成汁饮用。

8. 草莓汁。草莓，也是一种有助于排毒的水果，且热量不高，其中含有丰富的维生素 C，能帮助清理肠胃道，还有助于保护肝脏。

第十章

男人那些事儿——男性疾病

少男频繁遗精，年轻男性自慰频繁，男性早泄，男性肾虚，男性阳萎，男性尿道口红肿，男性尿频，急性肾衰竭，男性前列腺炎……这些男性病症，更多时候是男人说不出口的一种隐痛，很多男性由于自尊心或者其他方面的因素，往往在患了这些疾病后选择逃避，不去看医生，久而久之，某些男性病摧毁了男士的身心健康。

少男频繁性遗精怎么办

一般来说,健康的未婚男子每月有一二次遗精,有时稍多几次,这是正常的生理现象。如果遗精次数频繁,几天发生一次或一个月发生4次以上,以及婚后有了正常的性生活,还多次遗精,那就属于不正常了。

男子进入青春发育期后,生殖器官会每时每刻地产生包括精子和精浆两种成分的精液,并且不断地在输精通道里积聚。俗话说"满则溢"。精液在积聚饱和状态时,便会通过遗精方式排出体外。遗精是指不因性交而精液自行泄出的现象,有生理性与病理性的不同。中医将精液自遗现象称遗精或失精,有梦而遗者名为"梦遗",无梦而遗,甚至清醒时精液自行滑出者为"滑精"。有梦而遗往往是清醒滑精的初起阶段,梦遗、滑精是遗精轻重不同的两种症状。需要指出的是,遗精不是月经,所以遗精是没有规律可言的。以前有遗精,现在消失了,也是很正常的事情。尤其是男性进入中年,几乎就不再发生了。

一般来说,健康的未婚男子每月有一两次遗精,有时稍多几次,这是正常的生理现象。如果遗精次数频繁,几天发生一次或一个月发生4次以上,以及婚后有了正常的性生活,还多次遗精,那就属于不正常了。频繁性遗精是指未婚的男子1~2天就遗精1次或一夜数次。

1. 精神与心理因素。男子缺乏正确性知识,思想过多集中于性的问题上,或经常沉湎于色情问题,致使大脑始终处于性的兴奋状态。

2. 疾病因素。主要是外生殖器病变及下泌尿道疾病,如包茎、包皮过长、尿道炎、膀胱炎、前列腺炎、精囊炎等,病变的局部刺激,容易诱发性器官充血。

3. 体质因素。有的人并非有什么疾病，只是体质较差或过度疲劳，造成神经、内分泌功能一时性失调。

4. 生活因素。如喜欢热水浸足，穿着紧身衣裤、入睡后盖被太暖、睡觉玩弄性器官等。

毫无疑问，正常的遗精并不会给身体带来有害影响，但如果频繁遗精，对身心健康都有害处，会出现精神萎靡、头晕乏力、腰腿酸软等现象。频繁遗精的发生是大脑皮层兴奋作用增强的一种表现，往往会引起早泄，进而由于过分的兴奋而产生抑制，又会表现为阳痿。频发性遗精是一种病症的表现，要及时治疗。

1. 正确认识频繁遗精的问题。不要为此背上思想包袱，过分顾虑重重，反而会导致遗精次数增多，造成恶性循环而不能自拔。

2. 建立正常与有规律的生活习惯。建立婚后正常的性生活频率，多参加有益的文体活动，驱散集中于性问题上的注意力，尽力将自己从沉湎在有关性的问题中解脱出来。

3. 注意性器官卫生。养成经常洗涤性器官的习惯，及时治愈性器官与下泌尿道的疾病。经常清洁外生殖器，除去包皮垢，勤换洗内裤，不穿紧身衣裤。

4. 调整睡眠习惯。不穿紧身衣裤入睡，下身及足部不宜盖得太暖太重，防止睡眠时下半身太暖和。睡眠姿势尽量减少俯卧位，两手避免放置在生殖器部位。睡前不饮酒和不吃刺激性食物，睡前不要长久热水洗澡或浸足，睡前不要剧烈运动。

5. 及时治愈有关诱发频繁遗精的疾病。

6. 按摩。按摩会阴（阴囊与肛门之间），睡前用右手的食、中、无名指在会阴部按摩 10 分钟，手法是用指罗纹来回抚摩法，直至有热感。

7. 提肛锻炼。每晚临睡前，坐在床上收缩肛门（动作如忍大便），反复进行20~30次，收缩时吸气，放松时呼气。

8. 食疗。可用炒韭菜籽9克，核桃仁1个，水煎加黄酒为引，每日服1次，连服3日。或者用枸杞子30克，山羊肾1对，大米适量，调料少许，共煮粥食用。

值得一提的是，频繁遗精往往会阶段性发生，也就是在某段时期频繁发生，隔些日子就减少或正常了。长期频繁遗精者不多，通过上述处理多半能缓解，治愈后也不会对性功能、生育力带来影响，因此不必忧心忡忡。否则思想上过分焦虑，成为一种不良心理因素与精神刺激，对克服频繁遗精反而不利。

年轻男性频繁自慰怎么办

如果恣意手淫，沉浸于色情，必然荒废学业、损伤身体，尤其是处于性发育成熟期的青少年心理状态不稳定，更要提高自我控制和自我约束的能力。

频繁自慰会造成一些泌尿生殖系统疾病，导致前列腺炎，引起尿频，尿末滴白，下腹及会阴部不适，腰酸无力，性欲减退，阳痿，早泄，不射精等。也可以由于过度手淫导致神经功能紊乱，出现失眠，注意力不集中，体力和精力下降，以及内分泌代谢紊乱。因此手淫过度就需要防治。

自慰，过去称为手淫。不同的地区有不同的俚语称呼，例如：打手枪、摞管、打飞机、打炮等。因为自慰的方法有很多种，而且并不一定用手。因此，有些人就以为自慰的时候，没有用手，所以就不是“手淫”，这是错误的看法。淫在中文为贬义词，其实，这是一种正常的性行为。所以，正确、科学的称呼应该是自慰。

自慰假如形成习惯，就会对正常的性生活失去兴趣，就会对你的婚后生活带来影响。另外，一次手淫或性生活所消耗的能量，相当于百米运动员一次百米比赛消耗的能量，因而，自慰过频很容易导致机体虚弱无力。再加上对手淫不能正确理解，盲目追求或害怕，给自己的心理造成了压力和影响，久而久之，导致神经衰弱等症状。

对手淫要有正确的认识，以预防为主，应用精神治疗、心理疏导的方法，加强精神文明建设和性教育，使注意力向德智体三方面全面发展，克服思想过于集中于局部。

1. 注意生活规律与生活调节。避免穿着太紧衣裤，按时睡眠，晚餐不宜过饱，睡眠时被褥不要过暖过重，睡眠不宜仰卧和俯卧，晚餐不宜沾染刺激性饮食如烟、酒、咖啡、辛辣之品。

2. 养成良好的卫生习惯，注意保持外阴清洁，经常清洗，除去积垢等，减少不良刺激。鼓励男女参加社会活动，减少对异性的敏感，避免早恋。

3. 对犯有手淫习惯的青少年，不宜严加指责，应帮助他们，建立信心与决心，争取早日戒除手淫，切不能用夸大、恐吓的办法，否则会加重他们的思想负担。如有生殖系统炎症，服用消炎药等对症治疗，消除患者的不适。

4. 减少不良的性刺激，不要看色情书籍和影视录像，多阅读一些有正面意义的书籍，加强自身修养，加强体育锻炼。

5. 将注意力集中在学习和工作上；培养良好的爱好和爱好，通过丰富多彩的业余生活将过于旺盛的性能量化解掉。

治疗男性早泄的几种疗法

导致早泄的原因主要可以分为心理和生理两大部分，随着现在生活节奏的加快和工作压力的增加，早泄患者人数日趋增多。从治疗角度来说，临床治疗早泄目前还很难实现，早泄患者的自我心理调节是最有效的早泄治疗方法。

早泄是指阴茎插入阴道后，在女性尚未达到性高潮，而男性的性交时间短于 2 分钟，提早射精而出现的性交不和谐障碍。一般男性 30%均有此情况，问题虽小，但却使性生活质量不高，也可能引起阳痿等其他性功能障碍。一般认为，早泄是指男子在阴茎勃起之后，未进入阴道之前，或正当纳入、以及刚刚进入而尚未抽动时便已射精，阴茎也自然随之疲软并进入不应期的现象。临床上对阴茎勃起未进入阴道即射精，诊断为早泄；而能进入阴道进行性交者，如果没有动几下就很快射精，也定义为早泄。

目前国内外都比较推崇用心理调节治疗早泄，特别是行为治疗早泄，认为疗效比较肯定。

1. 一般心理治疗。通过一般心理治疗，可向病人传授有关性知识，帮助病人解除顾虑，减少焦虑与紧张心理，并可以通过教会病人掌握肌肉松弛的方法来消除性交之前的恐惧、焦虑。行为疗法中，以玛斯特斯与约翰逊采用的方法在国外应用较普遍，前苏联性心理学家柯拉多赫维尔根据其治疗原则制定了一套家庭作业疗法，要求患者按质按量完成，共分 7 套：相互触摸性敏感区、建立女性器官的兴奋感、激发阴茎的感受、延长阴茎兴奋时间、性器官接触时的感受、阴茎进入阴道后对阴蒂刺激的感受、性兴奋感受。

早泄的治疗是夫妻双方的事，尤其妻子参与治疗十分重要。对早泄的心理治疗要取得病人妻子的配合。因为女方的误解或者埋怨，会使男方的紧张、焦虑感上升，加重心理负担。女方应持体谅、关怀的态度，给予言语及行为安慰，缓解男方的紧张心理，帮助其树立治愈的信心。

2. 行为治疗。早泄的原因较多，应针对不同病因，采用相应的对策。首先要普及性知识，全面了解不同夫妻的性生活史，结合病人的具体情况，提出指导性建议，克服思想上的焦虑；性交前的爱抚时间必不可少，男方适当分散注意力，不能过分紧张，夫妻双方做好配合，采用各种行为治疗来延长发动射精的时间，同时配合药物治疗，使夫妻双方在性交过程中有足够的时间达到性兴奋高潮和性快感。

停止一再刺激法：早泄从根本上说是射精反射所需要的刺激阈值太低，治疗就是提高射精刺激阈，增加男子对性刺激的耐受性。男性可以通过自慰，来学会控制时间。妻子也可以帮助，通过爱抚，使男子阴茎达到勃起的程度，然后让丈夫仰卧，妻子坐在他身边或两腿之间，以便她的双手可以方便地刺激阴茎，一旦丈夫感到性高潮迫近的预感，则立即停止，待射精预感完全消失后重新按摩，如此重复 3 次以上，可使射精阈值提高。经长期训练后，使阴茎能适应在阴道内的抽动，因而能提高射精的阈值。

阴茎头部挤捏疗法：有些早泄较重的患者，经过各种治疗后阴茎勃起有所恢复，但患者仍有思想负担，信心不足，采用阴茎头部捏挤法，由女方以拇指放在阴茎的系带处，食指与中指放在冠状沟缘上下方，挤捏压迫阴茎头 3~4 秒钟，然后突然放松施加压力，方向从前向后，不要压向两侧。

从传统中医角度看，造成早泄的主要原因是肝肾双虚，肾虚则不能很好的濡养肝脏，肝经系统受损，而肝经“绕二阴”，肝气被郁则生寒，阳气不能固摄，则产生早泄，治疗方法以驱寒补肾为主，补肾则能破除肝经的瘀滞，同时也就起到补肝的作用，以四逆汤、白通汤和附子理中汤为主，治疗中间以辨证为原则，出现其他症状应该及时使用相应的药物。下面的三个中药汤方是治疗早泄的灵方：

四逆汤：甘草（炙，50克）、干姜（40克）、附子（炮，30克）。

白通汤：葱白（四茎）、干姜（10克）、附子（炮，20克）。

附子理中汤：红人参20克、白术40克、干姜50克、炮附子30克、炙甘草15克。

中医认为，早泄以虚证为多。阴虚火亢症表现为：手足心烦热、腰膝酸软、阴茎易勃、交媾迫切、夜寐易醒等；肾气不固症表现为：体弱畏寒、小便清长、夜尿多、阴茎勃起不坚等。下面先介绍几个治疗早泄的药方：

1. 早泄中药方1：肾气不固

【早泄症状】早泄，伴阴茎勃起不坚，性欲减退，头晕，疲乏无力，腰酸，嗜睡，二便正常，苔薄白，脉弦细。

【早泄治法】温肾纳气，固肾涩精。

【早泄方药】鹿衔草30克，熟地20克，山药30克，巴戟天15克，枸杞12克，茯苓10克，仙灵脾20克，肉桂5克，附子15克（先煎），五味子12克，鹿角胶（烊化）。

【用法】水煎日一剂，分早晚两次服。节制房事，配合食用乌龟炖鸡。

【早泄按语】本方温肾纳气，固肾涩精，对于肾气虚惫，固摄无权之早泄，药合病机，易获良效。配合食疗，乌龟能益阴补血；鸡肉温中益气，补精填髓。药食结合，事半功倍。

2. 早泄秘方2：肾气不固

【治法】固肾涩精，健脾助胃。

【方药】加减金锁固精汤。豆蔻6克，五倍子6克，金樱子9克，海金沙9克，龙骨9克，牡蛎9克，焦白术12克，罂粟壳12克，竹叶3克。

【用法】水煎日一剂，分早晚两次服。

3. 早泄偏方1：桂圆酒

【原料】龙眼肉200克，60度白酒400毫升。

【用法】龙眼肉用白酒浸泡15日。每日两次，每次20毫升。

【功效】防止早泄的发生。

穴位按摩也是治疗早泄的一种方法。自我保健疗法、坐式疗法、俯卧式疗法、仰卧式疗法都是通过一些穴位的按摩来治疗早泄的。

1. 自我保健疗法：点按两侧三阴交，轮流进行，点按时做收腹提肛动作。每日1~2次，每次30~40分钟。

2. 坐式疗法：患者取坐式，闭目放松，取上星、百会、通天、肩井、中府、神门、劳宫等，手法采用点、按、揉、拿、振颤等手法，每次30~40分钟。

3. 俯卧式疗法：患者取俯卧式，腰带松开，闭目，全身放松。取穴为心俞、肝俞、肾俞、命门、阳关、环跳、昆仑、委中。手法应用点、按、揉搓、拍打、振颤等手法。每日治疗30~40分钟，每周5次，坚持治疗1个月。

4. 仰卧式疗法：患者取仰卧式，闭目，全身放松。取穴为中脘、气海、关元、中极、天枢、足三里、三阴交、涌泉。采取点按、点揉、搓拿、点切等手法。每次30~40分钟，每周5次，坚持1个月为1疗程。

选择中药治疗男性肾虚

肾与人的寿命、生育、性功能等都有着密切的关系，现代人由于生活紧张，夜生活较丰富，休息不好，很容易导致肾虚，严重影响生活质量。除了努力以健康的生活方式应对工作、学习和生活之外，就是选择保健药膳补肾壮阳。

肾虚指肾脏精气阴阳不足。肾虚的症状在性功能方面表现为：性功能降低，男子性兴趣降低，性欲降低，阳痿或阳物举而不坚、遗精、滑精、早泄，显微镜检查可见精子减少或精子活动力减低，不育。肾虚的症状在泌尿方面表现为：尿频、尿等待、小便清长等症状。肾虚的症状在意志方面表现为：信心不足，缺乏自信，工作没热情，生活没激情，没有目标和方向。

肾虚的症状还可能有：早衰，健忘失眠，食欲不振，骨骼与关节疼痛，腰膝酸软，不耐疲劳，乏力，视力减退，听力衰减。脱发、白发、头发脱落或须发早白，牙齿松动易落等。 容颜早衰、眼袋、黑眼圈，肤色晦暗无光泽，肤质粗糙、干燥，出现皱纹、色斑、中年暗疮，肌肤缺乏弹性；嗓音逐渐粗哑，女性乳房开始下垂，腰、腹脂肪堆积，男性早秃等。

肾是生命之源，中医认为，肾的生理功能是藏精、主水、主纳气、主骨生髓、通脑、其华在发，开窍与耳及二阴。肾虚主要表现在肾阳虚，肾阴虚，肾不纳气，肾气不固。

1. 肾阳虚。症见面色淡白，形寒肢冷，自汗、小便清长，或遗尿、头昏耳鸣。男子可见阳痿滑精、早泄。本症多由身体虚弱，或老年久病，或房事过度所致。除药物治疗外，可用温肾补阳的药膳。

2. 肾阴虚。症见头昏目眩，耳鸣，耳聋，遗精，口眼发干，盗汗，腰膝痛疼。本症多由久病耗伤肾阴，或房事不节耗伤肾精，或其他脏腑阴虚太久所致。治疗可用滋补肾阴的药膳。

3. 肾不纳气。症见喘促气短、呼多吸少、动则喘甚，汗出，四肢不温、畏风寒，面目虚浮。本病多由久病或房事过度损伤肾气，气不归元，失于摄纳所致。治疗可用温肾纳气的药膳。

4. 肾气不固。症见滑精早泄，尿后余沥，小便频数，量大而清，甚者尿失禁，腰膝酸软，面色淡白，听力减退。本症由肾阳素亏，劳损过度，久病失养，肾气亏损，失其封藏固摄之权所致。治疗用固摄肾气的药膳。

总之，肾与人的寿命、生育、性功能等都有着密切的关系，现代人由于生活紧张，夜生活较多，休息不好，很容易导致肾虚，严重影响生活质量。除了努力以健康的生活方式应对工作、学习和生活之外，就是选择保健药膳补肾壮阳。

1. 杞鞭壮阳汤（补肾壮阳药膳）

原料：肉苁蓉50g，枸杞子15g，黄牛鞭100g，肥母鸡250g，花椒6g，植物油30g，精盐10g，生姜20g，绍酒20g。

功效：补肝肾、益精血。适用于肝肾虚损、精血不足引起的腰膝酸软、头昏耳鸣、阳痿遗精患者食用。

制作：首先将牛鞭用热水发胀5~6小时，中途换几次热水，以保持热度，然后顺尿道剖成两半，刮洗干净，用冷水漂30分钟，母鸡肉洗净待用。再将枸杞拣去杂质；肉苁蓉洗净，用适量酒润透，蒸2小时后取出漂洗干净，切片，用纱布包好；生姜洗净，拍松待用。最后用沙锅注入清水，放入牛鞭烧开，撇去浮沫，加入生姜、花椒、绍酒、母鸡肉，用旺火烧开，改小火炖，每隔1小时翻动1次，以免粘锅，炖至六成熟时，滤去汤中的姜和花椒，再用旺火烧开，加入纱布袋包好的肉苁蓉、枸杞子，改小火炖至八成熟时，取出切成条形，放入锅内，直到熟烂为止，取出药包，加入精盐、味精既成。

食用方法：佐餐食用，每周2次。

2. 清炖牛尾汤（补肾壮阳药膳）

原料：肉苁蓉15g，牛尾2根，胡萝卜250g，青笋200g，鸡汤适量，葱段10g，姜片10g，精盐3g，味精8g，料酒15g。

功效：温肾阳、益精血。

制作：首先将牛尾用火燎去残毛，表皮烧至焦黑色，放入凉水内泡软，用刀刮净表面黑色，由骨节处取成段。再将汤锅倒入清水烧开，加入葱段、姜片，放入牛尾煮透捞出、洗净，再把牛尾用鸡汤煮一次捞出，放入汤锅内加料酒、精盐、葱段、姜片，注满清汤，加盖，上笼屉蒸至熟烂。最后将胡萝卜、青笋去皮，切成片，用开水煮透，放入蒸牛尾的汤中，再加味精，继续蒸20分钟，撇去浮沫，捞出葱姜既成。

食用方法：佐餐食用。

3. 肉苁蓉羊肉粥(补肾壮阳药膳)

原料：肉苁蓉15g，精羊肉100g，粳米100g，精盐少许，葱白2根，生姜10g。

功效：补肾助阳，健脾养胃，润畅通便。适用于肾阳虚所致的阳痿、遗精、早泄、腰膝冷痛、小便频数、夜间多尿、遗尿等患者食用。

制作：将肉苁蓉、精羊肉洗净，切细用沙锅煎肉苁蓉取汁，去渣，放入羊肉、粳米同煮，待煮沸后，加入精盐、生姜、葱白煮为稀粥即可。

食用方法：作早餐或夜宵食用。

面对肾虚，男人应该大补

补肾纠虚的方法很多。如多晒太阳，多食热量高和温补肾阳的食品，选服补肾的药品，等等。但从“生命在于运动”这一养生的基本理论出发，通过运动养肾纠虚，是值得提倡的积极施。这一小节中我们介绍了腰部按摩操，脚心按摩法和一些补肾的健身操。

随着生活水平的提高，补肾成为男性中较为流行的一种活动。目前男性补肾的主要方法有猪肾、羊肾等。补肾是男性追求自身更加强壮的方法，中医补肾目前是国内较为常用的方法。

现实生活中肾虚者不乏其人，人平素需要常吃一些补肾食品。这类食品是针对肾虚所致的腰膝酸软、阳痿、遗精、排尿异常等症，进行滋补、扶助的上品，可根据个人饮食爱好选用合适的品种及烹调方式。

补肾纠虚的方法很多。如多晒太阳，多食热量高和温补肾阳的食品，选服补肾的药品，等等。但从“生命在于运动”这一养生的基本理论出发，通过运动养肾纠虚，是值得提倡的积极措施。这里，向读者介绍几种有助于补肾纠虚又简单易学的运动方法。

1. 腰部按摩操有两种做法。腰为肾之府，常做腰眼按摩，可防治中老年人因肾亏所致的慢肌劳损、腰酸背痛等症。

两手掌对搓至手心热后，分别放至腰部，手掌向皮肤，上下按摩腰部，至有热感为止。可早晚各一遍，每遍约 200 次。此运动可补肾纳气。

两手握拳，手臂往后用两拇指的掌关节突出部位，自然按摩腰眼，向内做环形旋转按摩，逐渐用力，以至酸胀感为好，持续按摩 10 分钟左右，早、中、晚各一次。

2. 脚心按摩法。中医认为，涌泉穴直通肾经，脚心的涌泉穴法是浊气下降的地方。经常按摩涌泉穴，可益精补肾，强身健康，防止早衰，并能舒肝明目，促进睡眠，对肾亏引起的眩晕、失眠、耳鸣、咯血、鼻塞、头痛等有一定的疗效。

脚心按摩的方法是：每日临睡前用温水泡脚，再用手互相擦热后，用左手心按摩右脚心，右手心按摩左脚心，每次 100 下以上，以搓热双脚为宜。此法有强肾滋阴降火之功效，对中老年人常见的虚热症效果甚佳。

3. 补肾健身操。长练一些补肾的动作，可以有补肾、固精、壮腰膝、通经络的作用。

端坐，两腿自然分开，与肩同宽，双手屈肘侧举，手指伸向上，与两耳平。然后，双手上举，以两肋部感觉有所牵动为度，随后复原。可连续做 3

至5次为一遍，每日可酌情做3至5遍。做动作前，全身宜放松。双手上举时吸气，复原时呼气，且力不宜过大、过猛。这种动作可活动筋骨、畅达经脉，同时使气归于丹田，对年老、体弱、气短者有缓解作用。

端坐，左臂屈肘放两腿上，右臂屈肘，手掌向上，做抛物动作3至5遍。做抛物动作时，手向上空抛，动作可略快，手上抛时吸气，复原时呼气。此动作的作用与第一动作相同。

端坐，两腿自然下垂，先缓缓左右转动身体3至5次。然后，两脚向前摆动10余次，可根据个人体力，酌情增减。做动作时全身放松，动作要自然、缓和，转动身体时，躯干要保持正直，不宜俯仰。此动作可活动腰膝，益肾强腰，常练此动作，腰、膝得以锻炼，对肾有益。

端坐，松开腰带，宽衣，将双手搓热，置于腰间，上下搓磨，直至腰部感觉发热为止。此法可温肾健腰，腰部有督脉之命门穴，以及足太阳膀胱经的肾俞、气海俞、大肠俞等穴，搓后感觉全身发热，具有温肾强腰、舒筋活血等作用。

双脚并拢，两手交叉上举过头，然后，弯腰，双手触地，继而下蹲，双手抱膝，默念“吹”但不发出声音。如此，可连续做10余遍。

让男人活得有尊严——阳痿防治

阳痿的治疗需根据阳痿的程度做不同处理，最关键的是要查清病因，根据病因做针对性治疗。防治阳痿要防治泌尿生殖系统疾病，同时也要重视性功能障碍的初期病变，也不要随便使用补阳壮肾药品。

阳痿是指在有性欲要求时，阴茎不能勃起或勃起不坚，或者虽然有勃起且有一定程度的硬度，但不能保持性交的足够时间，因而妨碍性交或不能完成性交。引起阳痿的原因很多，一是精神方面的因素，二是生理的因素。

1. 精神方面的因素。精神方面的因素如夫妻间感情冷漠，或因某些原因产生紧张心情，可导致阳痿。如果性交次数过多，使勃起中枢经常处于紧张状态，久而久之，也可出现阳痿。

2. 生理方面的原因。生理方面的因素如阴茎勃起中枢发生异常。一些重要器官如肝、肾、心、肺患严重疾病时，尤其是长期患病，也可能会影响到性生理的精神控制。患脑垂体疾病、睾丸因损伤或疾病被切除以后，患肾上腺功能不全或糖尿病的病人，都会发生阳痿。还有人因酗酒、长期过量接受放射线、过多地应用安眠药和抗肿瘤药物或麻醉药品，也会导致阳痿，但在临床较少见。从医学角度来说，器质性阳痿主要可以使用中草药来进行治疗，心理性阳痿可以使用自我心理疗法，即可达到治疗的效果。

阳痿的治疗需根据阳痿的程度做不同处理，最关键的是要查清病因，根据病因做针对性治疗。对有器质性疾病者，应针对原发病治疗。但在临床防治和保健中存在很多技术和认识方面的缺陷与误区，使阳痿的保健治疗扑朔迷离、难上加难，治疗中务必纠正这些问题。

1. 只要硬度不够就当阳痿治。临床中一些“患者”并非阳痿，只是由于硬度相对不够，一些医生就给予阳痿的“罪名”，并给施以各种治疗，反而伤及正常的性功能。专家介绍，硬度不够和多种因素有关，如性强度、性频率、精神状况、前列腺炎、前列腺增生等疾病有关，不一定是阳痿，如果按照阳痿治之，不但不能解决根本问题，而且损伤正常的性功能。

2. 只要不勃起就当阳痿治疗。有些暂时性的不勃起或者偶尔出现不勃起的情况，这种情况多和心理因素、环境变化的影响有关。一般是暂时性的，适度调节即可恢复，不能按照阳痿来治疗。而临床中遇到这种误治的现象很多，因此而伤及性功能，导致真性阳痿。

3. 临床治疗不分型、不对因。对于确诊的阳痿，在实际治疗中，需要根据不同的类型和病因实施个性化的治疗，只有这样才确实有效。但临床中很多医院对于阳痿治疗不分型也不对因治疗，导致阳痿的治疗难度增加，而且延误最佳的治疗时机。

防治阳痿要防治泌尿生殖系统疾病，同时也要重视性功能障碍的初期病变，也不要随便使用补阳壮肾药品。

1. 积极防治泌尿生殖系统疾病。性功能障碍性疾病多是一种渐进性疾病，跟泌尿生殖系统的疾病有直接关系。如前列腺炎、尿道炎、包皮包茎、白皮龟头炎等，应该重视对这些疾病的防治，以免最后影响到性功能，导致早泄、阳痿发生。

2. 重视性功能障碍的初期病变。当出现性事不佳、力不从心等早期的性功能减退的征兆时，务必重视，需要查找病因，积极采取措施防治。这也是治疗阳痿早泄的关键时刻，如果在此阶段不能有效地治疗，病情将会更加严重，后续的治疗将更加困难。

3. 勿要随便使用壮阳补肾药品。在平时或者当有偶尔早泄等性功能不佳时，切忌不要随便使用壮阳补肾药品，由于这种药品成分不明确，有些含有激素等化学成分，如果使用不当，将使病情更加严重。如长期使用，正常人也可能出现性功能障碍。

男性尿道口红肿的防治办法

尿道口红肿多是尿道炎的急性炎性期，同时还有男性常由尿道内刺痒、烧灼感、刺痛，有时尿急及排尿困难。讲究卫生，注意饮食可以预防尿道口红肿；对于因泌尿系统感染而出现尿道口红肿症，我们在这一小节中也介绍了一些调护措施。

尿道口红肿是泌尿生殖系统炎性感染的一种表现，是尿道炎症状之一。在男性大多以男性尿道炎最为多见。男性非淋菌性尿道炎表现为尿道不适、发痒、烧灼感或刺疼，尿道口红肿，尿道分泌物多为浆液状、稀薄、晨起有“糊口”现象。

尿道炎就是尿道黏膜的炎症，其发病原因是多方面的，最根本的原因是致病微生物入侵尿道。这些微生物主要是淋球菌、类淋球菌、支原体、衣原体、白色念珠菌、毛滴虫以及部分在人体内常驻细菌等。手淫习惯、方式过度、抽烟、饮酒、穿过紧内裤、长时间骑自行车、骑马、长时间留置导尿管、尿道异物等，使尿道受压、受损伤，导致局部淤血、缺血、缺氧，使尿道黏膜抵抗力下降，容易感染发病。

1. 预防尿道口红肿应注意如下几点：

注意卫生，新生儿便后要及时洗净臀部及外阴；

勤换尿布，勤换内裤，尽量不穿开裆裤；

注意饮食的营养，加强身体锻炼，提高抗病能力；

积极治疗各种感染性疾病。

2. 因泌尿系统感染而出现尿道口红肿后，可采用如下几种方法调护和治疗：

急性期应卧床休息，多饮水，以增加尿量，以便排出细菌及毒素；

每日用温开水或1∶5000高锰酸钾温水冲洗外阴1~2次；

若有外阴部皮肤感染时，应尽早处理。可用野菊花30克、金银花30克、黄柏15克、车前草30克，煎汤，冷却后温洗患处，每日3次。若皮肤有溃烂，洗后可用黄柏、枯矾各等分，加适量冰片，研细末擦敷；或用冰硼散或锡类散涂敷亦可。

因为包皮过长或包茎的刺激可引起尿道口发红，但患者往往无不适感，尿道口也无分泌物。有些人常患包皮龟头炎，此时可见龟头有大小不等的小红点，局部较湿润，并且发痒。对于以上情况，建议将过长的包皮或包茎切除，使阴茎头外露也就保持了干燥，就能阻抑细菌的生长。

对于有不洁性行为的人来说，如发现有尿道口发红现象，还是应到正规医院的专科检查一下，以获得明确的诊断和正规治疗。另外，我们需要注意的是，观察尿道口的颜色不能作为疾病是否治愈的标准，还应辅以实验室检查等。淋病、非淋菌性尿道炎等性传播疾病，因发生尿路感染，尿道口发红是疾病的表现之一，当然还伴有其他症状。

上厕所频繁——男性尿频的防治

正常成人白天排尿 4~6 次，夜间 1~2 次，次数明显增多称尿频。尿频是一种症状，并非疾病。由于多种原因可引起小便次数增多，但无疼痛，又称小便频数。尿频多为虚症，需要调养，多吃富含植物有机活性碱的食品，少吃肉类，多吃蔬菜。

尿频的原因较多，包括神经精神因素，病后体虚，寄生虫病等。对尿频患者需除外尿路感染、外阴或阴茎局部炎症等。

中医认为小便频数主要由于体质虚弱，肾气不固，膀胱约束无能，其化不宣所致。此外过于疲劳，脾肺二脏俱虚，上虚不能制下，土虚不能制水，膀胱气化无力，而发生小便频数。因此尿频多为虚症，需要调养，多吃富含植物有机活性碱的食品，少吃肉类，多吃蔬菜。下面我们介绍一些治疗尿频的食疗药膳：

1. 核桃仁鸡卷：适宜于肾阳不足的阳痿、尿频，肺肾两虚的咳嗽、气喘，精血亏少的眩晕、便秘等症。

主要原料：净公鸡 1 只（约重 1250 克），核桃仁 60 克，葱、姜丝各 10 克，植物油 750 克（耗油 50 克），料酒、味精、香油适量。

制作方法：核桃仁去皮，用植物油炸熟剁碎。将鸡从脊背下刀剔尽骨，保持整形不破裂，把鸡用盐、料酒、味精、葱、姜抹匀腌渍 3 小时，拣去鸡身上的葱、姜，皮朝下放于案上；理开铺平，把核桃仁放在一端，向前卷成筒形，再包卷两层净布，用细麻绳捆紧。烧开卤汤，放入鸡卷，煮约 1.5 小时，捞出晾凉，解去线布，再重新用布裹紧捆好，再放入卤汤内煮 30 分钟，捞出解去绳布，刷上香油（以免干燥）。食用切成 2 毫米左右的圆形薄片即成。

2. 附烧狗肉：温肾散寒，壮阳益精。适宜于阳痿、夜多小便、畏寒、四肢冰冷等阳虚症。对身体虚寒的慢性支气管炎、慢性肾炎也有一定疗效。

主要原料：狗肉 1000 克，熟附片 10 克，生姜片 50 克，水发玉兰片 50 克，香菜 20 克，酱油 15 克，葱段 20 克，姜 20 克，料酒 25 克，清汤 1000 克，湿淀粉 20 克，植物油 750 克（耗油 750 克），精盐、味精、桂皮、花椒、白糖、醋各适量。

制作方法：熟附片与生姜片一起，用水煮提取浓缩汁 60 克。将带骨的狗肉剁成 2.4 厘米的方块，放入锅内煮八成熟，捞出放入碗内，加酱油、葱、花椒、大料、桂皮、香菜，添清汤放入屉内蒸烂取出，另把玉兰片、葱、姜切成丝，香菜叶洗净。炒锅内放入油，烧至八九成热时，取出狗肉块控净汤汁，加湿淀粉抓匀，放入油内炸成深红色，倒出控净油。锅内放入少量油，油热时放入葱、姜炝锅，添汤并放入酱油、精盐、味精、料酒、白糖、醋、玉兰片丝及炸过的狗肉块、附片、生姜浓缩汁。汤开时，加盖用微火焖五六分钟，去掉盖翻转，汤汁将尽时，加明油，将狗肉块盛在盘内，锅中的汤汁浇在狗肉块上，撒上香菜叶即成。

3. 枸杞炖羊肉：益精明目，补肾强筋。适宜于男子阳痿、早泄、女子月经不调、性欲减退的肾虚患者及年老体弱者食用。

主要原料：羊腿 1000 克，枸杞子 50 克，清汤 2000 克，葱段 10 克，姜片 5 克，味精、精盐、料酒少许。

制作方法：枸杞子用清水洗净，羊肉放入冷水中洗净血沫，切成 2.5~3 厘米的方块。将锅烧热，加入羊肉、姜片煸炒，烹入料酒炝锅。炒后将羊肉同姜片一起倒入大砂锅内，放入枸杞子、清汤、盐及葱烧开，撇去浮沫，用小火炖约 1~1.5 小时，待羊肉熟烂，拣出葱、姜，加入味精即成。

4. 枸杞羊肾粥：益肾阴，补肾气，壮元阳。适宜于肾虚劳损、阳气衰败、腰脊疼痛、腿脚痿弱、头晕耳鸣、听觉减退或耳聋、阳痿、尿频或遗尿等症。

主要原料：枸杞叶 250 克，羊肾 1 只，羊肉 100 克，粳米约 150 克，葱白 2 根，细盐少许。

制作方法：将羊肾剖洗干净，去内膜，细切，再把羊肉洗净切碎。用枸杞叶煎汁去渣，同羊肾羊肉、葱白、粳米一起煮粥，待粥成后，加入细盐少许，稍煮即成。

5. 九香虫粉：对肾虚所致的精液异常、尿频，有辅助治疗功效。

主要原料：九香虫适量。

制作方法：将九香虫炙熟，研细末，每次 3 克，日服 2 次，空腹食用。

治急性肾衰竭的家庭小秘方

急性肾衰竭的治疗原则是祛除病因，积极治疗，减轻症状，改善肾功能，防止并发症的发生。急性肾衰竭的治疗要分阶段进行，分为少尿期的治疗、多尿期的治疗和恢复期的治疗。

急性肾衰竭是一个由多种病因引起的临床综合征，因肾循环衰竭或肾小管的变化而引起突发性肾功能几乎完全丧失，因此肾脏无法排除身体的代谢废物。当肾脏无法行使正常功能时，会导致毒素、废物和水分堆积在体内，而引起急性肾衰竭。急性肾衰竭在临床表现上的过程分为三期：

1.少尿期。少尿期一般持续 1~2 周，长者可达 4~6 周，持续时间越长，肾损害越重，持续少尿大于 5 天，或无尿大于 10 天者，预后不良。少尿期的系统症状有：

水钠潴留：患儿可表现为全身水肿、高血压、肺水肿、脑水肿和心力衰竭，有时因水潴留可出现吸湿性低钠血症。

电解质紊乱：常见高钾、低钠、低钙、高镁、高磷和低氯血症。

代谢性酸中毒：表现为恶心、呕吐、疲乏、嗜睡、呼吸深快、食欲不振、甚至昏迷、血 pH 值降低。

尿毒症：因肾排泄障碍使各种毒性物质在体内积聚，可出现全身各系统中毒症状。其严重程度与血中尿素胆氮及肌酐增高的浓度相一致。其中消化系统表现为食欲不振、恶心、呕吐和腹泻等，严重者出现消化出血或氮，而消化道出血可加重氮质血症。心血管系统主要因水钠潴留所致，表现为高血压和心力衰竭，还可发生心律失常、心包炎等。神经系统表现为嗜睡、神智混乱，焦虑不安、抽搐、昏迷和自主神经功能紊乱，如多汗、或皮肤干燥，可表现为意识、行为、记忆、感觉、情感等多种功能障碍。血液系统：ARF 常伴有正细胞正色素性贫血，贫血随肾共蒙恶化而加重，系由于红细胞生成减少、血管外溶血、血液稀释和消化道出血等原因所致。出血倾向（牙龈出血、鼻出血、皮肤瘀点及消化道出血）多因血小板减少、血小板功能异常和 DIC 引起。急性肾衰早期白细胞总数常增高，中性粒细胞比例也增高。

感染：感染是 ARF 最为常见的并发症，以呼吸道和尿路感染多见，致病菌以金黄色葡萄球菌和革兰阴性杆菌最多见。

2. **多尿期**。当急性肾衰竭患者尿量逐渐增多,全身水肿减轻,24 小时尿量达 250ml/m2 以上时,即为利尿期,一般持续 1~2 周(长者可达 1 个月)此期由于大量排尿,可出现脱水、低钠和低钾血症。早期氮质血症持续甚至加重,后期肾功能逐渐恢复。

3. **恢复期**。利尿期后,肾功能改善,尿量恢复正常,血尿素氮和肌酐逐渐恢复正常,而肾浓缩功能需要数月才能恢复正常,少数病人遗留部分不可逆性的肾功能损害。此期患儿可表现为虚弱无力、消瘦、营养不良、贫血和免疫功能低下。

急性肾衰竭的患者在家中要配合医院的治疗进行辅助治疗,家庭辅助的原则是配合医院治疗减轻症状,改善肾功能,防止并发症的发生。具体来说有以下几点:

(1)保持优质蛋白质供应:急性肾衰少尿期的病人食欲往往较差,很难满足高热量的要求。如病情较轻时,家庭饮食的热量供给应以易消化的碳水化合物为主,可食用水果、面条、麦片、饼干或其他麦淀粉点心,加少量米汤或稀粥,要减少蛋白质和非必需氨基酸的摄入,减轻肾脏负担,防止氮质滞留加重。可适量采用瘦肉类,鱼、鸡、虾等动物蛋白质交替使用,以调节病人的口味。

(2)严格限制饮水量:急性肾衰竭病症处于少尿期时,要严格限制各种水分的摄入,以防止体液过多而引起急性肺水肿或稀释性低钠血症。食物的含水量要加以计算,如 1 克蛋白质生水 0.43 毫升,1 克脂肪生水 1.07 毫升,1 克碳水化合物生水 0.55 毫升。要记录饮水量和尿量,根据体液排出量来决定每日的摄入量,一般情况下,要遵照医生的嘱咐小心饮水。

(3)注意饮食要低钠低钾:急性肾衰竭处于少尿期时,多伴有浮肿状况,要根据血钠的测定分别采用低盐、无盐或低钠的饮食。要减少饮食中的含钾量，避免含钾的食物，以免外源性钾增多而加重高钾血症。含钾高的食物可以通过冷冻、加水浸泡或弃去汤汁以减少钾的含量。

(4)急性肾衰竭处于恢复期时，人体的血肌酐和血尿素氮逐渐下降，而膳食中的蛋白质可以逐步提高，但一定要忌食用刺激性食品，如酒、咖啡、辣椒等。

急性前列腺炎的应对措施

前列腺炎是成年男性的常见病，对于前列腺炎的治疗可以采取一般治疗、抗生素治疗、中药治疗、手术治疗和针灸治疗。

前列腺炎是成年男性的常见病，它可全无症状，也可以症状明显，迁延不愈，甚至可以引起持续或反复发作的泌尿生殖系感染，可分为急性前列腺炎和慢性前列腺炎。急性前列腺炎是指前列腺非特异性细菌感染所致的急性炎症，主要表现为尿急、尿频、尿痛、直肠及会阴部痛，多有恶寒发热等。对于急性前列腺炎的治疗可以是一般治疗，也可以用抗生素治疗、中药治疗、对症治疗、针灸治疗。

1. 一般治疗：应卧床休息 3~4 天，适当饮水，禁忌饮酒和食用刺激性食物。可行热水坐浴或会阴部热敷，并保持大便通畅。同时也要禁忌性生活。

2. 抗生素治疗：当病人全身症状明显，体温较高，血中白细胞明显升高时，应通过静脉给药，使用 1 周后改用口服药直到 1 个月；当病人全身症状不重，体温及血象正常时，可口服给药，一般疗程为 1 个月。应选用能够弥散进入前列腺内且快速有效的抗感染药物，迅速控制症状，以防转为慢性前列腺炎。

3. 中药治疗：金黄散加山萸粉（3:1），加水适量，调成稀糊状，或温盐水适量，保留灌肠，每次保留30分钟至2小时。每日1次。

4. 对症治疗：如发生高热，应对症给予退热药，如消炎痛栓、阿司匹林等。如膀胱刺激症状明显，可选用：普鲁本辛15~30mg口服，每日3次；哌唑嗪2mg，口服，每日2次。如发生排尿困难或尿潴留，应行暂时性耻骨上膀胱穿刺造口以引流尿液，或采用细软的硅胶导尿管留置导尿。

5. 手术治疗：如果急性前列腺炎已形成前列腺脓肿，则应经直肠或经会阴部行切开引流术。如果脓肿局限于前列腺内，可用尿道镜行前列腺穿刺排脓术，然后注入广谱抗生素。

6. 针灸治疗：取穴：膀胱俞、中极、阴陵泉、行间。手法：泻法或平补平泻法。每日针刺1次。

第十一章

临『危』不乱——突发病自救

发烧，头痛，中风，上火，腰酸背痛，腿脚抽筋，头昏脑胀，颈椎病，心悸和扭伤等，都是人们日常生活中常见的疾病。人们在遭受这些病痛的折磨时，苦不堪言。由于种种原因，人们有时并不能及时地求助于医生，但对于有些病人来说，及时有效的治疗是必需的。因此掌握一些简单有效的治疗常见疾病的方法，对于每个人来说都是必要的。

吃东西突然卡住怎么办

对于噎食的人来说，及时有效的抢救至关重要，因此要就地对噎食的人进行抢救，迅速用手指抠出口咽中的食物，若取出食物后，病人症状仍不减轻也可采取其他措施缓解症状。

“噎食”指食物堵塞咽喉部或卡在食道的第一狭窄处，甚至误入气管，引起呼吸窒息。人们在吃食物时，如果说话、大笑、吃得太快或生气就容易引起食道痉挛，从而导致噎食。

精神病人和老人发生噎食窒息者较多，精神病人发生噎食的原因多是服用抗精神病药发生锥体外系副反应时，出现吞咽肌肉运动不协调而使食物误入气管。精神病人在进食中突然发生严重呛咳、呼吸困难，且出现面色苍白或青紫者，即可能是噎食窒息。老年人吞咽和咀嚼功能减退，咽部反射不灵敏，饮酒后咽部反射会更加迟钝。在进食鸡块、瘦肉块等不易嚼碎的食物，或蛋糕、元宵等糊状食物时，如果说话、大笑、吃得太快或进餐时生气，都可能引起食道痉挛而致噎食。

发生噎食时，患者会突然不能说话和呼吸，常用手指指向咽喉部，或窒息倒地。如果噎食情况不太严重，可以给发生噎食的人喝几口水，疏导一下食道；也可以给他喝点香油或甘油，这样可以润滑食管，帮助食物向下滑落；还可以用手指刺激咽喉部位，引起恶心，将食物呕吐出来。如果噎食完全堵塞声门和气管，短时间内就可导致窒息死亡，是非常危险的。因此当一个人噎食时，首先要就地对他进行抢救，同时要在最短的时间内把噎食患者送往医院。就地抢救噎食患者时应注意以下事项：

1. 就地抢救，分秒必争。清除口咽部食物，疏通呼吸道，促进心肺复苏。

2. 迅速用手指掏出口咽中的食团。如病人牙关紧闭或抽搐，可用筷子等撬开口腔掏取食物，并解开病人领口。

3. 如抠出口咽部食物后病人症状仍无缓解，应立即将病人腹部俯卧于凳上，让上半身悬空，猛压其腰背部，迫使膈肌猛然上移而逼迫肺内气体猛烈外冲，使气流将进入气管的食团冲出。如果重复五、六次不能奏效，立即用大号针头在环甲软骨上沿正中部位插进气管，并尽早进行气管插管。

4. 如心脏停搏应立即作胸外心脏按摩。

5. 如自主呼吸恢复，应持续吸氧，专人持续监护，直至完全恢复。

6. 取出食物后应防治吸入性肺炎。

[小病自助贴士]如何自己解决噎食

先不要着急，也不能使劲地吞咽，放松下来，你会觉得口水慢慢地分泌出来，因为只要口中有食物，口水就会自觉地分泌，你可以利用口水慢慢地缓解"噎"的症状，然后深呼吸，或者轻微地跳一跳，捶一捶胸口或后背，都可以的。

不小心划破皮肤，快找创可贴

创可贴只能用于小块的创伤应急治疗，从而起到暂时的止血，保护创面的作用。但是应该注意，创可贴使用的时间不宜过长，如果过久地使用它，创可贴外层的胶布不透气，就会使伤口和伤口周围的皮肤发白、变软，导致细菌的继发的感染，这样会使伤口更加恶化。

创可贴又名苯扎氯铵贴，俗称杀菌弹性创可贴，顾名思义，有了创伤就贴上。创可贴是人们生活中最常用的一种外科用药。因此俗称"止血膏药”，具有止血、护创作用。

创可贴是由一条长形的胶布，中间附以一小块浸过药物的纱条构成。由于它的结构的限制，创可贴只能用于小块的创伤应急治疗，从而起到暂时止血、保护创面的作用。但是应该注意，创可贴使用的时间不宜过长，如果过久地使用它，创可贴外层的胶布不透气，就会使伤口和伤口周围的皮肤发白、变软，导致细菌的继发感染。这样就会使伤口更加恶化。

创可贴如今已成为家庭必备的物品了，但如何正确使用并不是每一个人都知道。创可贴的作用是吸收渗出物，保持伤口干燥，在发生外伤后，患者使用创可贴应注意以下几个方面：

1. 伤口长度不应超过创可贴的宽度。创可贴主要用于急性小伤口的止血，尤其适用于切口整齐、清洁、表浅、较小而不需要缝合的切割伤。外科医生说，对于较深伤口，有大血管、神经、肌腱损伤以及疑有异物的伤口，不能使用创可贴；至于疖肿、烫伤、化脓感染和各种皮肤疾病，也不宜使用创可贴。

2. 伤口先要经过消毒处理。使用创可贴前，应先仔细检查伤口内是否留有污物。如有不洁物，需用生理盐水将伤口清洗，擦干，涂上一点碘甘油，然后再贴上创可贴。如果伤口是被带铁锈之物划破，应先注射破伤风抗毒素，贴创可贴时应稍加压，以起到压迫止血作用。

3. 注意伤口保护。伤口贴上创可贴后，患者要注意保护伤口，避免活动性出血，即创伤局部少活动，不沾水，避免污染；不要经常用手捏压伤口，严防挤撞伤口，避免伤口裂开。

4. 注意观察伤口变化。使用创可贴后，还要注意观察伤口变化情况，定期更换，防止伤口感染化脓。外科医生说，如贴上创可贴 24 小时后，伤口疼痛加重，或有分泌物渗出，应及时打开检查；若发现伤口有红肿、渗液等感染现象，应停止使用创可贴，并及时去医院诊治。

受伤时，如果血流不止怎么办

常用的止血方法有针对小创口的一般止血法，填塞止血法，绞紧止血法，加垫屈膝止血法，止血带止血法。在运用这些止血方法进行止血时，我们一定要确认止血方式正确，否则没法达到止血的效果。

一般来说，受伤时血流无法止住有两个原因：一是凝血功能可能有点问题，这种情况下最好去医院检查血小板；二是没有运用正确的止血方法进行止血。日常情况下，由于凝血功能导致血流不止的是少数情况，大部分情况下的止血不止都是由于人们没有运用正确的止血方法，下面我们将介绍几种常见的正确的止血方法。

1. 一般止血法。一般止血法是针对小的创口出血。需先用生理盐水冲洗消毒患部，然后覆盖多层消毒纱布用绷带扎紧包扎。值得注意的是如果患部有较多毛发，在处理时应剪、剃去毛发。

2. 填塞止血法。填塞止血法需先将消毒的纱布、棉垫、急救包填塞、压迫在创口内，再外用绷带、三角巾包扎，其松紧度以达到止血为宜。

3. 绞紧止血法。具体做法是把三角巾折成带形，打一个活结，取一根小棒穿在带子外侧绞紧，将绞紧后的小棒插在活结小圈内固定。

4. 加垫屈肢止血法。加垫屈肢止血法是适用于四肢非骨折性创伤的动脉出血的临时止血措施。当前臂或小腿出血时，可于肘窝或国窝内放纱布、棉花、毛巾作垫，屈曲关节，用绷带将肢体紧紧地缚于屈曲的位置。

5. 指压止血法。指压止血法是动脉出血最迅速的一种临时止血法，是用手指或手掌在伤部上端用力将动脉压瘪于骨骼上，阻断血液通过，以便立即止住出血，但仅限于身体较表浅的部位、易于压迫的动脉。

肱动脉压迫止血法：此法适用于手、前臂和上臂下部的出血。止血方法是用拇指或其余四指在上臂内侧动脉搏动处，将动脉压向肱骨，达到止血的目的。

股动脉压迫止血法：此法适用于下肢出血。止血方法是在腹股沟（大腿根部）中点偏内，动脉跳动处，用两手拇指重迭压迫股动脉于股骨上，制止出血。

头部压迫止血法：此法是指压迫耳前的颈浅动脉，适用于头顶前部出血。面部出血时，压迫下颌骨角前下凹内的颌动脉。头面部较大的出血时，压迫颈部气管两侧的颈动脉，但不能同时压迫两侧。

手部压迫止血法：如手掌出血时，压迫桡动脉和尺动脉。手指出血时，压迫出血手指的两侧指动脉。

足部压迫止血法：足部出血时，压迫胫前动脉和胫后动脉。

6. 止血带止血法：止血带止血法，主要是用橡皮管或胶管止血带将血管压瘪而达到止血的目的。这种止血方法较牢固、可靠，但只能用于四肢动脉大出血。

止血带可用橡皮止血带，使用方法是左手拿橡皮带，后端留下约16cm的量；左手握紧止血带前端，用右手的中指和食指拉住止血带后端，顺着肢体往下拉，最后将止血带捆扎打结，保证不松垮。

【小病自助贴士】使用止血带时应注意的问题

止血带应放在伤口的近心端。上臂和大腿都应绷在上1/3的部位。上臂的中1/3禁止上止血带，以免压迫神经而引起上肢麻痹。

使用止血带前，先要用毛巾或其他布片、棉絮作垫，止血带不要直接扎在皮肤上；紧急时，可将裤脚或袖口卷起，止血带扎在其上。

止血带要扎得松紧合适，过紧易损伤神经，过松则不能达到止血的目的。一般以不能摸到远端动脉搏动或出血停止为度。

止血带结扎时间过久，可引起肢体缺血坏死。因此要每隔 1 小时(上肢或下肢)放松 2~3 分钟；放松期间，应用指压法暂时止血。寒冷季节时应每隔 30 分钟放松一次。结扎部位超过 2 小时者，应更换比原来较高位置结扎。

要有上止血带的标志，注明上止血带的时间和部位。用止血带止血的伤员应尽快送医院处置，防止出血处远端的肢体因缺血而导致坏死。

皮肤被烧(烫)伤的救护方法

85%左右的烧伤都不严重，可以在家里、诊所或医院急诊室治疗。但是在面部、手、足和生殖器烧伤；家庭治疗有困难的烧伤；烧伤者在 2 岁以下或 70 岁以上者；内部器官烧伤的情况下，最好到医院进行治疗。

由火焰、高温固体和强辐射热引起的损伤称之为烧伤。烧伤是由高温、化学物质或电引起的组织损伤。烧伤的程度由温度的高低、作用时间的长短而不同。局部的变化可分为四度。第一度：因血管麻痹而充血；第二度：形成充满血清的烧伤水疱；第三度：组织坏死；第四度：组织的炭化。烧伤时可见血液中的乳酸量增加，动静脉血的 pH 值降低，随着组织毛细血管功能障碍的加重缺氧血症也增重。临床经验证明，烧伤达全身表面积的三分之一以上时则可有生命危险。

大多数人都认为高温是引起烧伤的唯一原因，然而，某些化学物质和电流也能引起灼伤。皮肤常常只是身体烧伤的一部分，皮下组织也可能被烧伤，甚至没有皮肤烧伤时，也可能有内部器官烧伤。例如，饮入很烫的液体或腐蚀性的物质(如酸等)能灼伤食管和胃。在建筑物火灾中，吸入烟或热空气，可能造成肺部烧伤。

85%左右的烧伤都不严重，可以在家里、诊所或医院急诊室治疗。脱去所有的衣物，特别是被烧燎过的衣物（如烧融的合成纤维衬衫）、沾染有热焦油或被化学物质浸湿的衣物，有助于防止进一步灼伤。化学物质烧灼伤，包括酸、碱和有机化合物，要立即用大量的水清洗干净。但有下列情况之一，最好到医院治疗：一是面部、手、足和生殖器烧伤；二是在家庭治疗有困难的烧伤；三是烧伤者在2岁以下或70岁以上；四是内部器官烧伤。

家人夏季突然中暑如何救治

发现自己和其他人有先兆中暑和轻症中暑表现时，首先要做的是迅速撤离引起中暑的高温环境，选择阴凉通风的地方休息；对于重症中暑者，除了立即把中暑者从高温环境中转移至阴凉通风处外，还应该迅速将其送至医院。

中暑俗称发痧，古称中暍。它是以出汗停止因而身体排热不足、体温极高、脉搏迅速、皮肤干热、肌肉松软、虚脱及昏迷为特征的一种病症，由于暴露于高温环境过久而引起身体体温调节机制的障碍所致。

中暑是指在高温和热辐射的长时间作用下，机体体温调节障碍，水、电解质代谢紊乱及神经系统功能损害的症状的总称。颅脑疾患的病人，老弱及产妇耐热能力差者，尤易发生中暑。中暑是一种威胁生命的急诊病，若不给予迅速有力的治疗，可引起抽搐和死亡，永久性脑损害或肾脏衰竭。核心体温达41℃是预后严重的体征，体温若再略微升高一点则常可致死。老年，衰弱和酒精中毒可加重预后。

1. 先兆中暑和轻症中暑的救治。发现自己和其他人有先兆中暑和轻症中暑表现时，首先要做的是迅速撤离引起中暑的高温环境，选择阴凉通风的地方休息；并多饮用一些含盐分的清凉饮料。还可以在额部、颞部涂抹清凉油、风油精等，或服用人丹、十滴水、藿香正气水等中药。如果出现血压降低、虚脱时应立即平卧，及时上医院静脉滴注盐水。

2. 重症中暑者的救治。对于重症中暑者，除了立即把中暑者从高温环境中转移至阴凉通风处外，还应该迅速将其送至医院，同时采取综合措施进行救治。若远离医院，应将病人脱离高温环境，用湿床单或湿衣服包裹病人并给强力风扇，以增加蒸发散热。在等待转运期间，可将病人浸泡于湖泊或河水中，或用雪或冰冷却，也是一种好办法。若病人出现发抖，应减缓冷却过程，因为发抖可增加核心体温(警告：应每 10 分钟测 1 次体温，不允许体温降至 38.3℃，以免继续降温而导致低体温)。在医院里，应连续监测核心体温以保证其稳定性。避免使用兴奋剂和镇静剂，包括吗啡；若抽搐不能控制，可静脉注射地西泮和苯巴比妥盐。应经常测定电解质以指导静脉补液。严重中暑后，最好卧床休息数日，数周内体温仍可有波动。

[小病自助贴士]中暑时的紧急救护

脱离高温环境：迅速将中暑者转移至阴凉通风处休息。使其平卧，头部抬高，松解衣扣。

补充液体：如果中暑者神志清醒，并无恶心、呕吐，可饮用含盐的清凉饮料、茶水、绿豆汤等，以起到既降温又补充血容量的作用。

人工散热：可采用电风扇吹风等散热方法，但不能直接对着病人吹风，防止又造成感冒。

冰敷：亦可头部冷敷，应在头部、腋下、腹股沟等大血管处放置冰袋(用冰块、冰棍、水激凌等放入塑料袋内，封严密即可)，并可用冷水或 30%酒精擦浴，直到皮肤发红。

家人被电击伤该怎么办

触电急救的要点是动作迅速，救护得法。发现有人触电，首先要使触电者尽快脱离电源，然后根据具体情况，进行相应的救治。

人身直接接触电源，简称触电。人体能感知的触电跟电压、时间、电流、电流通道，频率等因素有关。譬如人手能感知的最低直流约为 5~10 毫安，对 60 赫兹交流的感知电流约为 1~10 毫安。随着交流频率的提高，人体对其感知敏感度下降，当电流频率高达 15~20 千赫时，人体无法感知电流。

脱离电源的处理：

1. 脱离电源方法：若开关箱在附近，可立即拉下闸刀或拔掉插头，断开电源；若距离闸刀较远，应迅速用绝缘良好的电工钳或有干燥木柄的利器（刀、斧、锹等）砍断电线，或用干燥的木棒、竹竿、硬塑料管等物迅速将电线拨离触电者；现场无任何合适的绝缘物可利用，救护人员亦可用几层干燥的衣服将手包裹好，站在干燥的木板上，拉触电者的衣服，使其脱离电源；对高压触电，应立即通知有关部门停电，或迅速拉下开关，或由有经验的人采取特殊措施切断电源。

2. 对症救治：对于触电者，可按以下三种情况分别处理。

对触电后神志清醒者，要有专人照顾、观察，情况稳定后，方可正常活动；对轻度昏迷或呼吸微弱者，可针刺或掐人中、十宣、涌泉等穴位，并送医院救治。

对触电后无呼吸但心脏有跳动者，应立即采用口对口的人工呼吸；对有呼吸但心脏停止跳动者，则应立刻进行胸外心脏挤压法进行抢救。

如触电者心跳和呼吸都已停止，则须同时采取人工呼吸和俯卧压背法、仰卧压胸法、心脏挤压法等措施交替进行抢救。

救助溺水的人有妙招

溺水如果抢救不及时，4~6 分钟内即可死亡，因此，当在场的人发现有人溺水后，应立即采取有效的措施尽快进行抢救，切不可因为急于送医院就医而失去宝贵的抢救时机。

人淹没于水中，由于大量的水灌入呼吸道和肺内，或冷水刺激引起喉、气管、支气管发生反射性痉挛，造成窒息或缺氧，称为溺水，也称淹溺。如果抢救不及时，4~6 分钟内即可死亡。因此，当在场的人发现有人溺水后，应立即采取有效的措施尽快进行抢救，切不可因为急于送医院就医而失去宝贵的抢救时机。现场抢救溺水者有如下几种方法：

1. 只要有其他办法，抢救者尽量不要下水救人。因为溺水的人往往惊慌失措，拼命抓住一切可抓到的东西。如果决定下水救人，注意不要让溺水者缠上身，可以从背后接近他，将其牢牢抓住托出水面，设法令其镇定后拖上岸。

2. 抢救在水中抽筋的人时，可以在水中托住抽筋的人或令其在水中仰卧，让其伸直身体，拖上岸后按摩其患部，可缓解抽筋。

3. 溺水者抬出水面后，应立即用纱巾等物裹着手指将其舌头拉出口外，清除口和鼻腔内的水、泥及污物，并解开衣扣、领口，以保持人体呼吸道通畅。

4. 将溺水者的腰腹部垫高，使其背朝上，头下垂进行控水。或者抱起伤员双腿，将其腹部放在急救者肩上，快步奔跑使积水控出。或急救者半跪，将溺水者的腹部放在自己的腿上，使其头部下垂，并用手平压背部控水。

5. 如果溺水者的呼吸停止了，应立即进行人工呼吸，一般以口对口吹气为最佳。方法是将溺水者仰卧放置，急救者跪于伤员一侧，托起伤者下颌打开气道，捏住其鼻孔，深吸一口气后张大口、包住伤员的口缓缓吹气，反复并有节律地进行（每分钟吹气16~18次），直至伤者恢复呼吸为止。

6. 溺水者心跳停止，应立即进行人工胸外按压。让溺水者仰卧在坚硬的平面上，头部稍向后仰，急救者位于伤者一侧，右手掌平放在其胸骨下段，左手放在右手背上，借助自身重量缓缓用力，不能用力太猛，以防骨折。将其胸骨压下4厘米左右，然后松手（手掌根部不离开胸骨）使其胸骨复原。反复有节律地进行（每分钟100次）直到伤者恢复心跳为止。

7. 在现场急救处理溺水者的同时，应尽快呼叫“120”。

8. 运送途中不可中断急救。

胳膊不小心脱臼的应对策略

对于脱臼的患者，应帮助其坐下或躺下以避免病患再度跌倒受伤，同时检查是否有其他伤处，并检查远端脉搏，让病患安静，温暖并防止休克，通常以坐姿最舒服，然后再实施急救措施。

脱臼又称关节脱位，是因外力或其他原因造成关节各骨的关节面失去正常的对合关系。因外伤引起者为外伤性脱位；因关节病变引起者为病理性脱位；脱位后，关节面完全丧失对合关系者为完全脱位；部分丧失者为半脱位。外伤性脱位较多见，且多发生在青壮年。最易发生脱位的关节是肘关节，其次是肩及髋关节。

肩部关节就如同一个球在手套中的感觉一样，比较不稳固。若受到打击，跌跤，抽筋，用力丢球等，都极有可能会造成肩部脱臼。百分之九十六的病患，其肱骨头会被迫向前，肩关节脱臼还会合并上肢骨折，兼韧带裂伤或血管及神经受伤。病患除无法动弹外，有时会因剧烈疼痛而昏倒，若仅有肩部痛而没有任何外伤的情况下，就必须先以病患发生的原因来评估，如疼痛的位置、感觉，伤侧与健侧运动功能之比较，衰弱的情形与无力感等。对于脱臼的患者，应帮助其坐下或躺下以避免病患再度跌倒受伤，同时检查是否有其他伤处，并检查远端脉搏，让病患安静，温暖并防止休克，通常以坐姿最舒服，然后再实施急救措施。

固定脱臼部位是减轻疼痛最佳的方法，自救的方法可用杂志，厚报纸或纸板托住手肘，另外使用三角巾，将手肘固定在胸部，就可以避免肩关节的活动，减少疼痛。

禁止进食，因为可能需要全身麻痹治疗，可以聊天方式分散病患注意力，以减少其痛觉，另使用冰敷减少病患疼痛及肿胀。

若要移动病患，尽量让她自己动，若其无法自动，则以托手肘及腕部来帮忙他，同时可用一个小枕头或软垫，置放在病患伤侧上肢内侧及胸部之间。

如在病患可以忍痛下，立即给予复位是非常好的。就肩部脱臼而言，可考虑双手紧握病患伤肢手肘，呈九十度，施救者另一只脚踩着患者腋下，用力向前，向下拉，有时就可以使它恢复原状。

煤气中毒时，如何自救

煤气中毒严重时可以在顷刻间夺去宝贵的生命，懂得煤气中毒时如何自救是至关重要的。发生煤气中毒时，首先要尽快开门窗，保持良好的通风环境，再进行其他的救护措施。

煤气中毒可以夺去人们的生命，因此我们要学会在煤气中毒时如何警醒自救。发生煤气中毒时，要尽快开门窗。如果无法打开门窗，可以撞碎窗户玻璃，让新鲜空气进入房间，减少房间内的一氧化碳，呼叫别人救助自己。

1. 现场急救：立即打开门窗，移病人于通风良好、空气新鲜的地方，注意保暖；松解衣扣，保持呼吸道通畅，清除口鼻分泌物，如发现呼吸骤停，应立即行口对口人工呼吸，并作心脏体外按摩；立即进行针刺治疗，取穴为太阳、列缺、人中、少商、十宣、合谷、涌泉、足三里等。轻、中度中毒者，针刺后可以逐渐苏醒；立即给氧，有条件应立即转医院高压氧舱室作高压氧治疗，尤适用于中、重型煤气中毒患者，不仅可使病者苏醒，还可使后遗症减少；立即静脉注射50%葡萄糖液50毫升，加维生素C500~1000毫克。轻、中型病人可连用2天，每天1~2次，不仅能补充能量，而且有脱水之功，早期应用可预防或减轻脑水肿；昏迷者按昏迷病人的处理进行。

2. 后续处理：坚持早晨到公园或在阳台进行深呼吸运动、扩胸运动、太极拳，每天30分钟左右，轻、中型中毒者应连续晨练7~14天，重型中毒者可根据后遗症情况，连续晨练3~6个月，作五禽戏、铁布衫功、八段锦等；继续服用金维他每天1~2丸，连服7~14天，或维生素C0.1~0.2克，每天3次，亦可适量服用维生素B1、B6，复合维生素B等；检查煤气使用情况，以防再次中毒。

[小病自助贴士]如何检查煤气使用情况？

检查煤气有无漏泄，安装是否合理，燃气灶具有无故障，使用方法是否正确等；

冬天取暖方法是否正确，煤气管道是否畅通，室内通风是否良好等；

尽量不使用煤炉取暖，如果使用，必须遵守煤炉取暖规则，切勿马虎；

热水器应与浴池分室而建，并经常检查煤气与热水器连接管线的完好；

如入室后感到有煤气味，应迅速打开门窗，并检查有无煤气漏泄或有煤炉在室内，切勿点火；

经常擦拭灶具，保证灶具不致造成人体污染，在使用煤气开关后，应用肥皂洗手，并用流水冲净。在厨房内安装排气扇或排油烟机；

一定要使用煤气专用橡胶软管，不能用尼龙、乙烯管或破旧管子，每半年检查一次管道通路。

被猫狗抓伤或咬伤后的处理方法

有人认为自己家里的宠物没什么大问题，其实不然。被猫狗咬伤，只要有伤口就有被感染的可能，如果不及时处理，有可能酿成不良后果。

家里刚饲养的小猫小狗，由于年幼不懂控制力度，在和主人玩的时候经常出现被咬伤抓伤的情况。那么，如果被咬伤抓伤了怎么办呢？有人认为自己家里的宠物没什么大问题，其实不然。既然有伤口，就有被感染的可能，如果不及时处理，有可能酿成不良后果。

假如被狗咬时，伤处沾染了狗的唾液，要立即用清水或药皂好好加以清洗。另外还有得狂犬病的危险，一定要到医院打防疫针。咬人的狗也要送到卫生所，做有关狂犬病的检查。如果被猫抓到，因为猫爪子很尖，伤口即使很小可能也会伤到深处。千万不可忽视细小的抓痕，弄不好可能导致"猫抓热"或其他感染。首先一定要用清水洗净，再用双氧水或碘酒仔细地消毒伤口和伤口周围，必要时去医院请医生处理。被猫狗抓伤、咬伤后，应按照以下步骤处理伤口：

1. 排去带毒的污血。冲洗伤口要分秒必争，以最快速度把沾染在伤口上的狂犬病毒冲洗掉。冲洗前应先挤压伤口，排去带毒液的污血，但绝不能用嘴去吸伤口处的污血，然后用大量的清水（1000 毫升以上）清洗伤口。因为狗、猫咬的伤口往往外口小，里面深，所以必须掰开伤口，让其充分暴露，冲洗完全。如伤口较深，冲洗时可用干净的牙刷、纱布和浓肥皂水反复刷洗伤口，并及时用清水冲洗，刷洗至少要持续 30 分钟。冲洗后要用干净的纱布盖上伤口。

伤口处理越早越好，最好在 2 个小时内进行。但即使延迟了一两天甚至三四天，也不应该忽视局部处理。如果此时伤口已结痂，应将结痂去掉后按上述方法处理。

2. 肥皂水清洗伤口。用 20%的肥皂水彻底清洗伤口，再用清水洗净，然后用 2%~3%的碘酒或 75%的酒精局部消毒。处理好的局部伤口，不需包扎，别涂软膏。

3. 尽快注射狂犬疫苗。被动物咬伤后应尽早注射狂犬疫苗，越早越好。首次注射疫苗的最佳时间是被咬伤后的 48 小时内。具体注射时间是：分别于当天、第 3、7、14、30 天各肌肉注射 1 支疫苗，如因诸多因素未能及时注射疫苗，应本着“早注射比迟注射好，迟注射比不注射好”的原则使用狂犬疫苗。

一扭伤，就用拔罐来减轻疼痛

拔罐可以在扭伤的表面造成一种负压，这种负压可以强行使得淤滞在扭伤部位的淤血排出，从而疏通扭伤部位的经络，使其气血恢复正常运行，所以拔罐能够治疗扭伤，消除疼痛。

突然扭伤的时候，扭伤部位的气血会淤滞，淤滞不除，就会阻碍人体经络的正常循行，而经络"不通则痛"，于是表现为扭伤部位的疼痛不适。拔罐可以在扭伤的表面造成一种负压，这种负压可以强行使得淤滞在扭伤部位的淤血排出，从而疏通扭伤部位的经络，使其气血恢复正常运行，所以拔罐能够治疗扭伤，消除疼痛。

1. 扭伤在肩、背、腰部时用拔罐治疗的效果较好。脚踝处也常常容易扭伤，且扭伤后会立即肿起，但拔罐不方便，此时可采用针灸。取两根针，在扭伤后肿起的部位扎进去，留针一两个小时，第二天肿起的部位便会复原。但此种方法只在刚刚扭伤时有效，倘若扭伤时间长了，需要辅助药物外洗。关于脚踝部的扭伤，还有一个秘诀，先找扭伤部位最疼痛的地方，然后找到另一只脚踝上相对应的位置，在那里下针或设法敲打，疗效也很好。

2. 用刺血拔罐方法治疗急性扭伤主要是祛邪逐瘀，疏通经络，调和气血，止痛消肿。从中医理论分析，人体受到跌扑扭伤之后可以引起血离络脉，并瘀滞于肌肤骨骼之间，导致局部经脉气血闭阻不畅，在拔罐时罐内可产生高达 50.54 千帕的负压效应值极限，在治疗过程中(约 30 分钟内)能保持恒定的负压，具有较好的吸拔力，据此可将瘀滞于肌肤骨骼之间的瘀血直接从所刺皮肤破口处吸拔而出或将未出之瘀血吸拔于皮下，从而廓清经络穴位，达到治疗目的，并能激发经气，调理气血。

从西医理论分析，拔罐能使局部毛细血管扩张，血流加速，改善局部血液循环，增强损伤部位吞噬细胞的吞噬作用，加速炎性物质消除，促进新陈代谢。其原理在拔罐时因负压吸拔导致局部皮肤组织形成溶血现象。自身溶血现象是一个延缓的急性弱刺激过程，可在一定程度和时间上刺激中枢及植物神经系统对损伤局部的调节控制作用，提高痛阈。因此，刺血和拔罐相结合在治疗时能在整个治疗过程中在对正常生理无异常影响的情况下，使机体的防御应激能力增强，病理过程好转，甚至完全抑制病理反应，消除临床症状。

3. 用刺血拔罐方法治疗急性扭伤在治疗时间上应尽早进行。瘀血去而新血生，刺血时一定要掌握深度，浅了血不能吸出，深了又伤及骨膜，同时一定要控制好出血量，避免出血过多。

第十二章

其他一些小病的自我防治

日常生活中，人们常常忽略了冻疮、晕车、脚气、腋臭、空调病、足跟痛、头发枯黄、头皮屑、冷寒症、老年人耳鸣这些病，认为这些只不过是一些小病，但小病也是病，有的时候也能把人折磨得痛苦万分。

冬季治疗冻疮的小妙招

冻疮是冬季常见病,具有冬季难以治愈的特点,因此中医建议夏季治疗冻疮。除了中医的治疗方法之外,也可用西药治疗,但防治冻疮的关键是日常生活中注重预防。

冻疮是一种冬季常见病,以暴露部位出现充血性水肿红斑,遇温高时皮肤瘙痒为特征,严重者可能会出现患处皮肤糜烂、溃疡等现象。据有关资料统计,我国每年有两亿人受到冻疮的困扰,其中主要是儿童、妇女及老年人。

冻疮是冬天极为常见的皮肤病。冬天由于寒冷刺激,局部皮肤小动脉痉挛并造成组织缺氧、缺血和细胞损伤;如持续时间较长,细胞内外环境改变,可出现血管麻痹性扩张,静脉瘀血,其通透性增加,血浆渗入组织间隙而引起水肿。湿冷环境(特别是气温在10℃以下)、末梢血运微循环异常,自主神经功能紊乱、营养不良性贫血和手部多汗均可促使冻疮的发生。

冻疮应与多形红斑进行鉴别,后者好发于春秋季节,皮损呈多形性,有典型虹膜样损害,常伴有黏膜损害,好发于手足部。冻疮常见于儿童、妇女及末梢血运较差者及皮损好发于四肢末端及暴露部位,表现为肿胀性紫红色斑块,局部温度变低,按压时可褪色,压力除去后,红色逐渐恢复;病情严重时可出现水疱、大疱,后者破溃后形成糜烂、溃疡,愈后留有色素沉着或萎缩性瘢痕。盘状红斑狼疮、系统性红斑狼疮和冷球蛋白血症患者也常出现冻疮样皮损。该病病程较长,冬季还会反复发作,不易根治。冻疮一旦发生,在寒冷季节里常较难快速治愈,欲减少冻疮的发生,关键在于入冬前就应开始预防。

1. 冻疮的预防。减少吸烟并加强锻炼可有效提高末梢血运；入冬时应注意末梢部位保暖和干燥；受冻后不宜直接用热水浸泡；积极治疗营养不良、贫血等原发性疾病；多食高热量和富含维生素的食物。

2. 中医建议夏季治疗冻疮。在中医学上来说，由于冻疮患者大多体质阳虚，故气血运行不畅，凝滞脉络，久而久之肌肤便会失去养分，导致阴寒久伏于脉络，因此，冻疮会反复发生。而在夏季治疗冻疮，正是中医学的一大特色。《素问·四气调神大论》中曾提出“春夏养阳”治疗法则。根据中医阴阳四时消长变化论，人体阳气春夏多生发而旺盛，秋冬多收敛而衰弱，这是人与自然相应的结果。利用夏季气温高，机体阳气充沛的有利时机，调整人体的阴阳平衡，使一些宿疾如冻疮得以恢复。

阳虚者，可受夏季自然界阳气隆盛的影响，使人体阳气在夏季处于节律变化的高峰，体内凝寒之气，因此有易除易解可能，加之夏季皮肤毛孔容易扩张，如配合活血化瘀药物乘其势而治之，往往可收到事半功倍的疗效。反之，在冬季人体处于阳气年节律变化的低谷值，即使补之，疗效亦难尽如人意。李斌医师表示，由此可见，冬病夏治法基本思想是：一方面借助自然界夏季阳旺阳升之势，体内阳气有随之欲升欲旺，凝寒之气易解的状态，配合活血化瘀药物乘其势而治之，以求更好地发挥扶阳祛寒治疗目的。另一方面可使温阳之气内存，阳气充足则冬季不易被严寒所伤。我们可以从下面介绍的夏季治疗冻疮的五种方法中任选 1 种，连续用 5~7 天，即可有效地预防冻疮发生。

方 1：鲜芝麻叶适量，放在生过冻疮的部位，用手来回揉搓 20 分钟左右，让汁液留在皮肤上，1 小时后再洗去，每日 1 次，连续 1 周。

方 2：吃西瓜时，将西瓜皮适当留得厚一些，形成白中稍带红的样子，用它轻轻揉搓生过冻疮的部位，每次 3 分钟，每日 1 次，连续 1 周。

方3：红辣椒10克，去子切碎，放入白酒60毫升中浸泡7天，再加樟脑3克摇匀，使用时用消毒棉签沾药液外搽生过冻疮的部位，每日2次，连续1周；涂冻疮患处能消炎、镇痛、去痒。

方4：生姜60克，捣烂，加入白酒100毫升，浸泡3天即成。使用时用消毒棉签沾药液外搽生过冻疮的部位，每日2次，连续1周。

方5：白茄根60克，花椒10克，水煎熏洗易患冻疮处，每日1次，每次10~30分钟，1日1剂，连续1周。

3. 西药治疗。冻疮的治疗可使用血管扩张剂(如烟酸300mg/d，分3次口服，低分子右旋糖酐或复方丹参注射液静脉注射等)扩张血管，改善微循环；破溃者可外用0.5%新霉素软膏、红霉素软膏等；配合音频电疗或氦一氖激光局部照射有时有效。

4. 其他治疗方法。治冻疮的方法很多，但往往时间长，见效慢，但好处是可以就地取材。以下的几种可供读者参考：

用热盐水浸泡患处15分钟，连续1周；

"十滴水"外擦冻疮局部，每天6~10次，对于冻疮未溃者疗效较好；若局部皮肤破溃糜烂，可先用红霉素软膏涂擦，待炎症消散后再使用十滴水；

用伤湿止痛膏贴敷局部治疗皮肤红肿、自觉热痒或灼痛的一度冻疮。方法是先用温水将患处洗净，擦干后将药膏紧贴在患处皮肤上，一般贴24小时可痊愈，如未愈可再换贴几次。皮肤破溃或过敏则不宜贴敷。

风油精治疗冻疮：将患处洗净，取本品少许涂搽患处，接着用手轻轻地揉搓，直至局部发热，每日3次，连续3周，适用于冻疮初起，局部红肿硬痛者，但冻疮破溃者不宜使用。在冬季来临时，每日取本品少许外搽患处，可预防冻疮。此外，用正骨水等亦可。

冻疮初起时，用热醋涂抹，醋干后，再行涂抹，一日数次；

冬季如有人生冻疮，可在温水中加入少量啤酒，浸泡 20 分钟，即可马上缓解冻疮带来的痛苦。这是因为啤酒中维生 B1、B6 有抗神经炎、皮肤炎和促进肌肉生长的功效。冬天坚持用加有啤酒的水浸泡洗用，可防止和治疗冻疮、脚气等。这些方法仅供你参考。

[小病自助贴士]果蔬治疗冻疮

冻疮是由于寒冷潮湿引起的皮肤局部微循环障碍，是冬天极为常见的皮肤病，轻者有灼热和瘙痒感，重者可出现水疱、溃疡。目前尚无治疗的特效药物，你何不试试用果蔬来治冻疮呢?

1. 将大蒜捣烂成泥，敷以前发生冻疮的地方，过一昼夜后洗去。3~4 天后再敷一次。

2. 生姜 30g 放入热灶灰中，2 分钟后取出，趁热用刀切成薄片涂擦患处，每日两次，连用 2 周，可预防冻疮。或者用新鲜的生姜片涂搽常发冻疮的皮肤，连搽数天，可防止冻疮再生；若冻疮已生，可用鲜姜汁加热熬成糊状，待凉后涂冻疮患处，每日两次。

3. 苹果去皮捣碎成泥，加入少许樟脑粉调匀涂患处，每日 3 次，可止痛止痒。

4. 白菜捣汁擦患处，每天 2~3 次，可治冻疮。

5. 白萝卜适量切成薄片，放置火上，加温后趁热擦涂患处，每日多次，用于早期冻疮。

6. 红辣椒数个切碎，泡在热水中，洗患处，适用于初期未溃冻疮。

7. 柿子皮适量，煅灰，加食用油调匀，涂于患处，每日 1~2 次，一般 4 日可愈。

8. 山楂适量烧熟后加白糖捣烂敷患处，用于冻疮破溃者。

9. 蜂蜜涂患处，涂后用火烤，适用于冻疮破溃者。

准备远行时，要预防中途晕车

当晕动症发生时，首先应当静卧，闭目养神，不要在车厢内走动，否则会加重症状。也不要进食饮水。应当适当通风，保持车厢内空气新鲜。

乘车船旅行，绝大多数人都能很好地适应。但对于一些有晕动病的人来说，却是一桩苦事。这些人坐上汽车后没多久就觉得头晕，上腹部不舒服、恶心、出冷汗，甚至呕吐；轻则头晕恶心、烦闷不适，重者天旋地转、翻肠倒肚，苦不堪言。尤其当汽车急刹车、急转弯或突然起动时更厉害，下车休息片刻即可逐渐减轻或恢复。有的人这种晕车症状还可持续几天。

晕车、晕船、晕机和由于摇摆、颠簸、旋转、加速等不规则运动所引起的不适反应统称为晕动病。由于人体内耳平衡器官——前庭器官受到过度运动的刺激，影响神经中枢而导致出现眩晕、出冷汗、恶心、呕吐等一系列症状。

平常我们习惯于在地面上行走，而不习惯于比较陌生的运动刺激，如乘车、乘船、乘飞机时的上下颠簸和动摇不定。有的健康人，并无器质性疾病和功能障碍，在接受上述的不同方向、不同速度强烈的运动的刺激后可出现头晕、面色苍白、恶心呕吐等晕车、晕船、晕机的现象。这是一种生理性十分正常的反应，只要人们脱离刺激环境后症状可自然消失。但有些人是天生就晕车。

1. 耳平衡器官不适引发晕车。人体能判断方向和维持自身平衡，主要由皮肤浅感受器、眼睛、颈和躯体的深部感受器及内耳等共同负责，其中以内耳最为重要。内耳的半规管以及椭圆囊和球囊主要有平衡功能。

半规管有三个，互相垂直，构成空间的三个面。它们接受外界的平衡刺激，通过前庭神经，传到大脑皮层的平衡中枢，来调节、管理平衡反应。当传入的平衡刺激过分强烈时，如急刹车、剧烈旋转时，即使在平衡系统安全正常的状态下，也会让人感到头晕，这是正常的生理现象，片刻即可消失。但容易晕车的人，前庭器官对旋转等不规则运动的适应能力比较差。

2. 晕动病的其他诱发因素。晕动病还存在其他的诱发因素如高温、高湿、通风不良、噪声、不良气味、情绪紧张、睡眠不足、过度疲劳、饥饿或饱餐、身体虚弱等。

晕动病的症状常为逐渐发展的，从胃部不适到恶心、出冷汗，最后到呕吐。晕动病是可以预防的，虽然每个人的体质和敏感程度不同，有些人特别敏感，但还是有办法帮助这些容易晕车的人避免出现晕动病的情况。当晕动症发生时，应该如何治疗呢？首先应当静卧，闭目养神，不要在车厢内走动，否则会加重症状。也不要进食饮水。应当适当通风，保持车厢内空气新鲜。如果有恶心、呕吐等征兆时，可做深呼吸。还可用热毛巾擦脸，或将凉的湿毛巾放置在额头上。

1. 加强锻炼身体，加强前庭器官耐受性。晕动病多发生于前庭器官比较敏感的人。因此，平时多注意锻炼身体，多做转头、弯腰转身及下蹲等动作，以增加前庭器官的耐受性。医学专家指出，可用运动锻炼治疗晕动病。患者平时可有意识地做些含有摇摆和旋转方式的运动，例如可循序渐进地做一些低头弯腰、摇晃脑袋和反复下蹲起立的运动，待逐渐适应后可做一些旋转度较大的锻炼，如借助转椅慢速左右交替旋转身躯。通过循序渐进的运动，可增强内耳前庭器官对不规则运动的适应能力，逐渐减轻乃至克服晕动病。

2. 上车前不宜吃得太饱。吃得过饱、疲劳、睡眠不足、空气污浊、情绪紧张及汽油和油烟等特殊气味都可能促使晕动病的发生和症状加重，因此要避免这些不良因素。

3. 特殊的前庭训练。可通过康复训练预防晕动病，如反复多次乘船、乘车训练，以提高前庭器官对不规则运动的适应能力。此外，害怕晕车的人可以经常参加一些活动，特别是有助于调节人体位置平衡的体育项目，如秋千、滑梯、单双杠、垫上滚翻等运动项目，能提高前庭器官的适应能力。

4. 乘车、乘船时应尽量限制头部运动。可将头靠在背椅上固定不动，以减少加速度的刺激，特别是旋转性刺激。有可能的话，尽量平卧。乘车前可服用怡含宁含片等，以预防晕动病。抗胆碱类药物对大脑皮层有抑制作用，可阻止眩晕和呕吐。

5. 避免不良的视觉刺激。乘车时少往窗外观看，坐车、坐船时看书更容易诱发晕动病，因此闭目养神可减少晕动病的发生。

6. 晕车常备药物。晕车药应该在旅途前半小时吃，而不要等到上车再服用；可以口含或服用人丹数粒，用清凉油或风油精涂于太阳穴；用温水送服乘晕宁(眩晕停)1 至 2 粒，儿童酌减；没有乘晕宁的情况下，可用感冒通代替；也可用安定片 1 片，维生素 B_1 两片，用温水送服；乘车前取伤湿止痛膏贴于肚脐眼处，可以很好地防晕车。

7. 土方对抗晕车。食用新鲜生姜能预防晕车，可进食或含一片于口中。如果知道将有晕车的可能的时候，最好吃一些带橄榄油的饼干，因为橄榄油有减少唾液分泌的作用，可防治恶心。或者在乘车前 1 小时至乘车途中，把新鲜橘皮对折，将喷出的带芳香的油雾吸入鼻中，如此多次，也能预防晕车。乘车前喝一杯加醋的温开水，途中也不易晕车。

[小病自助贴士]如何避免晕车

要想避免晕车，保持精神放松，拥有一份愉悦的好心情是很关键的哦。我们万万不能忽略了心理作用。如果你因为曾经的某次晕车经历，从此变得"一朝被蛇咬,十年怕井绳",不断地暗示自己"我好晕",那你想不晕都难了。

坐车的时候可以跟朋友一起聊聊天,或玩玩游戏,听听音乐,分散自己的注意力。尽量不要看窗外快速移动的景物,也不要看书,否则会越看越晕的。

另外,旅行前要保证充足的睡眠,良好的精神状态,能帮助成功抵抗晕动症的侵袭。同时,尽量坐比较平稳且与行驶方向一致的座位,并保持空气流通,使自己有一个舒适的旅途环境。

旅行前不要饿肚子,也不要吃得太饱,以七分饱最适宜。进食应在乘车前 1 小时完成,尽量吃些开胃的食物,而高脂肪以及油炸食品最好不要吃,避免引起恶心。

享受中药泡脚,轻松消除脚气

成人中 70~80%的人有脚气,只是轻重不同而已。我国中医留下了很多治疗脚气的秘方,可以说用中药泡脚是常用的消除脚气的好方法。

脚气是一种极常见的真菌感染性皮肤病。常在夏季加重,冬季减轻,也有人终年不愈。脚气是足癣的俗名。有的人把"脚气"和"脚气病"混为一谈,这是不对的。医学上的"脚气病"是因维生素 B 缺乏引起的全身性疾病,而"脚气"则是由真菌(又称毒菌)感染所引起的一种常见皮肤病。

脚气是一种传染性皮肤病,应避免搔抓,防止自身传染及激发感染。洗脚盆及擦脚毛巾应分别使用以免传染他人。足癣如不及时治疗,有时可传染至其他部位,如引起手癣和甲癣等,有时因为痒被抓破,继发细菌感染,会引起严重的并发症。

王某一个同寝室的同学跑到外面留宿了一夜,结果把脚气传染给了同室的其他同学。刚开始的时候,王某自己一人感染了,脚烂得非常快,后来同寝室的第二个、第三个同学紧跟着也被感染了,最后同寝室的8个人全被感染了。这种脚气发病非常迅速,两三天就能把脚弄烂,先是起水泡,后是水泡破裂,而且还非常的痒。有几个严重的同学都不能穿鞋走路了,他们也都买了各种治脚气的药膏涂抹,但就是不见效。还是后来有个同学说找到了一个老中医,老中医给他们熬了中药药剂,乳白色的,装在一个空药瓶里,同学拿给王某用的时候就剩一点粘瓶底的了,但王某抹过两次之后居然起到了奇效,很快就好了。

中医称脚气为"脚弱"。《备急千金要方》卷二十二《风毒脚气方》:"然此病发,初得先从脚起,因即胫肿,时人号为脚气。深师云:脚弱者,即其义也。"下面我们先介绍几种中医治疗脚气的方法:

1. 枯矾、黄柏、五倍子、乌贼骨,任选一种研末备用,洗净脚后撒于患处。适用于糜烂型。

2. 苦参、白蘚皮、马齿苋、车前草各30克,苍术、黄柏各15克,每日煎洗1~2次。对水疱型或有感染时应用有良好效果。

3. 白凤仙花30克,皂角30克,花椒15克,任选一种,放入半斤醋内,浸泡一天后,于每晚临睡前泡脚20分钟。连续治疗7天,对角化型有良效。

4. 木瓜30克,甘草30克。将上药水煎取汁,候温后足浴5~10分钟,每日2次,每天1剂,连续5~10天。

5. 藿香30克,黄精、大黄、皂矾各12克,米醋1000毫升。将上药切碎置米醋中密封浸泡一周后;去渣,备用(浸泡时每天摇动数次),使用时取药液每天浸泡2~3次,每次20~30分钟,连续5天。

6. 丁香15克,苦参、大黄、明矾、地肤子各30克,黄柏、地榆各20

克。上药水煎取汁，而后将药液候温洗足，每次10~15分钟，每日5~6次，每日1剂，每剂可用2次。

7. 葛根、白矾、千里光各等量。将上药烘干研末，密封包装，每袋约重40克，每次取粉剂1袋倒入盆中，加温水约1000~2000毫升，混匀足浴，每次20分钟，7日为1疗程，连续1~2个疗程。

8. 白鲜皮40克，苦参、黄柏、苍术各30克，防风20克，荆芥穗、枯矾各10克，蛇床子、地肤子、黄精、藿香各50克，葱白4枚。上药加水约3000毫升煮沸，待温时将双脚浸泡在温液中10~15分钟，每日2次，一般用药4~5剂即可。

值得注意的是在用药治疗脚气的同时，对病人穿的鞋袜要进行消毒处理。可用日光曝晒或开水烫洗，最好用布块蘸10%福尔马林液塞入鞋中，装入塑料袋封存48小时，以达灭菌目的。

腋臭讨人厌，聪明人有绝招

狐臭虽然不是什么大病，也不会妨碍健康，但由于气味难闻，不少年轻人常常为此烦恼，背上沉重的思想负担并产生自卑感。年轻人正处在社交活动频繁和谈情说爱的时期，常因这股惹人讨厌的臭味而屡遭挫折。

腋臭是年轻人常见的一种大汗腺疾病，是腋窝散发出的一种难闻的近似狐狸身上的特殊臭味，故俗称"狐臭"。腋臭是大汗腺分泌过多的皮肤疾病。人们身上大约有汗腺数百万，按其分泌性质可分为两种：一是小汗腺，几乎遍及全身，一般在手掌、足底、面额部最多，其直接开口于皮面的汗孔，排出清澈汗液；另一种是大汗腺，仅分布于腋窝、脐窝和会阴部，腺体开口于毛囊内。大汗腺的分泌受性腺的影响。青春期前，由于大汗腺尚未成熟，没有分泌功能，不会发生狐臭。到青春期性腺分泌旺盛，大汗腺分泌也较多，其气味也明显出现臭味。事实上，许多患者汗液本身并无臭味，只是其中含有易被细菌分解的物质，由于腋窝皮肤温暖潮湿，通风不畅，常有大量细菌滋生，当大汗腺的汗液排泄到皮肤表面后，受到这些细菌的分解，从而发出难闻的臭味。狐臭(腋臭)具有遗传性，不一定顺代遗传，也有可能隔代遗传。只是相比之下，隔代遗传的几率较小。

狐臭患者通常于青年时期开始出现明显特征，以女患者为多。当人体受热、饮酒或情绪激动时，汗液增多，臭味也往往加重。夏天出汗较多，衣着单薄，臭味就更加明显，使周围的人不愿接近，甚至闻而生畏，远远回避。这怎能不使患者感到尴尬和苦恼？又怎能不给病人及其家属心理上带来压抑和烦恼呢？

拿破仑在寄给他的情人约瑟芬的情书中，说将在数日内返回巴黎。结尾有一句简短的要求：亲爱的，请不要沐浴。由此可见，一个人的体味对另一个人是存在着吸引力的，甚而是可以牵动着彼此间的记忆，让人难忘。

但是就如某家古龙香水的广告所说，“世界愈来愈小，气味要愈来愈好。”而椐研究发现，男性的体味甚至可以影响女性的心理和生理的改变。但是，有些体味非但不能吸引异性，反而让人退避三舍。狐臭的例子就是最为明显的。在古代，原本是充满诱惑力的一种味道，现在却完全不是这么回事，甚至影响社交生活。

小梅到了青春期就开始有了异味，白衬衫制服在腋下部分染得黄黄的，连自己的妈妈都受不了。“甜蜜可爱的娃娃竟然变成一只臭鼬。”她的妈妈这样形容她。

狐臭有严重和轻微之分，轻微的狐臭可以通过一些正确的生活习惯来加以调整。有关狐臭的治疗，最轻微的狐臭患者，只要尽量保持腋下洁净、干燥，常以抗菌性沐浴乳或香皂清洗，即可在一定程度上控制异味，只要不对日常生活造成太大影响就可以了。

较严重的或想彻底根除的患者需要使用专用祛狐臭产品，但选择时一定要谨慎，切忌盲目购买。现在市面上有好多治疗狐臭的产品，大多数是抑制性的，治标不治本。据最新科研成果显示，现在已经发现大汗腺自身并不会产生狐臭的物质。会导致狐臭的物质，其实是来自于人体的体液渗透，因此如何防止体液渗透，才是治疗狐臭的根本。

1. 外搽药物法：外搽药物法主要是止汗、抗菌和保持芳香功能，一般不能彻底破坏汗腺，所以只能缓解症状，不能彻底根除。

2. 机器烧灼法：常用激光、高频电针、除腋臭机器等。烧灼法能破坏毛囊和汗腺而达到治疗目的，而且操作简便，恢复快，无疤痕，安全性高，但往往治疗不彻底。

3. 药物局部注射法：注射法能利用药物的药理特性使皮下组织纤维化、蛋白质变性，使大汗腺萎缩和导管闭塞，从而抑制大汗腺的分泌，达到治疗作用，但注射法掌握不好会造成深部神经、血管损伤或皮肤的坏死。

4. 民间小偏方治狐臭法：患者还可使用一些民间小偏方，如：小苏打粉，醋疗法，鲜姜汁来治疗狐臭。

[小苏打粉治狐臭]

使用方法：拿一块沾水后的纱布（微湿），沾上小苏打粉在患部上均匀涂抹即可。这方法基本上只能治标不能治本，使用时间别超过24小时。

[醋疗法治狐臭]

用料：米醋100克，茴香粉5克。

制法：调和匀。

用法：涂擦。

[鲜姜汁治狐臭]

用料：鲜姜。

制法：将鲜姜洗净，捣碎，用纱布绞压取汁液。

用法：涂汁于腋下，每日数次。

[小病自助贴士]狐臭患者注意事项

1. 要注意清洁，经常淋浴，勤换衣服。

2. 保持皮肤干燥，保持腋窝、乳房等部位的清洁。

3.每天用肥皂水清洗几次，甚至将腋毛剃除，不让细菌有藏身之处。

4. 在治疗中，要保持心情开朗，且不宜做剧烈活动。

5. 戒烟酒，少吃强刺激的食物。

长期在空调室不健康，要防治空调病

长时间在空调环境下工作学习的人，因空气不流通，环境得不到改善，会出现鼻塞、头昏、打喷嚏、耳鸣、乏力、记忆力减退等症状，以及一些皮肤过敏的症状，如皮肤发紧发干、易过敏、皮肤变差等等。这类现象在现代医学上称之为“空调综合征”或“空调病”。

空调给人们带来舒爽的同时，也带来一种疾病，这就是空调病。

随着全球气候的变暖和旅游事业的大发展，许多宾馆、商店、办公室乃至寻常百姓家，都安装了空调机，它给人们带来了舒适和清凉，同时也带来了让人困扰的空调病。小李刚毕业不久，因为自己出色的表现进入一家著名的企业工作，企业条件很好，冬夏都有空调，小李觉得很不错，再也不用忍受校园里那酷热难耐的暑热了。然而没多久，每周五天在空调房里呆着，小李觉得身体总有点不舒服，说不清什么感觉，每天昏昏沉沉，抵抗力减弱。去看医生，医生说是因为在空调房呆太久的原因，小李很惊讶，没想到舒适的条件会成为人体健康的“杀手”。

空调病的主要症状因各人的适应能力不同而有差异。一般表现为畏冷不适、疲乏无力、四肢肌肉关节酸痛、头痛、腰痛，严重的还可引起口眼歪斜，原因是耳部局部组织血管神经机能发生紊乱，使位于茎乳孔部（位于颅底外面，在茎突和乳突之间的孔道，它与颞骨内的面神经管相通）的小动脉痉挛，引起面部神经原发性缺血，继之静脉充血、水肿，水肿又压迫面部神经，患侧口角歪斜。一般地说，易患空调病的主要是老人、儿童和妇女。

有人说自己有“空调病”，其实是误解了这个“病”。“空调病”，并不是指自己对空调吃不消，会让身体产生病状反应，而是指过长时间吹空调造成的身体机能衰退。产生空调病的原因主要有：

1. 过冷的刺激。过冷的刺激使人体皮肤温度出现差别，即四肢的温度低于躯干的温度，手足降温，人体调节温度的能力对此无能为力。

2. 在空调超净房间里，负离子几乎等于零。空气负离子是带负电荷的空气分子，可使人精神振奋，提高人体机能，被人们称之为空气“维生素”，若缺乏负离子可使人感到空气“不新鲜”，感到胸闷、心慌、头晕、无力、工作效率和健康状况明显下降。据测定，普通居室内每平方厘米负氧离子数为五十个，而使用空调装置后可减少至十个以下。

3. 室内外温差造成的心理因素。从温度较高的室外或其他房屋进入有空调设备的室内，温差较大且温度骤变，人体的植物神经系统难以适应，就会出现空调病的症状，表现为易怒、紧张、失眠等。

4. 空气中残留的细菌。由于空调房间通常是封闭的，虽然空调系统能将空气中大部分灰尘和细菌过滤掉，但空气中残留的细菌仍然会造成污染。人们长时间生活在单调不变的空调环境中，人体的生物节律受到破坏，也会造成植物神经功能紊乱。

既然空调病的发病主要与室内室外温差过大以及室内空气不新鲜有关,空调病的预防就主要是保持室内的空气流通,注意空调室内和室外的温差不宜太大,严禁在空调室内抽烟,保持皮肤的清洁卫生等。

1. 使用空调必须注意通风。每天应定时打开窗户,关闭空调,换气,使室内保持一定的新鲜空气,且最好每两周清扫空调机一次。

2. 从空调环境中外出,应当先在有阴凉的地方活动片刻,在身体适应后再到太阳光下活动;若长期在空调室内者,应该定时到户外活动,多喝开水,加速体内新陈代谢。

3. 使用空调器时, 室内温度不宜过低。以免与外界气温相差太大,而使人感冒或者犯支气管炎。也就是说空调室温和室外自然温度不宜过大,以不超过 5 度为宜,夜间睡眠最好不要用空调,入睡时关闭空调更为安全,睡前在户外活动,有利于促进血液循环,预防空调病。

4. 不要让通风口的冷风吹在身上。在空调环境下工作、学习,不要让通风口的冷风直接吹在身上,大汗淋漓时最好不要直接吹冷风,这样降温太快,很容易发病。

5. 严禁在有空调的房间内抽烟。

6. 应经常保持皮肤的清洁卫生。这是由于经常出入空调环境、冷热突变,皮肤附着的细菌容易在汗腺或皮脂腺内阻塞,引起感染化脓,故应常常洗澡,以保持皮肤清洁。

7. 使用消毒剂杀灭与防止微生物的生长。

8. 在室内增置除湿剂,防止细菌滋生。

9. 不要在静止的车内开放空调。这是为了防止汽车发动机排出的一氧化碳回流车内而发生意外,即一氧化碳中毒。

10. 工作场所注意衣着。工作场所的衣着应达到空调环境中的保暖要求。

[小病自助贴士]中医养生学认为预防空调病的产生应做到以下几点

1. 由于使用空调一般均在夏季，根据“春夏养阳”的道理，夏日平素人们要注意对自己阳气的充实，如不要常吃冷饮，以免损伤肝胃阳气，人体所需营养物质没有来源；又如夏日过性生活，要有节，因为“房劳伤肾”，而肾为一身阳气之根。

2. 由于空调病的病变部位主要是肺，故平素要加强对自己肺脏的保健，中医学认为“悲忧伤肺”，所以一定要保持精神上的愉快，哪怕是遇到了不好克服的困难和遭遇了很大的不幸。

3. 由于空调病常致四肢不温，经络不通，故常在空调房间呆的人应多吃一些能温通经脉的食物和药品，如桃仁、山楂、红花、红景天（西藏特产之一，高原雪参）、当归丸等。另外，要多利用自然风降低室内温度，最好使用负氧离子发生器。

家庭治疗足跟痛的几种方法

需长途行走或久站者最易患上足跟痛，在长走之前先要做好足部的预备活动，挑选合适的鞋子，事后用温水浸泡足部。

“足跟痛”又称跟痛症，是一种常见的临床症状，多见于中老年人。轻者影响走路，重者足跟不敢触地。本症起病缓慢，但病程较长，有时长达数月或数年。造成足跟痛常见的疾病有足跟脂肪纤维垫炎、跟部滑囊炎、跟腱周围炎及跟骨刺等。这些疾病均可引起跟骨周围或附着于跟骨的肌肉、韧带、筋膜等软组织的慢性炎症病变。

足跟痛多发生于中年以后，男性发生率高，一侧或两侧同时发病。该病是由多种慢性疾患所致，与劳损和退化有密切关系，常见的病因有足跟纤维脂肪垫炎、跟底筋膜炎和跟骨骨刺，同时伴有风湿或类风湿性关节炎、骨性关节炎等。其主要症状是足跟底部行走或站立时疼痛，晨起踏地时疼痛加重，稍活动后疼痛减轻，但休息后再走或行走过久疼痛又加重。跟底有局限压痛，如骨刺较大时，可触及骨性隆起。中医认为该病的病因有：

1. 肝肾亏损，肾藏精，主骨；肝藏血，主筋，肾精充足，肝血盈满，则筋骨强健，关节活动自如；足少阴肾经从足小趾下面开始，斜走足心，沿足跟部上行，其主干入肺部，其支脉与手厥阴心包经相接。因此，足跟部与肾经相关，人到中年，肾精始亏，肝血欠盈，肝肾精血不足，致筋骨失养，久而久之，易致足跟痛。

2. 感受外邪，久居湿地，常涉水湿，寒邪入侵，风寒湿邪侵入经络，气血运行不畅，致卫阳不固，经气不利，导致足跟痛。因此足部保温十分重要。

3. 慢性劳损，常年从事久立工作，损伤元气，致使气血运行不畅，瘀血阻滞，从而使骨骼营养障碍，跟骨部受损，因而产生疼痛。

4. 跌、挫伤，由于暴力外伤，跟部或跟部用力过度，损伤筋脉，致使气血瘀滞不通而引起足跟部疼痛。

足跟痛是老年人常见的疾病，虽然从表面上看既不红也不肿，但当站立或行走时都会感到疼痛，给行走带来了极大不便，其疼痛的原因大部分是因腱膜受伤后，局部创伤性炎症所致，少数因跟骨骨刺引起。该病预防的关键在于避免过度疲劳、适当控制体重和选择合适的鞋子等。需长途行走或久站者，先要做好足部的预备活动，挑选合适的鞋子，事后用温水浸泡足部。足痛病主要以非手术疗法为主，可采用以下一些防治举措：减少局部压迫，可采用海绵跟垫、矫形鞋；局部理疗或热敷；痛点封闭，用强的松龙局部注射，每周一次，1~3 次为一疗程；外敷活血通络的中草药；消炎止痛类药应用；非手术治疗无效者，可行手术治疗。

1. 足部洗液。

用料：马齿苋(野菜，干鲜均可，中药店可买到)、鲜姜、红花、川芎、当归及蒲公英各30克、米醋(4度普通食醋)1000毫升(2斤)。

制法：将前6位药加3000毫升热水浸泡1小时，加热煮沸10分钟，加入米醋再煮沸即可。趁热熏洗足跟，待温度适宜时，可将双脚浸泡于药液之中1小时，如水温不热可再行加热至脚部能承受的热度。每日一次，每7~10次为一疗程。一般1~2疗程可好转或治愈。

2. 外用中成药。

经上述药液每晚睡前洗浴后，于足跟局部涂抹扶他林软膏，轻轻揉擦局部几分钟，使软膏经皮肤吸收。局部干燥后，再贴上一片伤湿止痛膏。24小时可揭下。如局部皮肤发痒或过敏者，可随时揭下，用清水洗净，涂少许爽身粉即可。一般2~3次可明显见效，7~10天为1疗程。

3. 自制中药外敷剂。

用料：三七粉10克、川芎粉15克，鲜姜20克、鲜芦荟叶20~30克(一个叶)、4度米醋适量。

制法：先将鲜姜和鲜芦荟捣碎如泥，加进三七粉和川芎粉搅和均匀；再加米醋适量调和呈稀粥状，涂抹于四层白布上，敷在脚跟处，外面用塑料薄膜包好，穿上袜子即可。一般一次可敷10余小时，如果脚跟皮肤能承受可适当延长时间；如果皮肤有发白及肿胀等反应则停止敷用；敷后马上用温热的淡碱水洗脚后擦干即可。值得提醒的是最好每晚睡前用足部洗液浸泡脚后，再用此敷剂外用。

[小病自助贴士]足痛病的家庭防护措施

1. 热敷：热水浴足是一种简单且易行的方法，它可以改善局部血液循环，消除无菌性炎症反应，减轻足部的疼痛。

2. 足部加垫：可以采取的方法有：

①开窗法：即在较厚的（海绵或毡子塑料泡沫均可）鞋垫与跟骨痛相应部位剪成空洞，大小随疼痛范围而定。

②垫高法：在足下痛点相应部位用棉花或旧布、毛巾等垫高鞋垫5~10mm，对跟下滑囊炎有持续挤压按摩作用，促使局部炎症扩散。

3. 研磨法：脚踩圆球形（玻璃或钢铁、木材、胶制均可）直径2~3cm。踩在跟痛点（脱鞋踩）流动研磨，每天2次，每次10分钟。

4. 滚动法：将圆木棒或铁棒踏在脚跟下，在地上前后滚动，可以按摩全足部软组织，对腱膜炎、跟下囊炎和脂肪垫炎都很有效。每日1~2次，每次10分钟。

如果头发枯黄，就从贫血找原因

头发的荣枯，在一定程度上也可反映出一个人身体的营养与健康状况，头发枯黄、干燥、脱落有时就是贫血症的表现。

头发除了对人的整体形象有着重要的影响外，头发的荣枯，在一定程度上也可反映出一个人身体的营养与健康状况，拥有秀美的头发是人体健康的重要标志。中医认为，人是一个有机整体，头发是人体的组成部分。中医还认为“有诸内，必形诸于外”，意思是体内有什么样的病就能在人体皮肤、形态、毛发等方面反映出来。绝大多数脱发病都是由于身体机能失调造成的，所以观察头发是判断内脏疾病的方法之一。

小李婚后喜得一子，每天高兴得合不拢嘴。但一年多以后他发现自己孩子的头发总是黄黄的，没有光泽。去了几家医院都说没事，很正常，大了就会好的。小李也就没放心上，但小李的妻子小赵凭借着自己以前学过点医学知识，觉得没那么简单，就带着孩子去大医院检查。医生问了些和头发无关的问题，比如孩子精神怎么样，每天的精神状态好吗？小李还觉得奇怪，怎么会问这些无关的问题。在医生询问结束后，医生要求给孩子验血，满怀着疑惑，俩人给孩子去验血了。结果出来后大吃一惊，孩子竟然贫血，难怪平时孩子在玩闹后总是显得很累，精神状态不好呢？

贫血是指全身循环血液中红细胞总量减少至正常值以下。即指单位容积血液内红细胞数和血红蛋白含量低于正常。正常成人血红蛋白量男性为 12~16 克/100 毫升，女性为 11~15 克/100 毫升；红细胞数男性为 400~550 万/立方毫米，女性为 350~500 万/立方毫米。凡低于以上指标的即是贫血。

但由于全身循环血液中红细胞总量的测定技术比较复杂，所以临床上一般指外周血（指除骨髓之外的血液）中血红蛋白的浓度低于患者同年龄组、同性别和同地区的正常标准。国内的正常标准比国外的标准略低。沿海和平原地区，成年男子的血红蛋白如低于 12.5g/dl，成年女子的血红蛋白低于 11.0g/dl，可以认为有贫血。12 岁以下儿童比成年男子的血红蛋白正常值约低 15%左右，男孩和女孩无明显差别。海拔高的地区一般要高些。

缺铁性贫血是体内铁的储存不能满足正常红细胞生成的需要而发生的贫血。是由于铁摄入量不足、吸收量减少、需要量增加、铁利用障碍或丢失过多所至。形态学表现为小细胞低色素性贫血。缺铁性贫血不是一种疾病，而是疾病的症状，症状与贫血程度和起病的缓急相关。

缺铁性贫血时，患者可表现为头发干燥、脱发、皮肤苍白、头晕、乏力、呼吸短促等，有时脱发甚至可能是贫血的唯一症状。贫血引起的脱发与男性型脱发较为相似，可表现为整个头顶毛发稀疏。这主要是因为铁元素是制造血红蛋白的重要原料，人体一旦缺铁，就会导致血红蛋白产量减少，红细胞数量也减少，这就是缺铁性贫血。当人患缺铁性贫血时，血液中红细胞携氧能力就下降，运送到身体各部位的氧量就减少，而人的头发毛囊细胞是十分喜欢氧的，一旦缺氧，毛发的生长就会受到影响。

[小病自助贴士之一]头发里的玄机

正常人头发总数约为100 000，一般头发每月生长约1厘米。头发的生长和替换是周期性的。正常头发的生长周期可分生长期、退行期和休止期三个阶段。其中生长期约占85%，退化期约占1%，休止期约占14%，在生长期，头发从毛囊基部长出，并能连续生长2~6年；直至完全长成；接着是退行期，为3周，在此期间头发停止生长，发根萎缩。

头发不正常脱落，提示体内可能缺锌；脱发伴随全身性毛发稀少，往往是内分泌疾病的表现；头发突然脱落是患免疫性疾病的征兆；颅顶部脱发可能是由结肠炎、胆囊炎所引起的；男性前额发际脱落者，提示有患肾病的可能；女性全发散发性脱落，提示有患肾炎的可能。

头发枯黄、无光泽，提示体内可能缺铁与缺乏维生素B；头发枯焦、纤细可能提示人体缺钙；头发的分叉、纵裂可能提示体内缺少氨基酸、铁质与维生素E；头发脆弱易断，提示甲状腺可能有问题；凡患有心血管病的人，头发中钴的含量都很低，冠心病患者头发中的钙含量低于正常人的60%；患有囊性纤维变性的儿童，头发中钠元素的含量高出正常人的5倍，而钙元素的含量不及正常人的10%。

如何摆脱头皮屑的烦恼

头皮屑在头皮表层、头发附着并且大量脱落，这种看似很小的问题常常困扰着人们的工作、生活及社交等各个方面。另外，头皮屑出现时，常常伴有头皮炎症和头皮瘙痒等症状；如果不采取恰当的方法有针对性地治疗，该病可能会周期性、复发性或持续性地发生，严重时可导致头皮毛囊损伤，形成永久性脱发。

头皮屑在医学上称为头皮糠疹，是一种由马拉色菌引起的皮肤病。马拉色菌在头皮上的大量繁殖引起头皮角质层的过度增生，从而促使角质层细胞以白色或灰色鳞屑的形式异常脱落，这种脱落的鳞屑即为头皮屑。通常根据头皮屑的多少，在临床上分成不同的疾病。

1. 头皮是正常的，仅仅有头屑，梳头的时候，掉头屑，这种情况我们称它是头皮的单纯糠疹。

2. 如果头皮屑非常多，而且皮层很厚，上面有红斑，头发可以成束，而且身体的其他部位也有皮疹，那么我们诊断就可能是银屑病。

3. 如果说头皮上的鳞屑是油腻性的，头发油腻、干枯，头皮上也有些红斑，那么这个就可能是脂溢性皮炎。

4. 头皮的鳞屑非常厚，鳞屑呈干燥的粉末状，这种情况多半是头皮石棉状糠疹。

5. 有一种头癣也可以引起头屑的增多，主要是白癣，同时会伴有脱发，真菌学检查阳性，诊断比较容易。

其实头皮屑是人体细菌及细胞的正常老化，是皮屑芽孢菌所引起的，它会让头皮的表皮细胞不断分裂而形成细小的头皮屑。因此，一般人每天多少都有一些头皮屑产生，所以如果一个的头发上偶尔出现细细小小的头皮屑也别太惊慌，因为这也算是正常现象。也就是说自然脱屑是头皮正常生理代谢的产物，每个人都会发生，一般以小于 0.02mm 的细小颗粒脱落，因此人眼是观察不到，也不会影响人们的正常生活和工作。头皮屑则是头皮异常病变时才会出现的白色或灰色鳞屑，由真菌感染引起，属于皮肤疾病范畴。这种鳞屑颗粒较大，附着在头皮表层或头发上，梳头或搔抓时极易脱落到衣服肩部上。

由于头皮屑是由真菌感染引起的，因此，调整生活规律，避免吃煎炸、油腻、辛辣等食品等可起到调节、保护头皮自身平衡，抑制马拉色菌过度繁殖，从而减少头皮屑发生的几率。另外，真菌都具有一定的传染性，因此做好个人和家庭成员之间的起居卫生，分开使用毛巾、枕巾、梳子等生活用品，都可以在一定程度上减少马拉色菌在人际之间的传播，起到预防头皮屑发生的作用。

头皮屑出现时，常常伴有头皮炎症和头皮瘙痒等症状；如果不采取恰当的方法有针对性地治疗，该病可能会周期性、复发性或持续性地发生，严重时可导致头皮毛囊损伤，形成永久性脱发。因此我们也必须重视头皮屑的治疗。头皮屑需要长时间的治疗及预防，所以必须有耐心！一般市面上针对头皮屑治疗的洗发精，是有疗效的，但不适合长期使用，若长期使用可能带来反效果。若真要治疗头皮屑，最重要的还是日常生活的饮食及卫生观念要有所改变，才能彻底消灭头皮屑。

1. 多吃点含有植物性蛋白质食物，或含维他命之食物，少吃甜食、脂肪等食物。

2. 选用硫矿质治疗性的药质或洗发精（含 ZP 成份），或吃维他命 B_2、B_6 等营养。

3. 做头部按摩，并用红外线照射以促进血液循环。

4. 油性发质者，勤洗并保持头皮干净，并使用鬃毛刷。

5. 严重者需经医生治疗或指示服药。

除了上面所说的治疗头皮屑的方法外，我们也可以试用下列几种方法来减少头皮屑的产生。

1. 用热醋或姜洗头；

2. 用洋葱汁擦头皮，然后用温水洗净；

3. 用啤酒将头发弄湿，15 分钟或更长时间后，用水洗净，最后用洗发膏洗头。每日两次，4~5 天可除净头皮屑，且无副作用。洗发之后若有头屑残留在发上时，应采取由前至后、由后至前、由左往右、由右往左细心梳理头发。梳子之中夹上纱布，可使头屑附在梳子上，这样可以干净利落地除去头屑。如果您的头发属油性发质，在任何季节里，都应该用脱脂性较强的洗发剂，每周洗一次即可。洗完发后在头皮上涂些甘油或发乳。

4. 生活应该有规律，心情舒畅，饮食上注意多吃碱性食物，如海带、紫菜。常食鲜奶、豆类、水果等，也能起到护发、美发、减少头皮屑的作用。

[小病自助贴士]干性油性测测看

或许你曾经看过，有些人不仅有大块的头皮屑而且头发还油腻腻的，真让人伤透了脑筋！原来头皮屑有两种类型，一种是干性的，另一种是油性的头皮屑，你知道你的头皮屑是哪一种吗?

干性头皮屑：干性头皮屑比较容易发生在染发及烫发后，害得你总是不得不穿上白色衣服，才会让头皮屑看起来不那么明显与嚣张。对于那些有皮肤过敏毛病，如：湿疹、干癣的人，比较容易产生干性的头皮屑，而且，这种头皮屑跟一般细小的头皮屑不同，它是一大块一大块的。如果你有类似情况的话就要小心，或许你已经有了某些皮肤病了。

油性头皮屑：属于油性肌肤的人，除了脸部出油很严重外，头皮也是爱出油的部位！油性头皮屑和“脱脂性皮肤炎”有密切关系，脂漏性皮肤病就喜欢在容易出油的部位做怪，像你的头皮、眉毛、鼻翼旁等，都是脂漏性区域，所以只要头皮是油腻腻的就属于脂漏性皮肤病的一种。油性头皮屑也是我们常见的头皮屑的来源，与干性头皮屑产生的原因完全不同。

吃西洋参可防御冷寒症

到冬天就手脚发冷，晚上睡觉双脚暖不起来……天气降温，因为手脚冰冷以及“腰寒”等“冷肢女”又多了起来。在都市女性中，大约五成都遇到过寒冷症现象。

冬天一些人总感觉手脚冰凉，这是很常见的现象。这主要是因为自然界的温度降低，阳气不足，而人体自身的阳气也会不足，身体出现阳虚的表现。另外，因为天气寒冷，人体血管收缩、血液回流能力就会减弱，使得手脚，特别是指尖部分血液循环不畅，也就是人们常说的“神经末梢循环不良”，而导致手脚总感觉冰凉。这样的情况一般多发生于女性之中，特别是中年以上的女性较为常见，脑力劳动者要比体力劳动者更易出现手脚冰凉。在身体健康的年轻男性身上则很少出现。

1. 盲目减肥导致贫血怕冷。一些爱美的女性对减肥总是乐此不疲，人是瘦了，可低血糖、低血压也随之而来。饿过头致使能量不足不仅可能引起低血糖、低血压，还往往导致血液循环不良，出现疲劳、衰弱，这些成为冬天手脚冰冷的主要原因。此外，由于减肥导致的缺铁性贫血也是致冷的一大原因。而压力过大，不能按时吃饭等，也可能引发手足发抖、手指冰冷，但这在事后就能慢慢恢复温暖。

2. 瘦小女性更容易感到寒冷。大部分体型偏瘦小、弱不禁风的女性，其末梢血液循环比较差，容易使体温调节功能发生紊乱。再加上脚趾、膝盖、肩膀、手指等都是运动较多的关节部位，脂肪少，热度容易散失，更容易感到发冷。穿得暖和些是这类女性御寒的上上策，千万不要因为一味追求时尚，将寒冷置之度外。

3. 还有一些女性临近月事，寒冷感更猖獗。每到月事将近，那段时间最难熬，整个人变得萎靡不振，手冷得连打字也不想打，空调房里敷热水袋也不能解决问题，严重影响工作和心情。建议在月经前、中、后三个时期，可适当摄取适合当时身体状态的饮食。另外，长期吸烟的女性因体内氧气不足，周边微血管易循环不畅，也易产生畏寒感，出现手、脚冰凉。

寒冷会使人的全身或者局部血液循环不良，或者肢体末梢血液循环障碍，这会导致手脚冰凉。中医理论认为这是气虚、气滞、阳气不足的反应。女性在经期、孕期和产期等特殊生理时期，由于体虚，更容易引起手足冰冷。如果不及时加以预防，会导致精神不佳、身体畏寒的反应，严重的还可引起下肢的静脉曲张。其中肾阳虚的临床表现：腰痛而且发凉；手脚冰凉、尿频。肾阳虚的人适合吃的食物有海产品、韭菜籽。补肾可以选用金匮肾气丸、五子衍宗丸等。值得注意的是肾阴虚的情况下火就容易旺，阴虚火旺，如果这时再使用那些温热的壮阳药物，等于是火上浇油，病人热性就更大了。反过来说，假如病人肾阳虚、怕冷，你再用一些滋阴药，等于是雪上加霜，病人同样也受不了。

与其他参类不同，西洋参是一种“清凉”参，其味苦、微甘，性凉，具有滋阴补气、生津止渴、除烦躁、清虚火、扶正气、抗疲劳的功效。基于西洋参的这种补气的药用，可以用西洋参来防御冷寒症。西洋参的功效主要是增强神经系统功能；保护心血管系统；提高免疫力；促进血液活力；治疗糖尿病。

增强中枢神经系统功能：西洋参中的皂甙可以有效增强中枢神经，达到静心凝神、消除疲劳、增强记忆力等作用，可适用于失眠、烦躁、记忆力衰退及老年痴呆等症状。

保护心血管系统：常服西洋参可以抗心律失常、抗心肌缺血、抗心肌氧化、强化心肌收缩能力，冠心病患者症状表现为气阴两虚、心慌气短可长期服用西洋参，疗效显著。西洋参的功效还在于可以调节血压，可有效降低暂时性和持久性血压，有助于高血压、心律失常、冠心病、急性心肌梗塞、脑血栓等疾病的恢复。

提高免疫力：西洋参作为补气保健首选药材，可以促进血清蛋白合成、骨髓蛋白合成、器官蛋白合成等，提高机体免疫力，抑制癌细胞生长，有效抵抗癌症。

促进血液活力：长服西洋参可以降低血液凝固性、抑制血小板凝聚、抗动脉粥样硬化并促进红血球生长，增加血色素。

治疗糖尿病：西洋参可以降低血糖、调节胰岛素分泌、促进糖代谢和脂肪代谢，对治疗糖尿病有一定辅助作用。

西洋参的服法与疗效息息相关，不容忽视。现撷取其中部分介绍如下：

煮服法：将西洋参切片，取3克放入砂锅内，加水适量，用文火煮10分钟左右，趁早饭前空腹，将参片与参汤一起服下。

炖服法：将西洋参切片，每日取2~5克放入瓷碗中，加适量水浸泡3~5小时，碗口加盖，再将其置于锅内，隔水蒸炖20~30分钟，早饭前半小时服用。

蒸服法：将西洋参用小火烘干，研成细末，每次取5克，用1个鸡蛋拌入，蒸熟后服用。

含化法：将西洋参放在砂锅内用水蒸一下，使其软化，再切成薄片，放在干净的小玻璃瓶内或小磁瓶内，每日早饭前和晚饭后各含服2~4片，细细咀嚼咽下。

冲服法：将西洋参用小火烘干，研成细粉，每次取5克置杯中，加入少量蜂蜜，用开水冲入，加盖后5分钟，可分数次服用，以空腹饮用为佳。

配枣法：取新鲜的西洋参20克，大枣5枚，加水适量，隔水炖成参枣汤，每天早晨空腹和晚上临睡前服用。

炖鸡法：将老母鸡去内脏洗净，取西洋参50克放入鸡肚内，再用线缝合鸡肚，加水淹没鸡体，不加盐，先用大火烧开，再用小火炖，炖至鸡肉熟烂，汤液剩下三分之二即可，每天吃一小碗鸡肉和汤。

服用西洋参注意事项

不要饮茶：因茶叶中含有多量的鞣酸，会破坏西洋参中的有效成分，必须在服用西洋参2~3日后才能喝茶。

不要吃萝卜，西洋参有补气的功效，所以不能和破气的萝卜等食材或药材一起食用，以免影响药力。

警惕不良反应：有的人服西洋参后，会出现畏寒、体温下降、食欲不振、腹痛腹泻；也有的会发生痛经和经期延迟；还有的会发生过敏反应，上下肢呈现散在性大小不等的水泡，瘙痒异常，停药后，水泡可自行吸收消退。

[小病自助贴士]防御冷寒症的方法

1. 吃芝麻、花生。富含维生素E和多种营养，可以帮助维生素B的吸收，加强神经对抗寒冷的能力。维生素E还有扩张血管的作用，可以加强肢体末梢的血液循环。

2. 吃洋葱、辣椒等可以帮助身体产生热量，促进血液循环的食物。

3. 平时多用热水泡脚，既能使身体暖和，又能舒缓疲劳神经。

老年人耳鸣的自我疗法

60岁以上的老年人中有30%~50%患有耳鸣、耳聋，65岁以后达72%，而且患有心血管病、糖尿病者高于健康人群。据北京地区1996年的调查，老年人中患耳鸣、耳聋者已达41.84%。

耳鸣是指人们在没有任何外界刺激条件下所产生的异常声音感觉。如感觉耳内有蝉鸣声、嗡嗡声、嘶嘶声等单调或混杂的响声，实际上周围环境中并无相应的声音，也就是说耳鸣只是一种主观感觉。耳鸣可以短暂或持续性存在，严重的耳鸣可以扰得人一刻不得安宁，令人十分紧张。如果是短暂性忽来忽去的耳鸣，一般是生理现象，不必过分紧张，可听之任之。如果是持续性耳鸣，尤其是伴有耳聋、眩晕、头痛等其他症状，则要提高警惕，尽早就医。

引起耳鸣的原因很多，但一般耳鸣的发病年龄在50~70岁。耳鸣是一种症状，不是独立的疾病，可能是耳部或其它疾病所致。如外耳道被异物、肿瘤等堵塞；中耳的急慢性炎症、鼓室积液等，使传声机构发生病变而导致耳鸣；听神经瘤、病毒性感冒、美尼尔氏症等伴有高音调耳鸣。

老年人处在无声源的环境中，自觉耳内有一种高频声音，此即为人们常说的老年人耳鸣。耳鸣多为高频，如蝉鸣、蚊叫、铃声等。在耳鸣时，外界如有声音，耳鸣可被掩盖而减轻。反之，在安静环境中耳鸣的感觉会加重。耳鸣常在患有耳科、神经科、内科及外科疾病患者中出现，是全身性疾病的一种症状，也是听觉系统功能失调的一种反应。60岁以上的老年人中有30%~50%患有耳鸣、耳聋，65岁以后达72%，而且患有心血管病、糖尿病者高于健康人群。

随着年龄的增长，耳鸣越来越对老年人的生活带来不便甚至障碍，有时候甚至危及人的生命。王某因为患有严重耳鸣，常年没有根治，在过马路时没有听到后面车辆的鸣笛声，结果不幸出了车祸而丧生。

部分老年人患耳鸣的时间较长，有些人从青、壮年开始耳鸣而延续到老年。这些患者常有外伤，使用过耳毒性药物，并有病毒感染、神经官能症等病史。另一部分耳鸣患者到老年期才出现症状，大多有并存的全身性疾病，如高血压、低血压、脑动脉硬化、贫血、糖尿病、颅内肿瘤、椎基底动脉供血不足及神经官能症等。此外因精神紧张、脑力疲劳而发生耳鸣者为数也不少。耳鸣的程度因人而异，有的为间歇性，有的为持续性。耳鸣、耳聋虽然与衰老有关，老年人耳聋虽然是一种常见病，但并不可怕，但通过正确的饮食调理，也可以收到良好的预防效果。

1. 多吃含铁丰富的食物：缺铁易使红细胞变硬，运输氧的能力降低，耳部养分供给不足，可使听觉细胞功能受损，导致听力下降。补铁，则能有效预防和延缓老年人耳鸣、耳聋的发生。根据我国不同年龄铁的需求量标准，45 岁以上的人群不分男女，每天铁的摄入量不应少于 12 毫克。常用食品中紫菜含铁量较多，每百克紫菜含 46.8 毫克铁，虾皮 16.5 毫克、海蜇皮 17.6 毫克、黑芝麻 26.3 毫克、黄花菜 12.6 毫克、黑木耳 11.9 毫克、苋菜 10.5 毫克，香菜、木耳菜含铁量仅次于苋菜，豆制品平均含铁量约占 4~6 毫克。

2. 多补充些含锌丰富的食物：因锌与核酸、蛋白质的合成，与碳水化合物、维生素 A 的代谢等都有密切关系。患高血压、动脉粥样硬化者的血液和心肌中锌的含量都减少。孕妇缺锌，胎儿可发生中枢神经系统先天畸形。研究表明，1/3 的老年人耳鸣、耳聋者，都有不同程度的缺锌。成人每天摄入 15 毫克的锌即可维持平衡。含锌最多的食物为牡蛎、肝脏、粗粮、干豆类、坚果、蛋、肉和鱼，牛奶中含锌量比肉类少得多。

3. 多吃富含维生素 C、E 的蔬菜、硬干果：维生素 C、E 能提高超氧化物歧化酶（是一种源于生命体的活性物质，能消除生物体在新陈代谢过程中产生的有害物质）的作用，提高人体对氧的利用率，改善末梢血流量，对内耳起保护作用。新鲜绿叶蔬菜中含维生素 C 多，黑芝麻、植物油、核桃、花生等含维生素 E 较多。

4. 适当摄入含维生素 D 多的食物：维生素 D 能促进人体对钙的吸收利用，美国的一项调查发现，老年性耳聋者都有血钙偏低症状，而血钙偏低与缺乏维生素 D 有关。动物肝脏、蛋类、蘑菇、银耳中含维生素 D 较多。

5. 多吃有活血作用的食物：活血化瘀能扩张血管，改善血液黏稠度，有利于保持耳部小血管的正常微循环。可常食用黑木耳、韭菜、红葡萄酒、黄酒等。

6. 注意少吃过甜、过咸、含胆固醇过多、纤维素过少的食物:这些食物可导致高血压、动脉硬化、糖尿病,可促进内耳血管病变而加速老年人耳鸣、耳聋的进展。

耳鸣的治疗目前仍是个难题。真正求得有效的治疗应找到病因,针对病因进行治疗才能奏效。病因未明者,一般采用对症治疗,虽也取得一定效果,但往往不能巩固,严重的耳鸣病人,须进行耳及全身检查以排除器质性疾病。要对患者多加解释以减轻思想负担,消除紧张情绪。在此基础上再适当地应用能改善微循环及内耳组织能量代谢药物和镇静药物治疗,可获一定疗效。而一旦发生了耳鸣,就必须及时就医,针对病因积极治疗。下面介绍一些耳鸣症的自我疗法:

1. 屏气法。定息静坐,咬紧牙关,以两指捏鼻孔,怒睁双目,使气蹿入耳窍,至感觉轰轰有声为止。每日数次,连做 2~3 天。

2. 搓掌法。坐定,搓掌心 50 次,趁掌心热时紧按双侧耳门。如此 6 次,连做 2~3 日,治疗时要心情淡然清净,方能奏效。

3. 聪耳枕。用荷叶、苦丁香、菊花、夏枯草、蔓荆子、石菖蒲各等份,制成枕芯,经常枕,有聪耳明目之效。

4. 通窍酒。磁石、木通、石菖蒲各等份,袋盛浸酒,治肾虚耳鸣。

5. 塞耳法。麝香 0.5 克、金蝎 14 条,共研细末,贮于有盖瓶内。临用时,采鲜荷叶一张轻揉后,包少量药粉塞患耳一夜,翌晨取出,对治耳鸣有一定疗效。

[小病自助贴士]中医治疗耳鸣有妙方

中医认为耳鸣有虚实之分,实者为肝火,虚者为肾虚。而神经衰弱患者的耳鸣多属肝火太盛,用泻肝火的“龙胆泻肝汤”进行治疗,对消除耳鸣颇有疗效。用龙胆泻肝汤加减如下:龙胆草 15 克,栀子 10 克,黄芩 10 克,柴胡 10 克,木通 10 克,泽泻 10 克,蝉衣 6 克,白芍药 12 克,响铃子草 15 克,甘草 3 克。每日一剂,水煎分三次服。